乳腺影像报告与数据系统图谱

ACR BI-RADS® ATLAS
Breast Imaging Reporting and Data System

（2013 版）

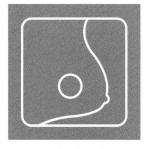 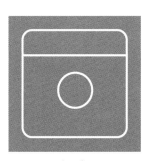 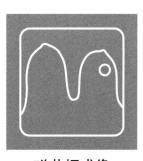 

X 线摄影　　　　超声　　　　磁共振成像　　随访和结果监测

原　著　美国放射学院

主　译　王　殊　洪　楠

北京大学医学出版社

RUXIAN YINGXIANG BAOGAO YU SHUJU XITONG TUPU（2013BAN）

图书在版编目（CIP）数据

乳腺影像报告与数据系统图谱：2013 版 / 美国放射学院原著；
王殊，洪楠主译 . —北京：北京大学医学出版社，2016. 6（2018. 8 重印）
书名原文：ACR BI-RADS® Atlas（Breast Imaging Reporting and Data
System），2013 Edition
ISBN 978-7-5659-1376-1

Ⅰ.①乳…　Ⅱ.①美…②王…③洪…　Ⅲ.①乳房疾病 –
影像诊断 – 图谱　Ⅳ.① R655.804-64

中国版本图书馆 CIP 数据核字（2016）第 077890 号

北京市版权局著作权合同登记号：图字：01-2014-7903

原著书名：ACR BI-RADS®Atlas（Breast Imaging Reporting and Data System），2013 Edition
原著：美国放射学院
原著 ISBN：978-1-55903-016-8

乳腺影像报告与数据系统图谱（2013 版）

主　　译：王　殊　洪　楠
出版发行：北京大学医学出版社
地　　址：（100191）北京市海淀区学院路 38 号　北京大学医学部院内
电　　话：发行部 010-82802230；图书邮购 010-82802495
网　　址：http：//www.pumpress.com.cn
E - m a i l：booksale@bjmu.edu.cn
印　　刷：中煤（北京）印务有限公司
经　　销：新华书店
责任编辑：陈　奋　　责任校对：金彤文　　责任印制：李　啸
开　　本：889mm×1194mm　1/16　　印张：35　　字数：700 千字
版　　次：2016 年 6 月第 1 版　2018 年 8 月第 2 次印刷
书　　号：ISBN 978-7-5659-1376-1
定　　价：258.00 元

ACR BI-RADS® 图谱 - 许可协议

任何因为具体、有限的目的希望使用 ACR BI-RADS® 图谱的个人必须签署并返回本表格，以声明其愿意遵守本许可协议条款。如果你对许可协议有任何问题，请拨打 ACR 电话：（800）227-5463，分机 4561。表格寄回：

American College of Radiology

Department of Quality and Saftey

1891 Preston White Drive

Reston, VA 20191

或者

传真至：（703）648-9467

ACR 授权下述个人使用本书内容来建立数据收集或报告表格以及相关软件（"相关产品"）：

1）医生个人、团体、技术员、乳腺影像机构职员或教育机构在其内部非商业性使用本文档；

2）本书被采用的任何内容是完整的，未经改动；且

3）此处授权的医生仅能在内部使用相关产品，目的是为与患者、其他医生或健康保健人员沟通以及为提高医疗服务质量的医学研究。

4）内容里加入以下声明："经美国放射学院许可重印。ACR 保留所有版权。可在 http://www.acr.org/Quality-Saftey/Resources/BIRADS. 查询 ACR BI-RADS® 最新版。"

本许可协议的执行期限为下面签署日期开始之后一年。除非双方任何一方在年末时书面向对方提出终止意向，否则本协议将自动更新。本协议被任何一方终止后，签署者应立即从其乳腺影像应用中删除 BI-RADS®。

签署者承认他/她已阅读上述要求且同意在使用本文档过程中遵守。不遵守上述条款将导致本授权协议废止。

授权持有人（印刷姓名）：_____　　　美国放射学院（ACR）：_____

授权持有人（手写签名）：_____　　　日期：_____

译者名单

主　译　王　殊　洪　楠

译　　者（按姓名汉语拼音排序）

曹迎明（北京大学人民医院乳腺中心）　　　王　南（北京大学医学部）

程　琳（北京大学人民医院乳腺中心）　　　王　殊（北京大学人民医院乳腺中心）

杜　炜（北京大学医学部）　　　　　　　　王朝斌（北京大学医学部）

郭嘉嘉（北京大学人民医院乳腺中心）　　　王思源（北京大学人民医院乳腺中心）

洪　楠（北京大学人民医院放射科）　　　　谢　菲（北京大学人民医院乳腺中心）

刘　贺（北京大学医学部）　　　　　　　　谢凌铎（北京大学国际医院乳腺外科）

刘　淼（北京大学人民医院乳腺中心）　　　杨后圃（北京大学人民医院乳腺中心）

刘　鹏（北京大学人民医院乳腺中心）　　　袁　飞（北京大学人民医院放射科）

刘宏军（北京大学人民医院乳腺中心）　　　张冬洁（北京大学国际医院乳腺外科）

彭　媛（北京大学人民医院乳腺中心）　　　周　波（北京大学人民医院乳腺中心）

佟富中（北京大学人民医院乳腺中心）

原著名单

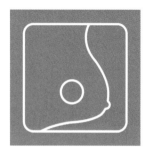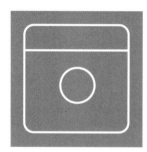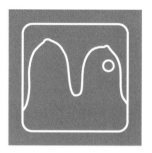

原　　著　美国放射学院

Carl J. D' Orsi, MD, Editor and Chair, Committee on BI-RADS®

Edward A. Sickles, MD, Chair, Subcommittee on BI-RADS® Mammography

Ellen B. Mendelson, MD, Chair, Subcommittee on BI-RADS® Ultrasound

Elizabeth A. Morris, MD, Chair, Subcommittee on BI-RADS® MRI

William E. Creech, ACR staff member

Priscilla F. Butler, MS, ACR staff member

Paul G. Wiegmann, ACR staff member

Mythreyi B. Chatfield, PhD, ACR staff member

Luther W. Meyer, MS, ACR staff member

Pamela A. Wilcox, MBA, ACR staff member

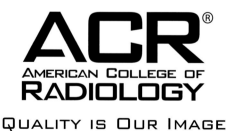

ACR BI-RADS® 图谱（2013 版）引用注意事项

ACR 建议按以下方式引用其来源、章节和作者：

1．引用整个图谱

D' Orsi CJ, Sickles EA, Mendelson EB, Morris EA et al. ACR BI-RADS® Atlas, Breast Imaging Reporting and Data System. Reston, VA, American College of Radiology; 2013.

2．引用乳腺 X 线摄影部分

Sickles, EA, D' Orsi CJ, Bassett LW, et al. ACR BI-RADS® Mammography. In: ACR BI-RADS® Atlas, Breast Imaging Reporting and Data System. Reston, VA, American College of Radiology; 2013.

3．引用超声部分

Mendelson EB, Böhm-Vélez M, Berg WA, et al. ACR BI-RADS® Ultrasound. In: ACR BI-RADS® Atlas, Breast Imaging Reporting and Data System. Reston, VA, American College of Radiology; 2013.

4．引用乳腺 MRI 部分

Morris EA, Comstock CE, Lee CH, et al. ACR BI-RADS® Magnetic Resonance Imaging. In: ACR BI-RADS® Atlas, Breast Imaging Reporting and Data System. Reston, VA, American College of Radiology; 2013.

5．引用随访与质量监测部分

Sickles, EA, D' Orsi CJ. ACR BI-RADS® Follow-up and Outcome Monitoring. In: ACR BI-RADS® Atlas, Breast Imaging Reporting and Data System. Reston, VA, American College of Radiology; 2013.

中文版序

乳腺癌是女性发病率第一位的恶性肿瘤。探讨如何早期发现乳腺癌、规范化诊治、降低死亡率是全世界关注的大事。欧美近 40 年的经验表明，通过乳腺影像筛查可以早期发现乳腺癌，降低筛查人群的死亡率。欧美的国家性筛查项目对近其 40 年来的乳腺癌死亡率下降贡献颇大。美国放射学院（ACR）于 1992 年在总结其 20 余年筛查经验的基础上提出"乳腺影像报告与数据系统"（BI-RADS®），统一了乳腺 X 线摄影的术语与评估分类，规范了影像数据收集和报告，经过数次改版，于 2003 年发布了包含乳腺 X 线摄影、超声和磁共振的第 4 版。该版本沿用近 10 年，已经成为乳腺影像诊断领域的经典工具书。2013 年，ACR 在总结现代影像技术的发展和临床实践经验的基础上，对 BI-RADS® 进行了更新，删除了部分容易混淆的术语，增加了部分新的名词、定义和技术，特别是对超声和磁共振部分进行了大幅扩展，内容更加贴近临床实践，有更大的指导意义。我国幅员辽阔，各地区间医疗水平和资源差异巨大，到目前尚没有系统的国家性乳腺癌筛查项目。"它山之石，可以攻玉"。学习和借鉴 BI-RADS® 的成功经验对促进我国乳腺影像诊断的标准化、提高影像诊断水平有重大意义。

北京大学人民医院在乳腺领域起步较早，1992 年成立了国内第一家乳腺中心，在乳腺癌的早期诊断和规范化诊治方面积累了大量经验，在业界享有良好的声誉。此次他们对 2013 版 BI-RADS® 图谱进行翻译引进，为 BI-RADS® 在国内的普及和推广扫清了语言障碍，是乳腺影像领域的一件喜事。我对北京大学人民医院团队的精心、勤奋和细心的工作表示由衷的感谢和衷心祝贺。

相信这样一本中文版的 BI-RADS® 图谱可以为国内乳腺影像诊断带来巨大影响。

中国抗癌协会肿瘤影像专业委员会主任委员
中华医学会放射学会分会乳腺学组前任组长

原著序

第 5 版（即 2013 版）乳腺影像报告与数据系统（BI-RADS®）是第 4 版 BI-RADS® 图谱的扩展。与前一版一样，本版包含超声和磁共振（MRI）部分。本图谱的各部分纳入的真实病例数大幅增加。新版收纳近 600 个图像。另外，各章节的作者力求保持三部分术语和定义的一致性。

第 5 版有不少变化，加入了一些定义。目前超声部分增加了解剖、图像质量、标记和组织结构部分。MRI 增加了假体部分，明确了一些棘手的问题如背景实质强化和多点病变。BI-RADS® 图谱各章节的术语都强调清晰描述影像表现、BI-RADS® 评估分类和处理建议，现在可以将评估分类与处理建议独立开。例如，一簇孤立的点状钙化的恶性可能性 ≤ 2%，检查后可确定为 BI-RADS® 3 类，良性可能性大。过去的处理建议是与分类对应的短期随访。3 类评估是正确的，但可能存在医生和（或）患者坚持行活检的情况。目前这种情况下可以恰当地评估为 3 类但不作出对应的短期随访的建议。当然，大部分处理建议和 BI-RADS® 评估分类仍然是一致的。新版只不过将分类和处理建议独立，增加了灵活性。

比较大的改变是在 3 类的处理，这将会影响乳腺影像审计标准。我们强烈建议仅在完善检查后才给出 3 类评估。这种调整是基于近期的研究表明完整影像评估可以立即明确病变的良恶性而不一定需要随访 6 个月才能确定。过去，筛查的 3 类在审计中被视为阴性评估。现在为了保证审计的一致性，促进质量提高和教学，未经完善检查而给出的 3 类评估将被视为筛查阳性检查。将 3 类视为阳性的理由在于筛查 3 类要求在常规 1 年筛查之前进行进一步检查。而将其视为阴性的理由在于不建议活检。最重要的是，一致而清晰地使用评估分类和处理建议将会帮助临床医生正确理解如何根据乳腺影像结果，合理处理他们的患者。了解我们如何实施也有利于发现不足、促进研究，可以减少负面法律风险。

在图像说明中将会以大写字母表示主要征象（译者注：中文版为加粗标识）。显然，许多病例可能存在多个征象，例如，"**圆形**"、边缘清晰的高密度肿块。所有病例都会使用术语描述完全所有征象，因此许多病例可能会出现多个征象。但是本书用大写方式（中文版为加粗标识）表示该图示主要展示的征象。谨记必须基于最可疑的征象给出处理建议。因此，可以同时描述一团多形性和点状钙化，但应该根据多形性钙化给出活检的建议。描述肿块特征同样需要灵活掌握。例如，许多肿块边缘部分被腺体组织遮蔽，但如果 75% 以上的边缘是清晰的而仅仅其他部分是遮蔽状，那么应该根据其清晰边缘给出评估分类。如果一个肿块的边缘一部分是清晰的，而另一部分是模糊的，则应该根据更可疑的模糊边缘进行评估分类。

第 5 版 BI-RADS® 是 ACR、各分会领袖及其委员会以及术语的使用者们多年来精诚协作的结晶。本系统是为日常临床工作而生，有利于临床出具清晰的乳腺影像报告，合理评估影像质量。这将会促进我们的临床实践，使我们可以与全世界的其他影像机构进行比较。我们衷心希望本书内容有助于乳腺影像从业者更好地理解和评估我们这一专业。

BI-RADS® 将一如既往地保持活力与进步，以适应不断变化的乳腺影像实践，保持对于影像医生的实用性。第 5 版在既往格式的基础上，加入了在线电子版，同时提供移动应用等扩展功能。这些数字化的 BI-RADS® 内容可以持续有效地随实践和技术进步而更新。因此，BI-RADS® 委员会欢迎使用者们提供任何意见和建议，并将这些信息反馈给美国放射学院。但是，在发表评论和建议之前，请先访问 ACR BI-RADS® 网页 (http://www.acr.org/~/media/ACR/Documents/PDF/QualitySafety/Resources/BIRADS/BIRADSFAQs.pdf)，其内容主要为委员会已通过的对已提交意见和建议的官方回复。

ACR BI-RADS® 委员会
1891 Preston White Drive
Reston，VA 20191
E-mail：BI-RADS@acr.org
Carl J. D' Orsi, MD, FACR
BI-RADS® 委员会主席
（杨后圃译）

译者前言 1

作为一名外科医生，主译影像学的专著实在诚惶诚恐，但是在乳腺疾病诊断这样一个特殊的领域，似乎又是责无旁贷。乳腺癌作为全球女性发病率最高的恶性肿瘤，百年来其治疗理念发生了巨大的改变，从单一的手术治疗，到多学科合作的综合治疗，乳腺癌的治疗效果飞速进步。但是现代医学体系庞大，分支细密，而管理体系又要求每个学科的医生在自己的领域中各司其职，因此各个学科之间的通力合作变得尤为重要。我们强调对乳腺癌患者进行全程管理，这不仅需要治疗过程中的多学科合作，也需要诊断过程中的多学科合作。是否能够做到常规高质量的 MDT 是评价一个乳腺中心诊疗水平的重要指标，外科医生具备一定基础的影像学诊断技能，无疑对这一过程大有裨益。

精准、规范的影像诊断是乳腺癌个体化和规范化治疗的前提和基础，影像科与外科的密切合作和深入沟通也是现代乳腺癌诊疗的基本原则。乳腺癌的筛查、诊断、分期、手术的定位和导航、疗效监测、术后复查等各方面都需要影像学的参与。北京大学人民医院乳腺中心成立之初就将乳腺影像作为基本技能，所有医生都必须精通乳腺 X 线和超声检查。20 年的发展经验告诉我们，影像就像我们的第三只眼睛，可以看到我们肉眼看不到的病变，可以延伸我们的手指，使我们在触诊之外对病变有了更加准确的定性，可以引导微创活检使其结果更加可信，可以定位病变使手术更加精细，可以监测肿瘤对放化疗的反应性，在手术之后还可以监测肿瘤复发。可以说，离开影像学，我们可能很难做到现代乳腺专科要求的早期发现、准确诊断、精准定位、全程监测。

北京大学人民医院与北京大学医学出版社通力合作，积极与美国放射学院（ACR）沟通，经过数次谈判，于 2015 年取得 BI-RADS® 图谱中文版版权。随后，我们组织人民医院乳腺中心和影像科医生进行了细致翻译，经过 30 余次审稿和校对，力求保持原书风貌且适应中文读者的阅读习惯。因为 BI-RADS® 图谱篇幅较大，涉及三种影像技术，翻译过程中难免存在疏漏和前后不一致之处，欢迎读者指出和批评。

北京大学人民医院乳腺中心主任

译者前言 2

  影像学的核心在于规范性和准确性。其中，规范是乳腺影像的基础，规范的报告可以避免临床理解偏差，有利于统一不同医生之间的交流，有利于单位和个人及时总结报告质量，提高诊断水平。美国放射学院（ACR）在长期的筛查性 X 线检查基础上总结经验，制定了乳腺影像报告与数据系统（BI-RADS®），统一了影像发现的术语与定义，最终根据病变可疑性给予 0~6 类评估分类，明确对应临床处理建议，为影像数据收集和报告规范化提供了非常好的范本。世界各地长期的应用实践结果表明，采用该系统有利于提高诊断医生之间的一致性，有利于提高数据收集和质量监测的效果，最终提高影像诊断质量。随着影像技术的进步和欧美对乳腺影像诊断的认识深入，在随后的改版中加入了超声和磁共振部分，并在最新的 2013 版中得以大幅扩展。BI-RADS® 图谱是 ACR 对 BI-RADS® 的官方诠释，2013 版对前几版乳腺 X 线摄影部分中容易混淆的术语和定义进行了删除和调整，大幅增加了超声的术语和定义；对超声的最新技术，如全乳容积超声、弹性成像技术、血流检测等也做了相应的规范；对磁共振的许多术语和定义重新归类和调整。总体来看，新版更加注重三种影像检查术语之间的一致性，减少了容易混淆的术语，更加全面地接纳新技术和新进展，是对近年来 BI-RADS® 应用实践和影像技术发展的全新总结。

  自 BI-RADS® 传入中国以来，许多学者在应用过程中对很多名词按照自己的理解进行了翻译，其结果是一个英文名词可能对应多个中文术语。在本版中文版的审校过程中，翻译小组全面检索国内专家的论文，结合中文习惯，仔细推敲，最后投票决定其最终的用词。如"margin"，对应中文"边缘、边界、界限"似乎意思都是对的，但检索后发现"边缘"更常用，且"边缘"更加贴近英文本意，故最后决定采用"边缘"一词。另外，英文与中文的表达习惯存在巨大差异，大篇幅的赘述在英文中非常常见，而中文往往一句话即可解释。我们以不改变原文意思、尽量保持原书的表达风格为前提，对过度赘述和与中文习惯太过不符的段落进行了适当改写，以适应中文读者的思维。尽管如此，文中仍难免有少量"英文化"的表达，请读者知悉、理解。

  本版中文版翻译小组对全书逐字逐句地翻译、审核、校对，在个别问题上甚至爆发过激烈的辩论，这一过程让我们所有参与翻译的人员感觉获益匪浅。感受最深的是，ACR 对影像检查标准化和质量监测的重视程度极高，新版的图谱单辟新章专门论述影像质量的审计和监测。可惜的是，国内目前尚无权威部门或组织主持中国乳腺影像检查的标准化和质量监测工作。我们期待中文版的 **BI-RADS**® 图谱可以为国内影像和乳腺专科从业者提供帮助，为进一步改进乳腺影像诊断标准化和诊断水平做出一定的贡献。

北京大学人民医院影像医学科主任

致　谢

ACR 感谢为第 5 版 BI-RADS® 图谱提供插图的人员：Catherine M. Appleton, MD, Jay A. Baker, MD, Lawrence W. Bassett, MD, Wendie A. Berg, MD, PhD, Marcela Böhm-Vélez, MD, Elizabeth A. Burnside, MD, Christopher E. Comstock, MD, Carl J. D' Orsi, MD, Brandie L. Fagin, MD, Stephen A. Feig, MD, Marina I. Feldman, MD, MBA, Sara C. Gavenonis, MD, Debra M. Ikeda, MD, Carol H. Lee, MD, Constance D. Lehman, MD, PhD, Helmut Madjar, MD, Ellen B. Mendelson, MD, Michael L. Middleton, MD, Elizabeth A. Morris, MD, Mary S. Newell, MD, Giorgio Rizzatto, MD, Edward A. Sickles, MD, A. Thomas Stavros, MD, Mitsuhiro Tozaki, MD, Michelle M. Trinh, MD, Gary J. Whitman, MD, Judith A. Wolfman, MD.

目　录

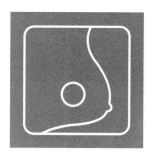

乳腺影像报告与数据系统图谱

乳腺 X 线摄影

ACR BI-RADS®——Mammography

（2013 版）

Edward A. Sickles，MD，主席

Carl J. D'Orsi，MD

Lawrence W. Bassett，MD

Catherine M. Appleton，MD

Wendie A. Berg，MD，PhD

Elizabeth S. Burnside，MD，MPH，副主席

Stephen A. Feig，MD

Sara C. Gavenonis，MD

Mary S. Newell，MD

Michelle M. Trinh，MD

译者（按姓名汉语拼音排序）：

曹迎明　郭嘉嘉　刘　鹏　王　南

王　殊　杨后圃　袁　飞　周　波

American College of Radiology

乳腺X线摄影

序

2013 版（即第 5 版）《乳腺影像报告与数据系统图谱》（BI-RADS® 图谱）乳腺 X 线摄影章节是第 4 版的扩展，包含对每种描述征象的图例解释。乳腺 X 线摄影章节仅是 BI-RADS® 图谱的一部分，因为它还包含乳腺超声和磁共振。

在新版乳腺摄影的指南章节以及各相关部分中有很多更新，内容变得更加明晰和全面。乳腺 X 线摄影术语以及报告格式使乳腺 X 线摄影报告更加规范化。坚持应用 BI-RADS® 评估分类能帮助临床医生更好地根据乳腺 X 线摄影结果处理患者，并且有助于乳腺 X 线摄影实践的临床审计。

在 2013 版 BI-RADS® 中乳腺 X 线摄影影像特征均通过示例解释。每个特征描述均附有示例。每个例子下面的说明用加粗字体表明阐述的特征。很多情况下，如果一个图例中有多个特征，所有图示均以标准术语来描述，以便使每个图例能够展现更多的病变特征，其中突出显示的词汇是该图重点说明的特征，例如"**圆形、边缘光滑、高密度肿块**"。另外，某些示例附有病理结果。

有时，单一描述词不足以描述一个征象的所有特征，多见于钙化及肿块。例如，一簇钙化可能包含多种形状的钙化，如同时有点状和无定形钙化。如果其中一种类型占优势，最好使用单一描述词；反之，也可以使用多个描述词。应当记住，对病变的处理意见应基于最可疑的病变特征。对于钙化，有可能是分布或形态特征。如果描述了病变的多个特征，做出处理建议应当以最为可疑的病变特征为依据。因此，一簇同时含有细小多形性和点状钙化的病变可能会使用所有必需的描述词，但活检的建议是基于多形性的形态特征。有的医生可能选择仅仅描述"团簇状细小多形性钙化，建议活检"。病变边缘的描述也应具有这种灵活性。许多病变的边缘会被腺体组织部分遮蔽。如果病变 75% 以上的边缘清晰，其余边缘呈遮蔽状，那么可以划分到遮蔽状边缘。反之，如果病变边缘部分清晰（可能 < 75%）、部分模糊，则该病变应划分到边缘模糊一类。

为了简化报告，对于旧版中曾经采用多个词语描述的某些影像表现，新版中仅选用一个词语。本书中，将去除的描述词置于每个征象段落的标题行，如"曾称为'旧称'"。摒弃的术语将仅出现在其被淘汰的版本中，后续版本将不再出现。

为了回答术语和结果审计的相关问题和建议，第 4 版中增加了指南章节，该章节在本版中得到了极大的扩展。在此章节中，我们详细介绍了 BI-RADS® 分类的恰当使用方法、每个分类的乳腺 X 线摄影报告、如何保持评估分类和处理意见的一致性以及报告分类和处理意见不完全一致的少数情况。

根据与美国放射学院（American College of Radiology，ACR）的协议，所有获得授权使用 BI-RADS® 术语的乳腺 X 线摄影报告系统软件供应商有权使用第 5 版图谱的相关文件，以保证其有充足的时间在 180 天内将程序更新。用户应当核实他们的机器已经获得软件更新，要求将其自动报告系统更新至最新版，并且保持准确性。

所有新版的乳腺 X 线摄影示例均遵从所有常规影像图片的标准，右乳置于左侧，乳头指向左侧。这与先前 BI-RADS® 版本有所不同，主要是因为过去模拟摄影技术尚在广泛应用，当时只有一半的诊断医生使用今天的排片方向（另外一半用相反的方位，因为这让观察者面向胶片的粗糙面进而减轻刺眼的感觉）。而现在数字乳腺 X 线摄影已经成为主流，关于反方向放置影像的争论已经越来越没有意义。BI-RADS® 的首要目的是促进乳腺影像检查报告的一致性和统一性，采用统一的放置方位就是为实现这一目标。然而，最近刚刚转换或正要由反方向向标准方向转换的诊断医生要警惕左右颠倒。

出版第 5 版 BI-RADS® 图谱的主要目的是日常临床使用，使有指导价值且不含糊的乳腺影像报告成为可能。长期以来，BI-RADS® 希望通过不断更新来适应乳腺影像学实践中的变化，以保持其对诊断医生更有实用价值。因此，BI-RADS® 委员会欢迎使用者们提出任何意见和建议，并将这些信息反馈给美国放射学院。但是，在发表评论和建议之前，请先访问 ACR BI-RADS® 的常见问题网页（http://www. acr. org/ ~ /media/ACR/Documents/PDF/QualitySafety/Resources/BIRADS/BIRADSFAQs. pdf），其内容主要为委员会对已提交意见和建议的官方回复。

美国放射学院

乳腺影像报告与数据系统委员会

1891 Preston White Drive，Reston，VA 20191

E-mail：BI-RADS@acr.org

Edward A. Sickles，MD，FACR

BI-RADS® 乳腺 X 线摄影分会主席

简　介

ACR BI-RADS® 是用来规范报告、减少乳腺影像解读和处理建议误解的一个质量保证工具，该系统还有助于监测影像报告质量。通过医学审计及结果监测，BI-RADS® 提供了进行同行评议及质量控制的重要依据，从而有助于提高诊疗质量。

所有诊断医生和健康保健医生都应当认识到乳腺影像技术的优势和局限性。从乳腺影像检查中受益的主要是以下两类女性。

筛查

在无症状人群中发现早期乳腺癌是乳腺 X 线摄影的主要用途。X 线筛查的有效性已被随机对照试验所证明，即与未参加筛查的人群相比，应用乳腺 X 线摄影进行乳腺癌筛查的妇女乳腺癌死亡率显著降低，这是由于乳腺 X 线摄影能发现导管原位癌以及更小、更早期的浸润性癌。越来越多的资料显示，联合应用乳腺彩超和乳腺磁共振对于高危人群筛查有很好的辅助作用，这在 BI-RADS® 图谱彩超和磁共振部分有详细叙述。虽然乳腺 X 线摄影检查可以发现大部分的乳腺癌病变，但仍有一部分会被漏诊，而这些病变有可能是可触及的。所以，即便目前鲜有临床研究来评估乳腺临床体格检查（CBE）的有效性，BI-RADS® 委员会仍认为临床乳腺检查是乳腺筛查的重要组成部分。此外，尽管尚未有客观的证据证实乳房自检能降低乳腺癌相关死亡率，但是鼓励乳房自检似乎仍然是谨慎且明智的做法，因为乳房自检可以提高公众对包括乳腺 X 线筛查在内的乳腺健康维护的重视度。根据筛查性乳腺 X 线摄影的定义，其投照一般包括内外侧斜位和轴位。它的目的是从一大群需要定期筛查的健康妇女中找出需要进一步行诊断性影像学评估的一小部分可疑妇女。在某些情况下，在筛查中发现问题后可以立即进一步行诊断性乳腺 X 线摄影检查和（或）其他辅助影像学检查。更常见的情况是，患者可能在集中阅片后被召回以进一步评估筛查中的可疑发现。

诊断性乳腺评估

乳腺 X 线摄影和其他影像手段（如超声和磁共振）有助于评估具有可疑乳腺癌临床症状和体征的女性。然而，**没有一种或一组检查可以肯定地为一个女性排除患乳腺癌的可能**。乳腺体格检查和乳腺 X 线摄影评估不同的组织特性，提供不同的组织特征信息。正如临床检查阴性而 X 线可疑时应根据 X 线检查结果给出处理建议，X 线检查阴性而临床查体可疑时同样应该根据临床查体结果做出处理决定。乳腺 X 线摄影检查并不能发现所有的乳腺癌，其中一部分可能是可触及的病变，基于这一确定的事实，经常需要做出乳腺 X 线摄影对于致密型乳腺的准确性降低的陈述。

另外，当乳腺 X 线摄影表现与临床可疑发现不相符时，应当跳出乳腺 X 线摄影结果进行独立评估。此时超声经常很有帮助。研究表明，乳腺 X 线摄影检查和超声检查结果均为阴性时，病变恶性可能性为 0.1% ~ 4%。最终，当处理建议是基于临床乳腺查体的发现给出时，报告应当特别注明，应包括描述的有症状病变侧别、钟面位置以及至乳头的距离，目的是使临床检查医生可以明确其位置。然而，常规免责声明是没有必要的，因为乳腺 X 线摄影检查结果阴性也不能除外癌的可能，这一事实是众所周知的。对于临床可疑的部位，即便 X 线摄影检查阴性，也需要活检。

对于临床可触及的异常，尽管实际可以根据临床可疑进行活检，但乳腺 X 线摄影检查仍然很重要，因为 X 线检查有助于发现同侧其他区域或对侧乳腺的临床隐匿癌。临床医师和患者均应该理解 X 线筛查并不完美，X 线检查和临床查体阴性之后，无论在多短时间内出现的非周期性乳房改变，都应当提醒医生注意。

ACR BI-RADS® 乳腺摄影部分分为 3 个章节和 2 个附录

第一部分：乳腺影像术语词典——乳腺 X 线摄影

第二部分：报告系统

第三部分：指南

附录 A   乳腺 X 线摄影体位

附录 B   ACR BI-RADS®—— 乳腺 X 线摄影术语分类表

以下是各章节内容提要。

Ⅰ. 乳腺影像术语词典——乳腺X线摄影

尽管乳腺影像专业词汇已经发展了很多年，这些术语还是经常引起混淆。ACR BI-RADS® 委员会已经核准了后文所述的术语及其定义，我们希望所有从事乳腺影像的人员采用这些术语，使报告更清晰、简洁。我们相信这些术语可以为乳腺病变提供基于循证医学证据的分类。如果要对术语做任何实质性的更改，需要像序言中描述的那样提交到 ACR BI-RADS® 委员会研究审查。

Ⅱ. 报告系统

报告系统的目的是为图像分析和组织报告提供一个有条理的路径。尽管使用计算机辅助报告软件并非必需，但是我们强烈建议采用辅助系统，因为这样不仅能使报告简洁、准确、标准，还可以同时进行数据搜集，并形成可供将来回顾的数据库。这可以使一个或一组影像医生监测其诊断结果以及诊断的准确性，并帮助他们适时地调整所使用的诊断标准。虽然没有一个计算机软件是理想的，但是我们强烈建议使用对诊断工作干扰最小的软件。影像医生的注意力应当集中在图像判读上，而不应该受到软件的干扰。最简单的输入系统应该可以实现将正常检查的描述集中到一页上，而异常结果也仅需要少量交互。其目的是最大限度地把时间放在阅片上，减少书写报告分散的精力。如果可行的话，建议由专门的报告员录入数据。加入 ACR 全国乳腺 X 线摄影数据库（NMD）（https：//nrdr. acr. org/Portal/NMD/Main/page. aspx）的单位必须使用 ACR 批准的计算机辅助报告软件，以便能方便、准确地进行有意义的临床审计，为一个影像医生或整个机构提供结果监测报告，并可以与其他医生、同一个机构甚至所有 NMD 机构的数据作对比。

报告结构

使用经过批准的术语是出具一份容易理解的乳腺影像报告的关键。本报告系统首先对乳腺构成进行总体分类，然后根据形状、边缘以及密度对非钙化型病变进行描述，并根据大小、形态和分布对钙化进行描述。接下来对影像发现进行解析，并对病变的恶性可能性进行评价分类，最终给出处理建议。因此，一份乳腺 X 线摄影报告应分为以下几部分：

1. 检查的适应证
2. 乳房大体结构的简要描述
3. 清晰地描述任何重要的发现
4. 与既往检查比较（如果影像医生认为必要的话）
5. 评估
6. 处理

如果同时有超声或磁共振检查，每个检查项目的发现都应分段描述。同时，最后应该根据所有检查中的发现出具一个整体的评价。指南章节详细描述了如何将乳腺 X 线摄影结果和其他辅助检查评价融合到一起。

Ⅲ. 指南

在 BI-RADS® 临床应用的这些年中，委员会收到了很多 BI-RADS® 和各章节存在的问题。因此，我们决定单独设立指南章节，以回答这些问题、介绍专业术语的变化以及解释这些改变的原因。指南章节详细阐述了新的或扩展的术语及定义，及其纳入原因。目前，许多变更还没有临床数据支持，但我们相信这些更新对于术语的实用性非常必要。正如之前版本的 BI-RADS® 一样，随着数据的积累，这些变更会得到数据支持。其中一个很好的

例子就是将进展性不对称结构纳入术语，并将其评价为可疑恶性。现有数据支持这种 X 线
异常在乳腺 X 线摄影筛查中的恶性可能性接近 15%，比局灶不对称在乳腺 X 线摄影筛查
中约 1% 的恶性可能性要大得多。

附录

　　附录 A 包含了一张乳腺 X 线摄影投照体位标准术语和缩写的表格。附录 B 包含了一
个乳腺 X 线摄影征象和 BI-RADS® 术语的列表。该部分也包含 BI-RADS® 最终评估类别。

参考文献

1. Durfee SM, Selland DLG, Smith DN, Lester SC, Kaelin CM, Meyer JE. Sonographic evaluation of clinically palpable breast cancers invisible on mammography. *Breast J* 2000; 6(4):247–251.

2. Dennis MA, Parker SH, Klaus AJ, Stavros AT, Kaske TI, Clark SB. Breast biopsy avoidance: the value of normal mammograms and normal sonograms in the setting of a palpable lump. *Radiology* 2001; 219(1):186–191.

3. Breast biopsy avoidance. [Letters to the editor and replies] *Radiology* 2002; 222(3):857–859.

4. Breast biopsy avoidance. [Letters to the editor and replies] *Radiology* 2002; 223(2):581–582.

5. Moy L, Slanetz PJ, Moore R, et al. Specificity of mammography and US in the evaluation of a palpable abnormality: retrospective review. *Radiology* 2002; 225(1):176–181.

6. Houssami N, Irwig L, Simpson JM, McKessar M, Blome S, Noakes J. Sydney breast imaging accuracy study: comparative sensitivity and specificity of mammography and sonography in young women with symptoms. *AJR* 2003; 180(4):935–940.

7. Leung JWT, Sickles EA. Developing asymmetry identified on mammography: correlation with imaging outcome and pathologic findings. *AJR* 2007; 188(3):667–675.

修订记录

日期	页码	章节	修订描述
12/31/2013	—	—	原版

I. 乳腺影像术语词典——乳腺X线摄影

表1-1　BI-RADS®乳腺X线摄影术语一览表

乳腺组织	术语	
乳腺构成	a. 乳腺内几乎全是脂肪组织	
	b. 乳腺内散在纤维腺体密度	
	c. 乳腺组织密度不均，可能遮挡小肿块	
	d. 乳腺组织极其致密，X线检查敏感性降低	
影像表现	**术语**	
A. 肿块	1. 形状	a. 卵圆形
		b. 圆形
		c. 不规则形
	2. 边缘	a. 清晰
		b. 遮蔽状
		c. 微分叶
		d. 模糊
		e. 毛刺状
	3. 密度	a. 高密度
		b. 等密度
		c. 低密度
		d. 含脂肪密度
B. 钙化	1. 典型良性	a. 皮肤
		b. 血管
		c. 粗大或"爆米花"样
		d. 大杆状
		e. 圆形
		f. 边缘型
		g. 营养不良性
		h. 钙乳
		i. 缝线
	2. 可疑	a. 无定形
		b. 粗糙不均质
		c. 细小多形性
		d. 细线样或细小分枝状
	3. 分布	a. 弥漫性
		b. 区域性
		c. 团簇状
		d. 线样
		e. 段样

C. 结构扭曲	
D. 不对称	1. 结构不对称
	2. 整体不对称
	3. 局灶不对称
	4. 进展性不对称
E. 乳房内淋巴结	
F. 皮肤病变	
G. 孤立导管扩张	
H. 相关征象	1. 皮肤回缩
	2. 乳头回缩
	3. 皮肤增厚
	4. 小梁增厚
	5. 腋窝淋巴结肿大
	6. 结构扭曲
	7. 钙化
I. 病变位置	1. 侧别
	2. 象限和钟面位置
	3. 深度
	4. 至乳头距离

A. 肿块（masses）

肿块是一种三维占位性病变，它在两个投照位都能看到，可看到完整或部分外凸的边缘，中心比外周密度更高（不透 X 线的肿块）。如果一个密度影仅仅在一个投照体位能被看见，而不能确定有三维占位特征，则应该被定义为"不对称"（见 79 页 D 章节"不对称"和 132 页指南章节）。

A. 肿块

1. 形状（shape）

a. 卵圆形（oval）

肿块表现为椭圆形或卵形（可能包含 2 ~ 3 个波浪样起伏）。

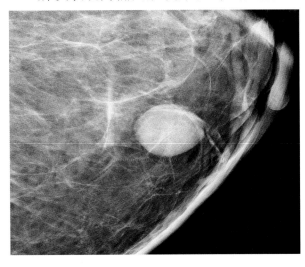

图 1-1 **形状：卵圆形。** 几乎完全在脂肪背景下的边缘清晰的肿块。超声考虑复杂囊肿或囊实性肿块，针吸活检证实为良性的囊肿

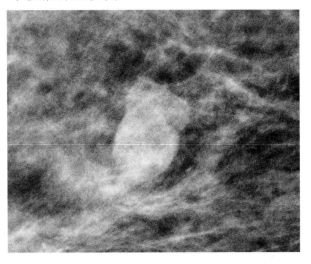

图 1-2 **形状：卵圆形。** 几乎完全在脂肪背景下的边缘清晰的肿块，边缘可见 2 个波浪样起伏。空芯针活检结果：纤维腺瘤

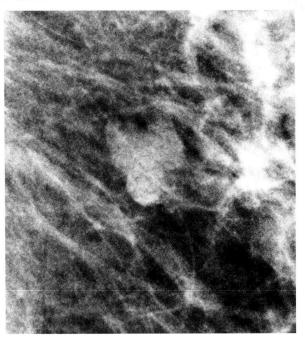

图 1-3 **形状：卵圆形。** 几乎完全在脂肪背景下的边缘清晰的肿块，边缘可见 3 个波浪样起伏。空芯针活检结果：纤维腺瘤

A. 肿块

1. 形状

b. 圆形（round）

肿块具有球状的外形。

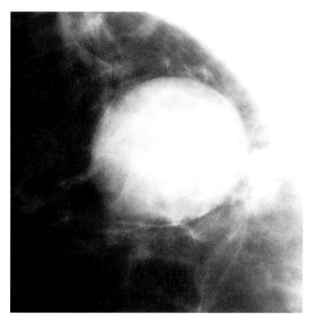

图 1-4　形状：圆形。几乎完全在脂肪背景下的边缘清晰的肿块，超声诊断为单纯囊肿

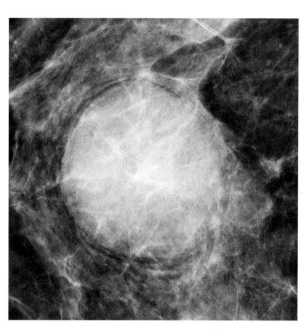

图 1-5　形状：圆形。尽管肿块一半以上的边缘清晰，但在 1：00 至 5：30 方向因为与周围的高密度组织影重叠、被遮蔽而显得模糊（＞25%）。因此，该肿块边缘应该被定义为遮蔽状。空芯针穿刺活检：纤维腺瘤

A．肿块

1．形状

c．不规则形（irregular）

此类肿块的形状既不是圆形也不是卵圆形，在乳腺 X 线摄影中，此描述一般提示可疑病灶。

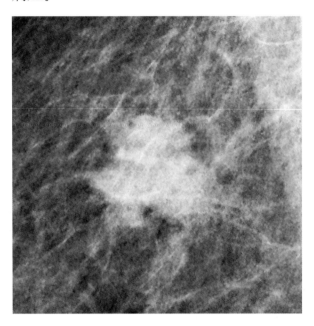

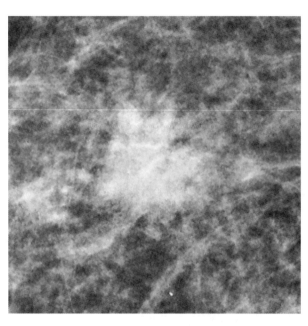

图 1-6　形状：不规则形。虽然某些人可能认为该肿块仅有 3 个波浪样起伏（卵圆形），但是其主要边缘特征为遮蔽，因此它的形状应判定为不规则形。空芯针穿刺病理：浸润性导管癌（IDC）

图 1-7　形状：不规则形。肿块部分边缘模糊，部分边缘为遮蔽状。空芯针穿刺病理：纤维腺瘤

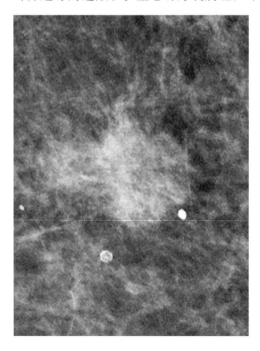

图 1-8　形状：不规则形。该肿块边缘特征主要为模糊且部分伴有毛刺征。穿刺活检结果：浸润性导管癌（IDC）

A. 肿块

2. 边缘（margin）

边缘指的是病变的边界或者界限。与形状描述一样，边缘也是判定肿块良恶性的重要指标。

a. 清晰（circumscribed）[曾称为"界限清楚（well defined）"或"边缘锐利（sharply defined）"]

病变和周围组织密度上突然的过渡形成了清晰的边缘。在乳腺 X 线摄影上，肿块边缘经常部分与周围组织重叠，因此一个肿块要被定义为边缘清晰必须有 75% 以上边缘是清晰的。如果一个肿块的任何一个部分边缘表现为模糊、微分叶或者有毛刺，都应当用后者来描述（最可疑的特征）。

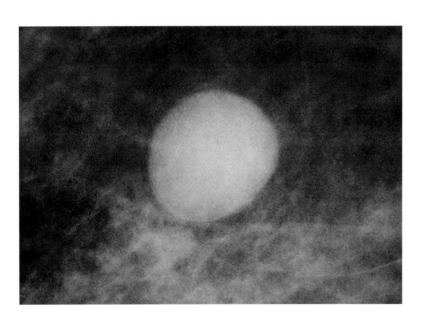
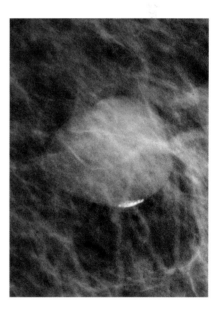

图 1-9　边缘：清晰。在完全的脂肪背景中，可见卵圆形、边缘清晰的肿块。超声和乳腺 X 线摄影检查考虑诊断为良性可能性大，规律复查乳腺 X 线摄影 3 年，肿块没有明显变化。推测诊断：纤维腺瘤。图片引自图 1（p774）Leung JWT，Sickles EA. The probably benign assessment. Radio Clin North Am 2007；45（5）：773-789

图 1-10　边缘：清晰。在几乎完全的脂肪背景中，可见卵圆形、边缘清晰的肿块。注意内外侧斜位（MLO）片上肿块底部的钙化，这种钙化提示乳汁淤积导致的钙化。彩超提示为单纯囊肿

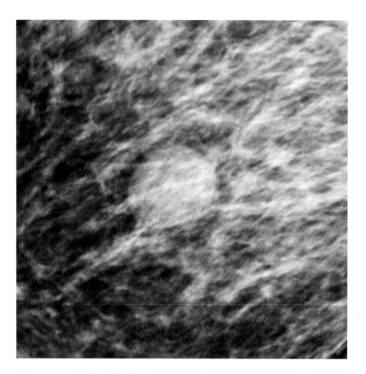

图 1-11 边缘：清晰。在几乎完全的脂肪背景中，圆形、边缘清晰的肿块。如果筛查性乳腺 X 线摄影片不确定有 ≥ 75% 的边缘是清晰的，应该采用点压迫技术辅助判定（加或不加局部放大）。空芯针穿刺病理：纤维腺瘤

A．肿块

ᄅ．边缘

b．遮蔽状（obscured）

遮蔽状边缘是指边缘与周围的乳腺纤维组织重叠而被遮挡。这种描述经常用在当一个块边缘部分清晰，但部分（＞25%）被遮挡的时候。

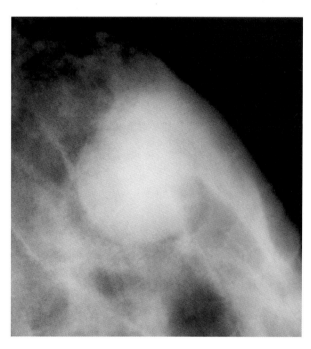

图 1-12　边缘：遮蔽状。卵圆形肿块，大部分边缘清晰，11：00 至 3：00 方向（＞25%）被遮蔽。因此在乳腺 X 线摄影诊断上被定义为边缘遮蔽。经过乳腺 X 线摄影和超声的综合分析，考虑此肿块为良性可能性大。之后连续 3 年复查乳腺 X 线摄影显示肿块没有明显改变。推测诊断：纤维腺瘤

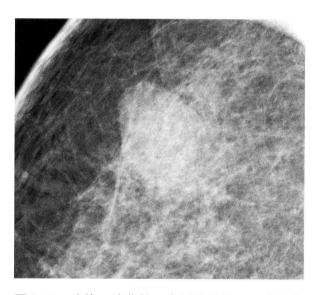

图 1-13　边缘：遮蔽状。卵圆形肿块，一半边缘清晰，一半边缘（＞25%）被遮蔽。空芯针穿刺病理：纤维腺瘤

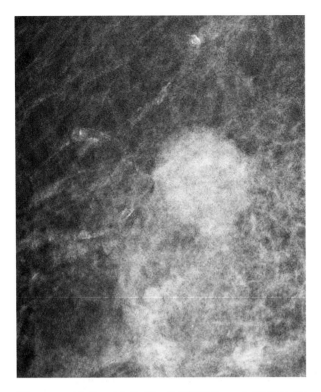

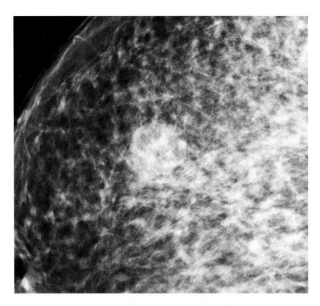

图 1-15　**边缘：遮蔽状**。肿块部分边缘清晰，但大部分边缘被遮蔽。由于大部分边缘被遮蔽，因此很难来定义肿块的形状。空芯针穿刺病理：纤维腺瘤

图 1-14　**边缘：遮蔽状**。圆形肿块，小部分边缘清晰，大部分边缘遮蔽状。空芯针穿刺病理：高级别浸润性导管癌

A．肿块

2．边缘

c．微分叶（microlobulated）

肿块边缘呈小波浪状，在乳腺 X 线摄影诊断中，这种描述一般提示可疑病灶。

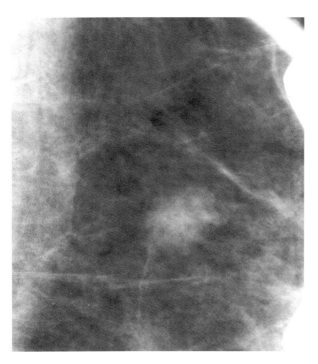

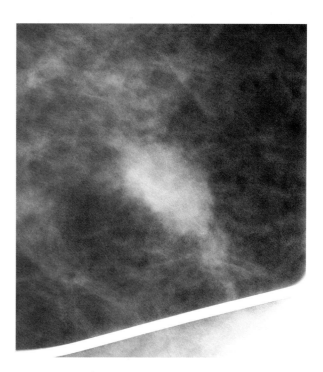

图 1-16　边缘：微分叶。不规则形肿块，微分叶状边缘。空芯针穿刺病理：大汗腺化生

图 1-17　边缘：微分叶。不规则形肿块，部分边缘遮蔽状，大部分边缘呈微分叶状。空芯针穿刺病理：纤维腺瘤

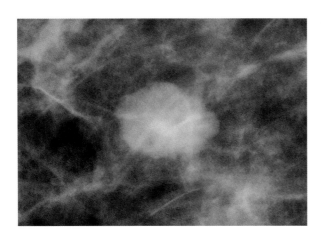

图 1-18 　边缘：微分叶。不规则形肿块，微分叶边缘。尽管肿块的大部分边缘是清晰的（肿块几乎完全在脂肪背景中），但是由于边缘有很多的小波浪状起伏，因此该肿块边缘应该描述为"微分叶"（更值得关注的）而不是"清晰"。空芯针穿刺病理：浸润性导管癌

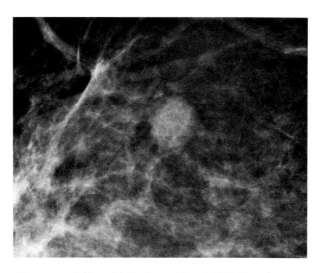

图 1-19 　边缘：微分叶。不规则形肿块，微分叶边缘。尽管肿块的大体形态是椭圆形，但是由于边缘有很多小波浪状起伏，因此它的形状应该描述为"不规则形"（卵圆形定义为边缘含有 ≤ 3 个波浪形凸起）。空芯针穿刺病理：浸润性导管癌

A．肿块

乙．边缘

d．模糊（indistinct）[曾称为"难以界定（ill defined）"]

肿块和周围组织之间完全或部分没有界限，且不是由于与周围组织重叠所造成的边缘模糊。多提示可疑病灶。

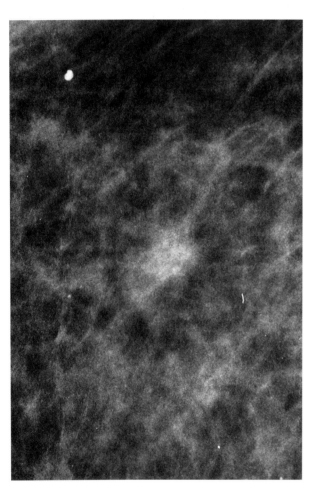

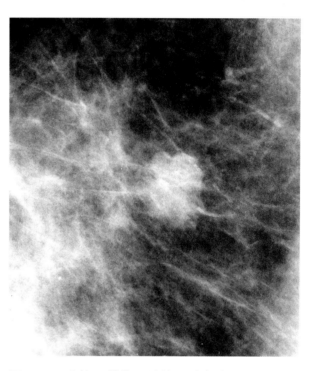

图 1-21　边缘：模糊。肿块几乎完全在脂肪背景中，尽管大部分边缘清楚，但是其余部分边缘模糊，因此定义为边缘模糊。空芯针穿刺病理：浸润性导管癌

图 1-20　边缘：模糊。因为整个肿块完全没有边界，所以无法判断肿块的形状。空芯针穿刺病理：假血管瘤样间质增生（PASH）

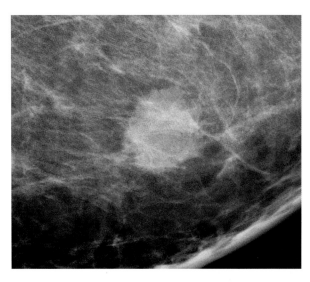

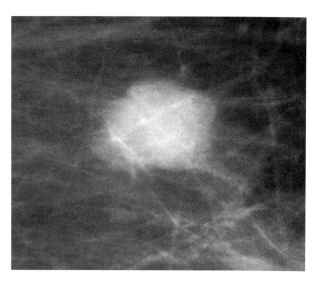

图 1-22 **边缘：模糊**。肿块与周围组织的界限不是十分清楚，但是因为肿块周围均是脂肪密度，因此该边缘分类应该是模糊而不是遮蔽状。同时注意到边缘有毛刺征。空芯针穿刺病理：浸润性导管癌

图 1-23 **边缘：模糊**。几乎完全在脂肪背景中的不规则形肿块，部分边缘清晰，但是 7：30—10：30 部分边缘不清晰，因此定义为边缘**模糊**。尽管肿块大体形状为椭圆形，但有 ≥ 5 个小波浪状起伏，因此应称之为不规则形。空芯针穿刺病理：黏液癌

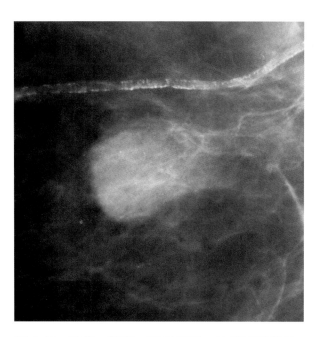

图 1-24 **边缘：模糊**。不规则形、边缘不清肿块，周围脂肪组织包裹，仔细观察可见整体边缘都**模糊**不清。空芯针穿刺病理：浸润性导管癌伴导管原位癌

A．肿块

2．边缘

e．毛刺状（spiculated）

此边缘特点为从肿块放射出多条线影。一般提示可疑病变。

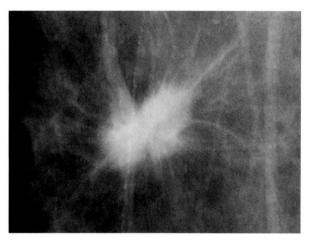

图 1-25　边缘：**毛刺状**。不规则形、**毛刺状**肿块。
空芯针穿刺病理：浸润性导管癌

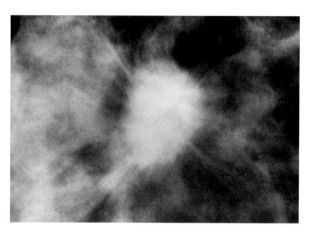

图 1-26　边缘：**毛刺状**。卵圆形、**毛刺状**肿块。
空芯针穿刺病理：浸润性导管癌

乳腺 X 线摄影

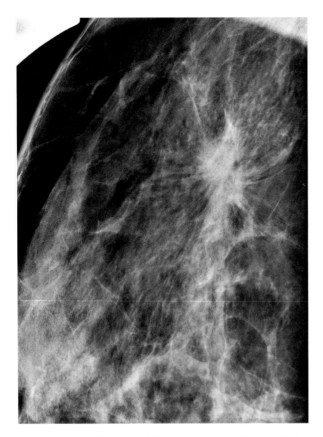

图 1-27 边缘：**毛刺状**。由于大部分的边缘都无法明确，所以很难确定肿块形状是卵圆形还是不规则形（译者注：原文此处有不安，按前文思路，应归为不规则形。）空芯针穿刺病理：浸润性小叶癌

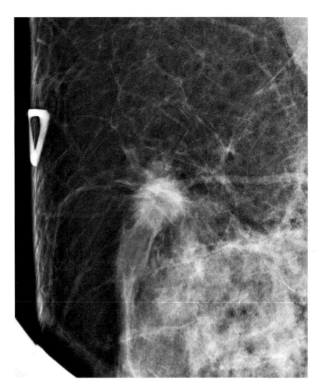

图 1-28 边缘：**毛刺状**。圆形、**毛刺状**肿块。空芯针穿刺病理：脂肪坏死

A．肿块

3．密度（density）

密度用来描述肿块相对于等体积的乳腺组织而表现出的 X 线衰减程度。大部分以肿块为表现的乳腺癌密度等于或高于正常乳腺组织，高密度肿块的恶性可能性（70%）要远远高于等密度或低密度肿块的恶性可能性（22%）。乳腺癌表现为低密度的可能性很小（虽然并非不可能）。然而，肿块密度是乳腺 X 线摄影特征（相对于形状和边缘）中可靠性最低的主观评价指标。尽管在生长过程中可能卷入脂肪组织，但乳腺癌不会含有透光区。

参考文献

1. Woods RW, Sisney GS, Salkowski LR, Shinki K, Lin Y, Burnside ES. The mammographic density of a mass is a significant predictor of breast cancer. *Radiology* 2010; 258(2):417–428.

摘要

目的

本研究的目的是明确不含钙化的乳腺肿块在乳腺 X 线摄影中密度是否与其恶性可能性有关，并评估此前瞻性评价与之后回顾性评价的契合度。

材料和方法

伦理委员会批准了该项研究，并豁免了知情同意。该项研究入组了从 2005 年 10 月到 2007 年 11 月接受过影像学指导下的活检或外科手术活检的 328 位女性，共 348 个肿块。所有经病理明确证实的 348 例肿块被影像学医师盲法阅片，用 BI-RADS® 分类进行评估，构成回顾性评价数据集。其中有密度评估的 180 例肿块进入前瞻性评价数据集，活检的病理结果是其金标准。良性肿块至少要在癌症登记处接受 1 年随访。回顾性评价数据集运用单变量分析，前瞻性数据评价集创建 logistic 回归模型评价肿块密度及其恶性可能性之间的关系。前瞻性评价和回顾性评价的契合度用 κ 统计量来计算。

结果

在回顾性评价数据集中，70.2% 的高密度肿块都是恶性，22.3% 的等密度和低密度肿块是恶性（$P < 0.0001$）。在前瞻性 logistic 模型中，高密度（比值比 6.6）、不规则形状（比值比 9.9）、毛刺状边缘（比值比 20.3）、年龄（$\beta = 0.09$，$P < 0.0001$）同恶性可能性有明显关联。针对肿块密度的前瞻性 - 回顾性研究一致性的 κ 值为 0.53。

结论

无论对前瞻性还是回顾性评价数据集进行分析，高密度都与恶性有明显的相关性，前后对比有中度一致性。影像医生应当把肿块密度当做判定其危险分级的一个重要指标。

A．肿块

3．密度

a．高密度（high density）

肿块 X 线衰减程度要比等体积乳腺纤维组织的衰减程度高。

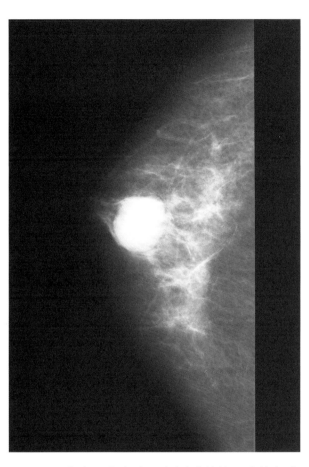

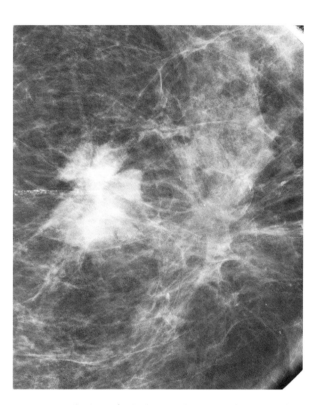

图 1-30 密度：高密度。形状不规则，有毛刺，高密度肿块。空芯针穿刺病理：浸润性导管癌

图 1-29 密度：高密度。卵圆形肿块，边缘部分清晰，部分遮蔽状，高密度肿块。切除活检病理：良性叶状肿瘤

A．肿块

3．密度

b．等密度（equal density）[曾称为"同等致密（isodense）"]

肿块的 X 线衰减程度和等体积乳腺纤维组织腺体的衰减程度相等。

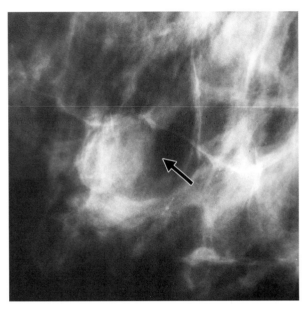

图 1-31　密度：**等密度**。卵圆形，边缘部分清晰，大部分被遮蔽，**等密度**肿块（箭头）。空芯针穿刺病理：纤维腺瘤

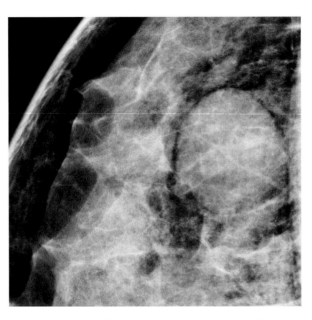

图 1-32　密度：**等密度**。卵圆形，边缘一半清晰，一半遮蔽，**等密度**肿块。超声显示为单纯囊肿

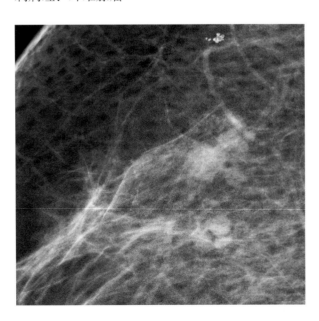

图 1-33　密度：**等密度**。圆形，边缘模糊，**等密度**肿块。肿块几乎完全在脂肪背景中，后方可见乳房内小淋巴结影，图片顶部可见皮肤钙化。空芯针穿刺病理：浸润性导管癌

A. 肿块

3. 密度

c. 低密度（low density）

肿块的 X 线衰减程度比周围等体积乳腺纤维组织的衰减程度低。低密度肿块可能是一簇微小囊肿，如果在乳腺 X 线摄影片中发现这种表现，尽管它很可能不是恶性，但应进一步检查。

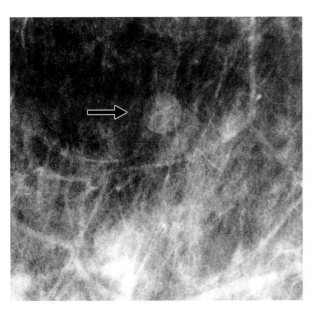

图 1-34 密度：低密度。圆形，边缘清楚，低密度肿块（箭头），几乎完全在脂肪背景中。超声下显示为单纯囊肿

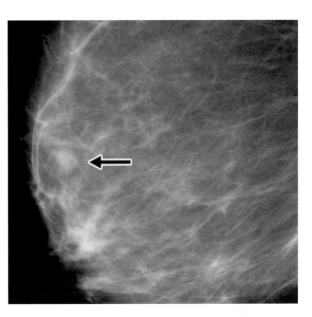

图 1-35 密度：低密度。卵圆形，边缘大部分遮蔽，低密度肿块（箭头）。空芯针穿刺病理：导管原位癌

图 1-36 密度：低密度。形状不规则，边缘部分遮蔽伴毛刺，低密度肿块（箭头）。空芯针穿刺病理：浸润性导管癌

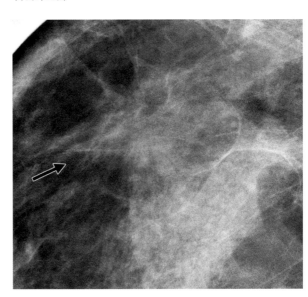

A．肿块

3. 密度

d．含脂肪密度（fat-containing）

包括所有含脂肪的肿块，如油样囊肿、脂肪瘤、积乳囊肿或混合密度肿块如错构瘤。含脂肪密度肿块几乎都是良性。

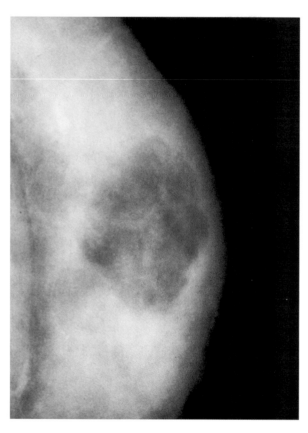

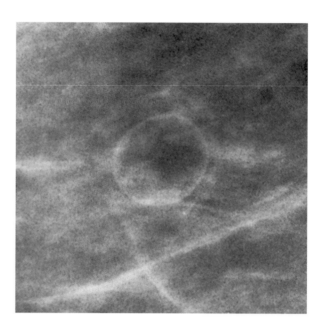

图 1-38　密度：含脂肪密度。卵圆形、边缘清晰、含脂肪密度肿块，几乎完全在脂肪组织背景下。图中仅可见一薄层不透 X 线环（假包膜），提示肿块（因为肿块内外都是脂肪组织），此小肿块的推测诊断（特别如果是多个的话）：油样囊肿（脂肪坏死）

图 1-37　密度：含脂肪密度。形状不规则、边缘基本清晰、含脂肪密度肿块，几乎完全在致密组织背景下。因为其外形小波浪数＞ 3 个，因此其形状为不规则而不是卵圆形。该单发巨大肿物的推测诊断：脂肪瘤

乳腺 X 线摄影

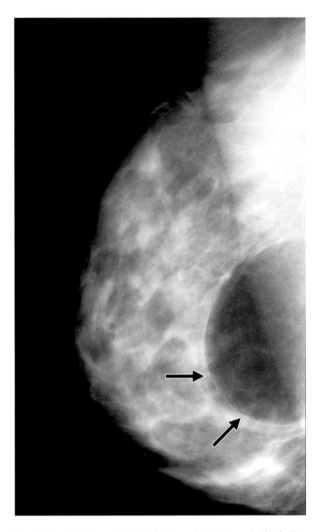

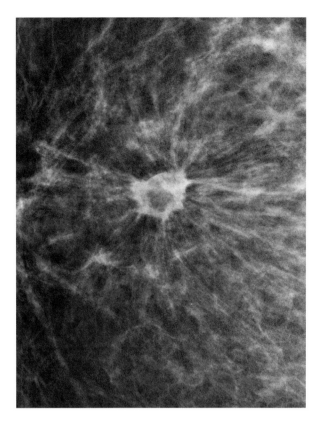

图 1-40 密度：含脂肪密度。环状高密度组织伴
毛刺征边缘，包裹着一个边缘清晰、含脂肪密度
肿块。此处最近曾接受过手术活检，推测诊断：
油样囊肿（脂肪坏死）

图 1-39 密度：含脂肪密度。卵圆形、边缘清晰、
含脂肪密度肿块。可见肿块和脂肪组织交界处
（两箭头之间），有一条很细的不透 X 线环（假包
膜），这种孤立巨大肿块的推测诊断：脂肪瘤

B. 钙化（calcifications）

乳腺 X 线片能确认的典型良性钙化表现为粗大、圆形、边缘光滑，它比恶性钙化更易识别。恶性钙化（和某些良性钙化）经常很小，需要放大才能更好地观察。当一个钙化不是明确的典型良性钙化时，应描述它的形态和分布。典型良性钙化常无须报告，尤其是当诊断医生考虑加入此描述后会误导其他临床医生或患者时更无须报告。但当诊断医生认为如果报告不描述这些钙化会导致其他阅片者将其误认为恶性钙化时，则应该报告这些良性钙化。

B. 钙化

1. 典型良性钙化（typical benign）

a. 皮肤钙化（skin）

此类钙化常有中心透亮区，有典型的形态特征。皮肤钙化最常见于乳房下皱襞、胸骨旁、腋窝和乳晕周围。钙化颗粒常聚集成团，直径最大不超过 5mm。不典型的皮肤钙化也可以通过附加切线位投照来判定钙化是否位于皮肤层。如果某可疑钙化在一个方位的乳腺 X 线摄影中显示很贴近皮肤表面，它很可能就位于皮肤内，因此，应立刻做一个包含或不包含放大影像的切线位投照片。

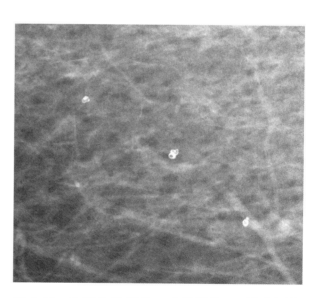

图 1-42　典型良性钙化：皮肤钙化。3 簇小团簇状、中心透亮的**皮肤钙化**，典型良性表现

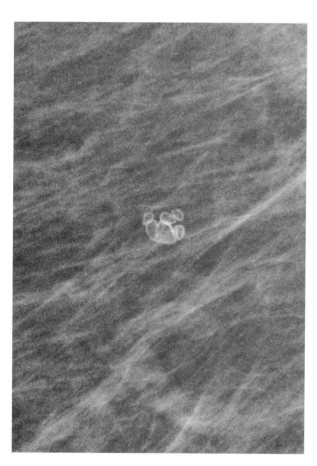

图 1-41　典型良性钙化：皮肤钙化。团簇状、中心透亮的**皮肤钙化**，典型良性表现

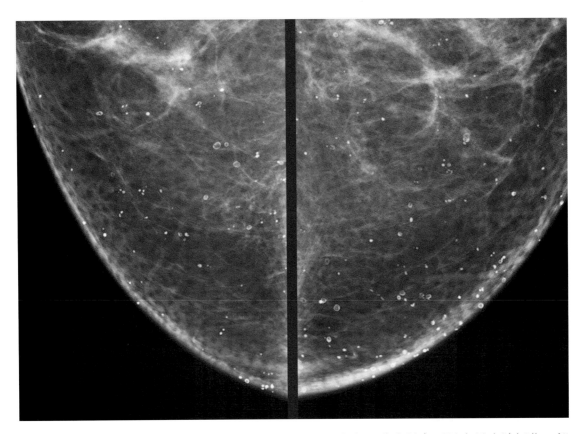

图 1-43 **典型良性钙化：皮肤钙化。**在头足位（CC）片中双乳胸骨旁可见大量皮肤钙化。部分钙化可见典型的中心透亮区，其他的从切线位可见位于皮肤

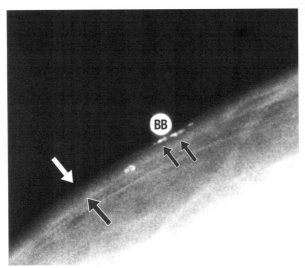

图 1-44 **典型良性钙化：皮肤钙化。**金属标记（BB）的切线位投照相证实这些钙化位于皮肤（小箭头）。虽然这些钙化没有典型的皮肤钙化中心透亮区表现，但是通过它们的位置足以明确诊断。大箭头指示皮肤。任何靠近皮肤表面的可疑团簇状钙化在明确诊断前都应做切线位投照片以排除其是否位于皮肤内

B. 钙化

1. 典型良性钙化

b. 血管钙化（vascular）

平行轨道样钙化，或与血管结构有显著关系的线样管道状钙化。大多数血管钙化很容易明确，但仅局部可见一些不连续的钙化点和当它与管状结构有联系的时候，应进一步行点压迫放大相来明确诊断。

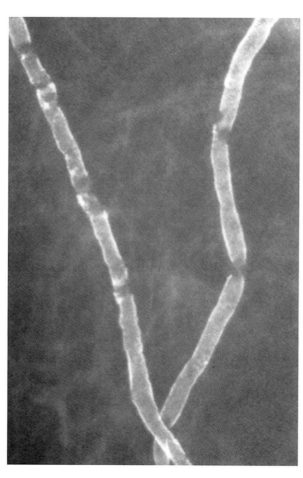

图 1-45 典型良性钙化：血管钙化。两相邻血管全段血管钙化，可见血管壁钙化形成的典型良性双轨征表现

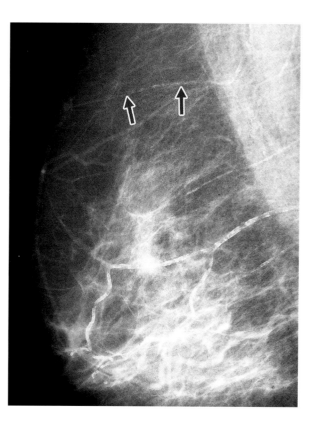

图 1-46 典型良性钙化：血管钙化。广泛血管钙化，在部分血管中形成了典型良性双轨征表现。部分钙化的血管向乳房更上部延伸（箭头），该表现也是典型良性表现，因为这种不连续线性钙化位于管道状结构边缘（血管）

乳
腺
X
线
摄
影

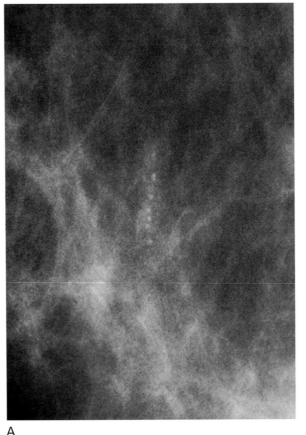

A

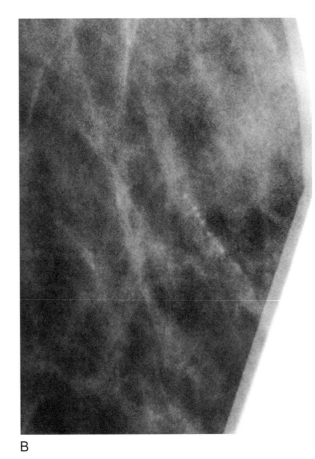

B

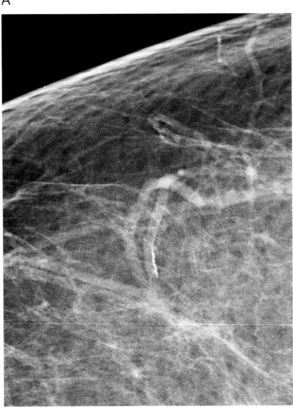

C

图 1-47 **典型良性钙化：血管钙化。**早期**血管钙化**，放大后乳腺 X 线摄影（A）可见一组线性分布的钙化，位于血管内壁或血管中。点压迫乳腺 X 线摄影（B）可见此钙化位于血管壁上，因此为明确的良性血管钙化。在数字成像中，早期血管钙化更容易被看到（C）

B. 钙化

1. 典型良性钙化

c. 粗大或"爆米花"样钙化（coarse or popcorn-like）

此类钙化是典型的乳腺纤维腺瘤退变产生的大钙化（长径 > 2 ~ 3mm）。

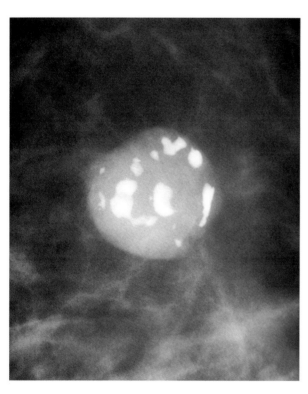

图 1-48　典型良性钙化：粗大或"爆米花"样钙化。尽管此图中钙化没表现出广泛的融合，但仍是典型良性，特别是因为大部分钙化都局限分布于一边缘清楚的肿块中。推测诊断：纤维腺瘤

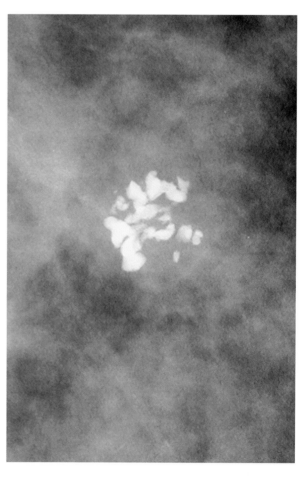

图 1-49　典型良性钙化：粗大或"爆米花"样钙化。此图钙化大部分相互融合，这是典型良性表现。包含此钙化的肿块边缘被周围致密组织遮盖。推测诊断：纤维腺瘤

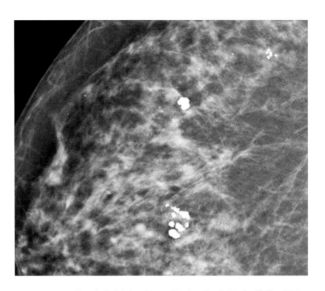

图 1-51 典型良性钙化：粗大或"爆米花"样钙化。三个处于不同阶段的典型粗大（爆米花样）钙化。中间的钙化最完全。最上面的钙化程度最轻，但都是明确的良性钙化，因为这些钙化或粗大，或与其他的完全型钙化共存。推测诊断：3 个纤维腺瘤

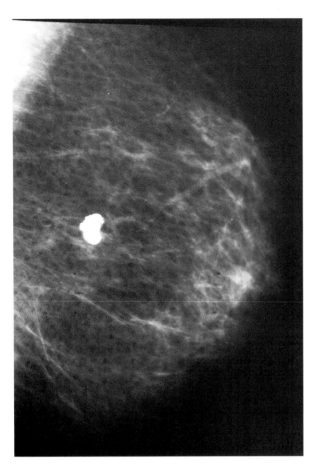

图 1-50 典型良性钙化：粗大或"爆米花"样钙化。粗大钙化，是爆米花样钙化完全融合后最后阶段，这是典型良性表现。当钙化发展到此程度时，由于钙化占据了整个肿块，即便肿块位于脂肪背景下，其边缘也无法显示。推测诊断：纤维腺瘤（脂肪坏死的高度钙化的油样囊肿一般还含有中心透亮区）

B. 钙化

1. 典型良性钙化

d. 大杆状钙化（large rod-like）

这类良性钙化与乳腺导管扩张有关，可以形成实心或断续的、光滑线样杆状形态，大多数直径为 0.5mm 或更粗。如果钙化位于导管管壁（管周的），钙化中心可透亮，但是大多数位于管内，因为由管内分泌物钙化形成。所有大杆状钙化都沿导管走行分布、以乳头为中心放射状分布、有时呈分支状。尽管此钙化有时只见于一侧乳腺，但它们通常出现在双侧乳腺。此钙化常见于 60 岁以上老年女性。

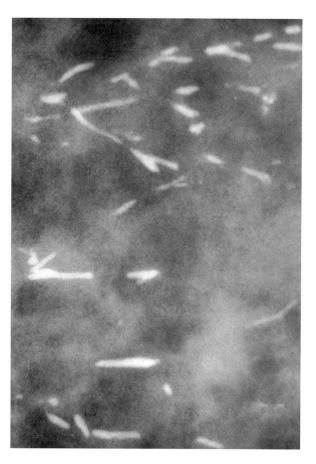

图 1-52 典型良性钙化：大杆状钙化。主要分布于管腔内，部分呈分支状，典型良性钙化

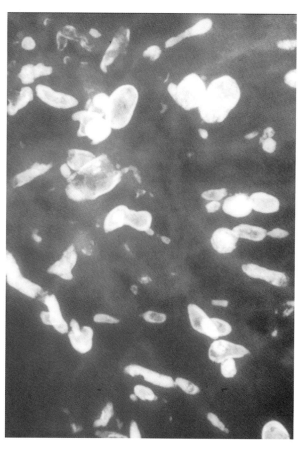

图 1-53 典型良性钙化：大杆状钙化。主要分布于管壁，典型良性钙化

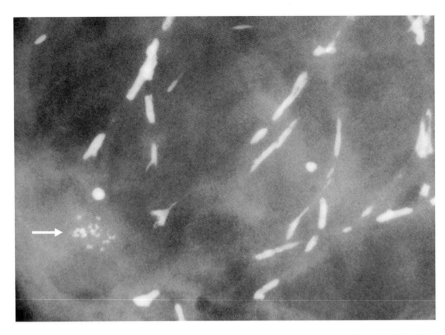

图 1-54 **典型良性钙化：大杆状钙化。** 主要分布于管腔内，典型良性钙化。左下角可见团簇状细小多形性钙化（箭头），其大小、形态、分布与前述不同。空芯针穿刺病理：良性导管扩张伴局灶导管原位癌（6mm，高级别）

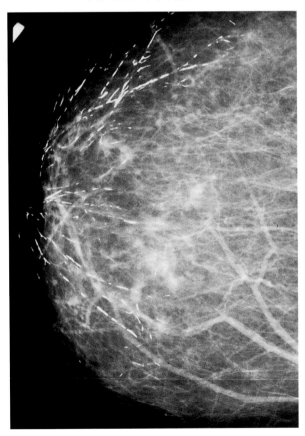

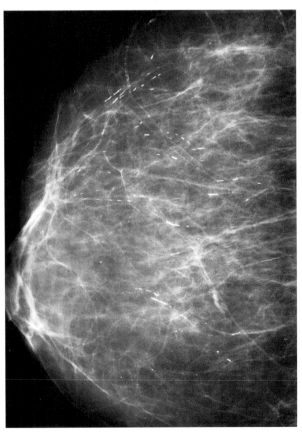

图 1-55 **典型良性钙化：大杆状钙化。** 广泛大杆状钙化，多位于导管内，典型良性钙化。可见钙化弥漫性分布，放射状指向乳头

图 1-56 **典型良性钙化：大杆状钙化。** 主要分布于管内的典型良性钙化。图中上野可见典型良性血管钙化

参考文献

1. Graf O, Berg WA, Sickles EA, et al. Large rodlike calcifications at mammography: analysis of morphologic features. *AJR* 2013; 200(2):299–303.

摘要

研究目的

本研究的目的是前瞻性地分析典型良性大杆状钙化在乳腺 X 线摄影中的发生率和形态学特征，为新版 BI-RADS® 术语表提供循证医学证据。

对象与方法

2011 年，在接受筛查或诊断性乳腺 X 线摄影的 7935 名女性患者中，有 239（3%）名患者发现有大杆状钙化。对其中 165 名患者（69%，平均年龄 71.1 岁，范围 39 ~ 86 岁）的大杆状钙化进行形态学特征研究，她们均最少有 6 个钙化点，并且与先前的乳腺 X 线摄影对比无明显的恶变征象。165 人中的 2 人之前接受过一侧乳房切除。

结果

钙化长度的平均值为 4.2mm（SD 2.4）（1 ~ 14mm，中位数 3.5mm）。钙化最宽处的平均宽度为 0.6（SD 0.5）mm（0.2 ~ 3mm，中位数 0.5mm）。163 人汇总有 131 人（80.4%）存在双侧钙化，165 人中 18 人（10.9%）存在管周钙化，另外 18 人（10.9%）可见分枝样钙化。165 人中的 155（93.9%）人的乳腺分型为几乎完全的脂肪组织或散在纤维腺体密度；10 人（6.1%）为不均匀密度或极端致密的乳腺组织。

结论

我们的结果对第 4 版 BI-RADS® 术语表中关于大杆状钙化的描述进行了部分修正（大小、直径、单双侧）。

经过 American Journal of Roentgenology 的批准再版。

该名词的解释已经在 2013 版的术语表中被修改。

B. 钙化

1. 典型良性钙化

e. 圆形钙化（round）（点状钙化是圆形钙化的一种）（见指南章节）

如果此钙化为多发，则大小和亮度经常不同。当此钙化弥漫分布并且很小（＜ 1mm）时，考虑为良性钙化，它常为乳腺腺泡内形成的钙化。当钙化小于 0.5mm 时，称之为"点状"钙化。

孤立聚集的点状钙化一般为良性。但是如果没有既往的乳腺 X 线摄影作对比，应予以密切随访。如果有新发的、逐渐增大的、线样或段样分布的、邻近肿瘤的点状钙化，应予以活检。

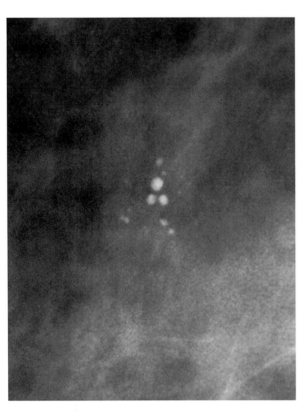

图 1-57 典型良性钙化：圆形钙化。团簇状分布的**圆形（点状）钙化**。通过 3 年连续乳腺 X 线摄影随访考虑可能为良性。推测诊断：良性钙化。引自图 4（p776）Leung JWT，Sickles EA. The probably benign assessment. *Radio Clin North Am* 2007；45（5）：773-789.

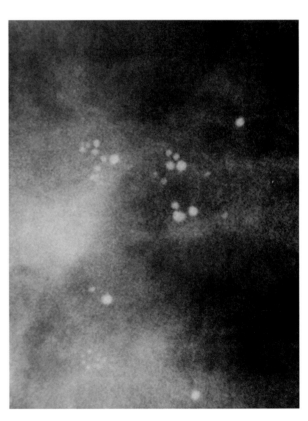

图 1-58 典型良性钙化：圆形钙化。区域性分布的**圆形（点状）钙化**。通过 3 年连续乳腺 X 线摄影随访考虑可能为良性。推测诊断：良性钙化

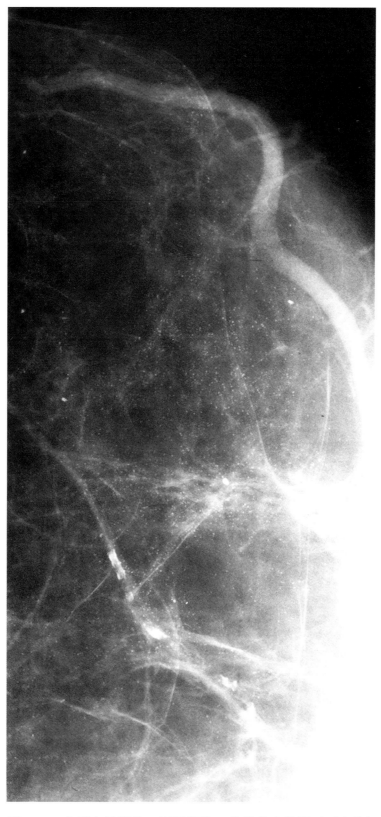

图 1-59　典型良性钙化：圆形钙化。弥漫分布的圆形（点状）钙化。典型良性钙化。同样的钙化在同侧及对侧乳腺均可见。在照片下部可见良性的血管钙化

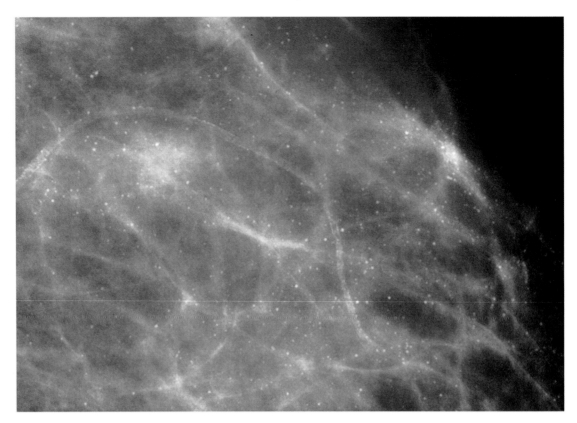

图 1-60 **典型良性钙化：圆形钙化。**弥漫分布圆形（点状）**钙化**。典型良性钙化。同样的钙化在同侧及对侧乳腺均可见。引自图 12（p779）Leung JWT，Sickles EA．The probably benign assessment．*Radio Clin North Am* 2007；45（5）：773-789.

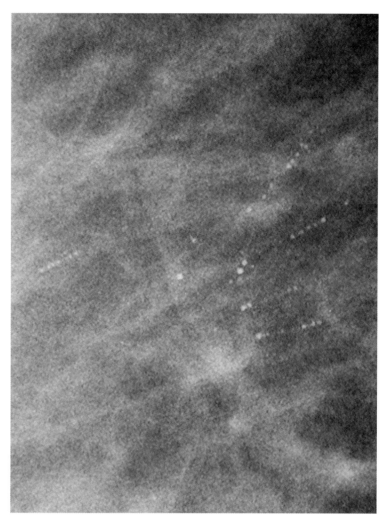

图 **1-61** **典型良性钙化：圆形钙化**。段样分布圆形（点状）钙化。"点状"形态一般提示良性或良性可能性大，但此病例中钙化分布为段样分布，提示可疑恶性。空芯针穿刺病理：导管原位癌。引自图 6（p776）Leung JWT，Sickles EA．The probably benign assessment．*Radio Clin North Am* 2007；45（5）：773-789.

B. 钙化

1. 典型良性钙化

f. 边缘型钙化（rim）[曾称之为"蛋壳样钙化（eggshell）""中心透亮样钙化（Lucent-centered）"]（见133页指南章节）

此类钙化为薄的良性钙化沉淀在球体表面，这种位于边缘的钙化沉淀层厚度通常小于1mm，此类钙化为孤立的良性钙化，从小于1mm到大于1cm不等，可为圆形或卵圆形，表面光滑，有中心透亮区。囊肿壁钙化和脂肪坏死为最常见的边缘型钙化。油样囊肿或单纯囊肿壁内广泛钙化范围广泛（有时更厚）。

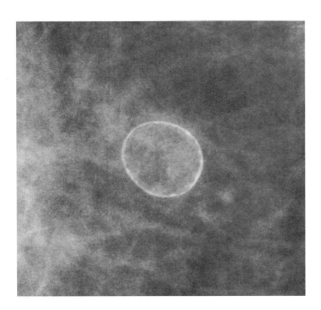

图 1-62　典型良性钙化：边缘型钙化。边缘型钙化，典型良性钙化

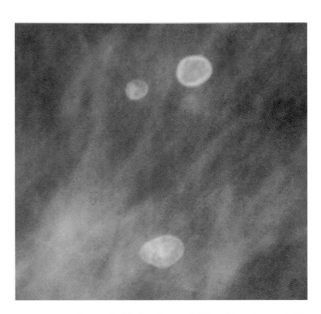

图 1-63　典型良性钙化：边缘型钙化。边缘型钙化，典型良性钙化，表现出不同级别的边缘钙化厚度。引自图 2a（p290）Sickles EA. Breast calcifications：mammographic evaluation. *Radiology* 1986；160[2]：289-293.

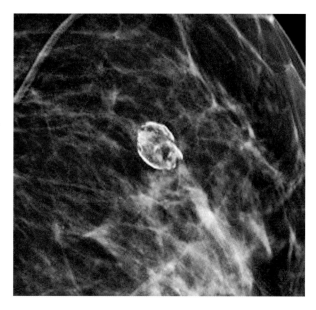

图 1-64　典型良性钙化：边缘型钙化。边缘型钙化，典型良性钙化。部分边缘钙化被从正面投影，因此中心透亮区可见钙化

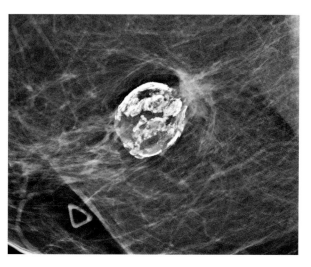

图 1-65　典型良性钙化：边缘型钙化。边缘型钙化，典型良性钙化。部分增厚钙化边缘被从正面投影，因此中心透亮区可见钙化。图中的三角形不透 X 线标记物指示了可触及肿物的位置，该肿物可能是巨大钙化

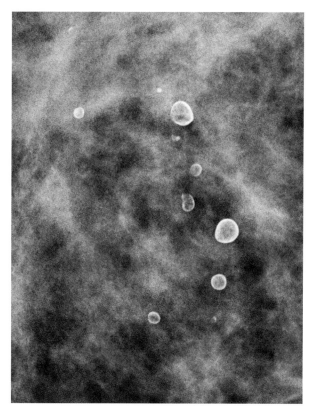

图 1-66　典型良性钙化：边缘型钙化。边缘型钙化，典型良性钙化，大小及钙化壁厚度不同

B. 钙化

1. 典型良性钙化

g. 营养不良性钙化（dystrophic）（见指南章节）

这类钙化常见于接受过放疗、创伤或手术的乳房。形态通常不规则，一般＞1mm，常伴中心透亮区。

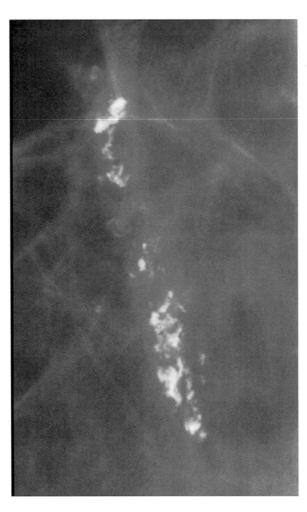

图 1-67　典型良性钙化：营养不良性钙化。营养不良性钙化，典型良性钙化，沿手术瘢痕分布

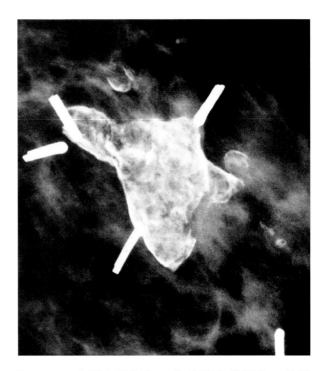

图 1-68　典型良性钙化：营养不良性钙化。营养不良性钙化，典型良性钙化，分布在原手术切口处（金属夹定位处）

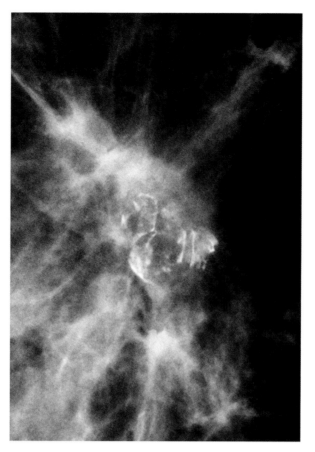

图1-69 典型良性钙化：营养不良性钙化。营养不良性钙化，典型良性表现，分布较局限，位于原手术瘢痕处，此处可见乳腺结构扭曲。引自 图6（p291）Sickles EA．Breast calcifications：mammographic evaluation．*Radiology* 1986；160[2]：289-293.

B. 钙化

1. 典型良性钙化

h. 钙乳钙化（milk of calcium）

此种钙化是囊肿或微囊肿内钙质沉积的表现，常呈团簇状分布。其 CC 位上常显示不够明显，表现为模糊的、圆形或无定形钙化，在 MLO 位和正侧位（LM/ML）位片上，钙化显示的更清晰，呈半月形、新月形、弧形（凹面向上）或沿囊肿壁分布的线性钙化，此类钙化最重要的特点就是其形状会因投照体位的改变而不同（CC 位、MLO 位或 LM/ML 位）。有时会在其他可疑恶性钙化的附近发现钙乳钙化，所以尽可能发现其他可疑的钙化很重要，特别是从 LM/ML 位到 CC 位形状不改变的钙化。

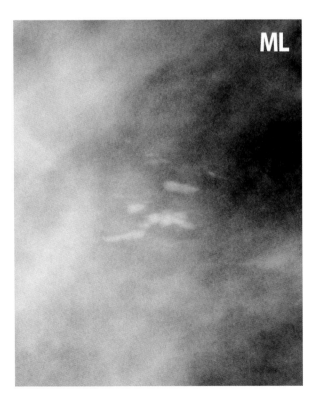 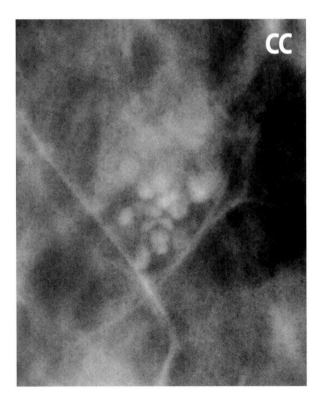

图 1-70　典型良性钙化：钙乳钙化。 团簇状**钙乳钙化**，典型良性表现，图中钙化在 LM/ML 位上表现为线性和新月形，但是在 CC 位上表现为模糊的钙化（钙质沉淀在一群小囊肿的底部）

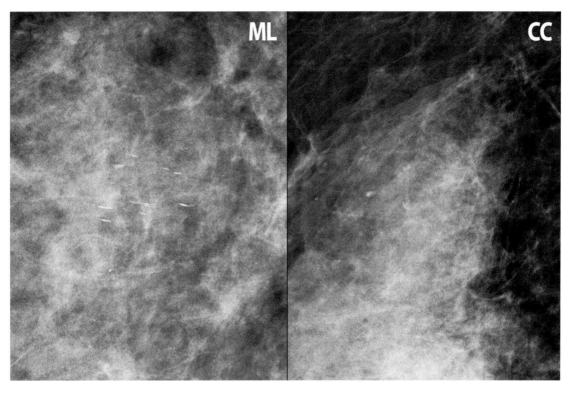

图 1-71　典型良性钙化：钙乳钙化。典型钙乳钙化，典型良性表现。在正侧位上大多数钙化为线性表现（另一部分为半月形），CC 位上可见少数模糊影（沉淀在小囊肿的底部）

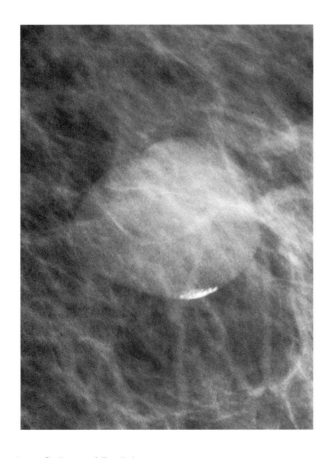

图 1-72　典型良性钙化：钙乳钙化。钙乳钙化，典型良性表现。沉淀在一个卵圆形边缘清楚的大囊肿的底部

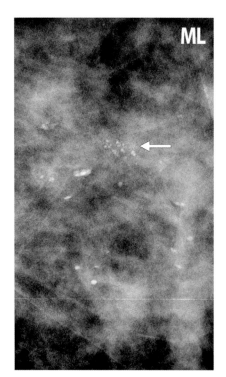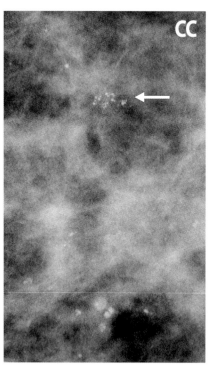

图 1-73 **典型良性钙化：钙乳钙化**。区域性分布的**钙乳钙化**，典型良性表现。部分钙化在 ML 位片上表现为半月形或新月形，在 CC 位上表现为模糊影（因为沉淀位于微囊肿的底部）。另外可见一团无定形钙化在两个投照位上没有明显变化（箭头），因此不考虑为钙乳钙化，为可疑钙化。空芯针穿刺病理：导管原位癌

B. 钙化

1. 典型良性钙化

i. 缝线钙化（suture）

这类钙化为缝合线上钙质沉积，典型表现为线状或管状，常可见线结。

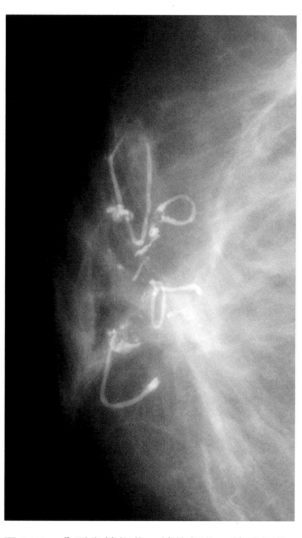

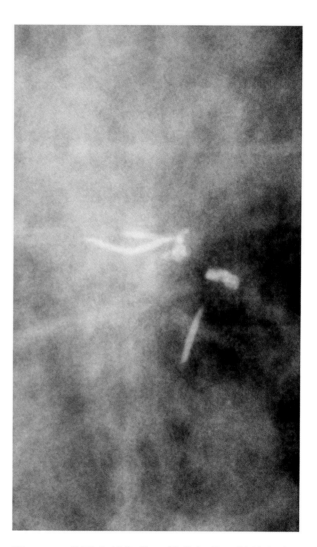

图 1-74　典型良性钙化：缝线钙化。缝线钙化，典型良性表现。可见缝线钙化的钙质沉积环和线结。手术部位可见组织紊乱

图 1-75　典型良性钙化：缝线钙化。缝线钙化，典型良性表现。可见缝线钙化的部分钙质沉积环和两个线结

乳腺 X 线摄影

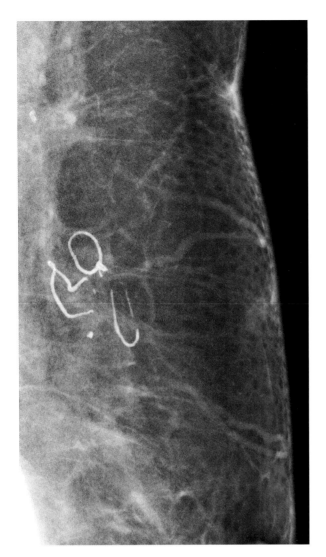

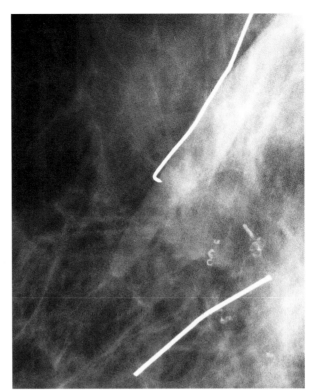

图 1-77　典型良性钙化：缝线钙化。缝线钙化，典型良性表现。图中这些部分钙化的缝线中段，皮肤表面的金属线指示原手术瘢痕部位

图 1-76　典型良性钙化：缝线钙化。缝线钙化，典型良性表现。可见两个完全钙化的缝线，一个可见钙化的线结和沉积环，另一个可见钙化沉积环和松开的线结。还可见第三个部分钙化的缝线

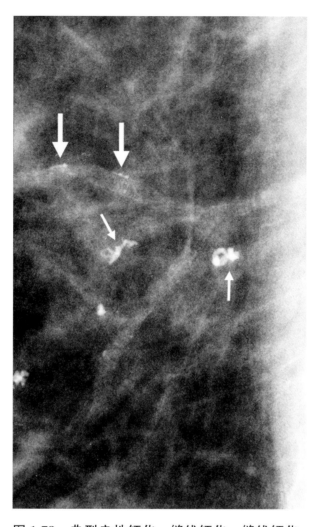

图 1-78　典型良性钙化：缝线钙化。缝线钙化，
典型良性表现。图中钙化其中一个缝线完整，其
余缝线中断（小箭头）。另可见典型良性的早期
血管钙化，表现为沿树枝状血管壁上分布的线性
钙化（大箭头）

B. 钙化

2. 可疑形态（suspicious morphology）

乳腺钙化形态学分类有助于判定其恶性可能性。对于钙化形态学的描述有四种，经常用来提示恶性可能，一般建议活检。表 1-2 中列举了几个单中心连续病例的研究结果，这些研究分析了 BI-RADS® 形态学中的可疑钙化。

表1-2 BI-RADS®不同类型可疑钙化的恶性可能性[a]

形态学描述	Liberman et al.[1]	Berg et al.[2]	Burnside et al.[3]	Bent et al.[4]	合计
无定形钙化	9/35（26）	30/150（20）	4/30（13）	10/51（20）	53/266（21）
粗糙不均质钙化	N/A[b]	N/S[c]	1/14（7）	2/10（20）	3/24（13）
细小多形性钙化	N/A[b]	N/S[c]	10/34（29）	14/50（28）	24/84（29）
细线样或细小分枝状钙化	26/32（81）	N/S[c]	10/19（53）	16/23（70）	52/74（70）

[a]数据以乳腺癌病例数/全部活检病例数比例形式显示，括号中是癌症病例的百分比。

[b]N/A=not applicable（不适用），此研究发表于1998年，报道241例多形性钙化病例中有98例癌（41%），第4版BI-RADS®（2003年出版）才将多形性钙化细分为粗糙不均质钙化和细小多形性钙化。

[c]N/S= not specified（未规定的），此研究只包含无定形钙化。

B. 钙化

2. 可疑形态

a. 无定形钙化（amorphous）[曾称为"模糊钙化（indistinct）"]（见指南章节）

此类钙化很小或很模糊，以至于无法进一步确定其特征性形态。团簇状、线样或段样分布的无定形钙化需要进一步做活检。尽管基线的放大摄影有一定帮助，但双侧均有的、弥漫分布的无定形钙化常认为是良性。无定形钙化的阳性预测值（PPV）约为20%（见60页的表1-2）。因此这类钙化应当归为 BI-RADS® 4B 类（10% ＜ PPV ⩽ 50%）。（见指南章节中关于4类评价中亚类应用的讨论一节）。

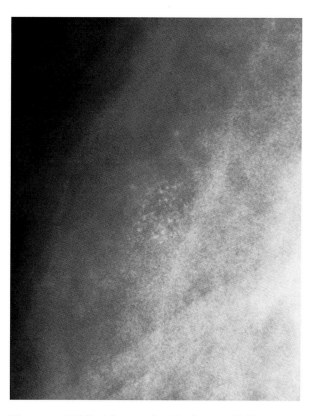

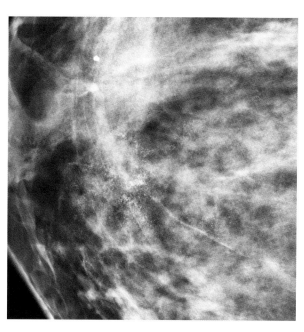

图 1-80　可疑形态：无定形钙化。区域性无定形钙化，范围直径 3cm。空芯针穿刺病理：良性乳管内钙质沉积

图 1-79　可疑形态：无定形钙化。团簇状无定形钙化。空芯针穿刺病理：硬化性腺病

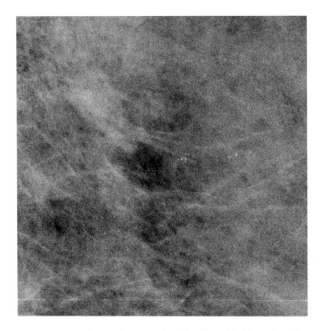

图 1-81　可疑形态：无定形钙化。线样无定形钙化。尽管无定形钙化的 PPV 约为 20%（4B 类），但线样分布的无定形钙化的阳性预测值（PPV）高达 60%（见 69 页表 1-3）。因此，此图钙化分类为 4C(50% < PPV < 95%)。空芯针穿刺病理：良性乳管内钙质沉积

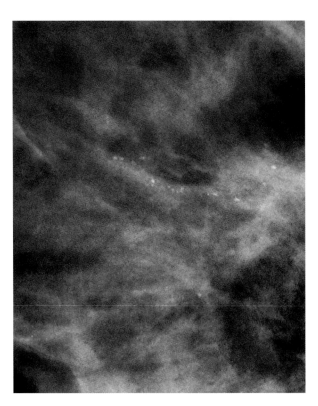

图 1-82　可疑形态：无定形钙化。段样分布的无定形钙化。一张片子中有多处可疑发现是比较常见的，此病例中，部分钙化表现为细小多形性钙化。尽管无定形钙化的 PPV 约为 20%（4B 类），但段样分布的无定形钙化的 PPV 高达 62%（见 69 页表 1-3）。因此，此钙化分类为 4C（50% < PPV < 95%）。空芯针穿刺病理：导管原位癌

B. 钙化

2. 可疑形态

b. 粗糙不均质钙化（coarse heterogeneous）（见指南章节）

此类钙化形状不规则、易于识别，大小一般在 0.5 ～ 1mm，有聚集趋势，但是比营养不良性钙化要小。这种类型可能与恶性病变有关，但更常见于乳腺纤维腺瘤，或纤维化，或者创伤后发展为营养不良性钙化的部位。尽管基线乳腺 X 线摄影可能会有帮助，但是很多双侧团簇状粗糙不均质钙化被视为良性。单独的团状粗糙不均质钙化的 PPV 略低于 15%（见 60 页表 1-2）。因此此种表现应归于 BI-RADS® 4B 类（10% < PPV ≤ 50%）。（见指南章节中关于 4 级评价中亚类应用的讨论一节）

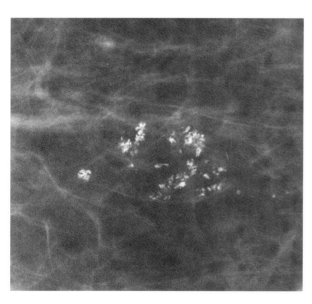

图 1-83 可疑形态：粗糙不均质钙化。团簇状粗糙不均质钙化。空芯针穿刺病理：纤维腺瘤样改变

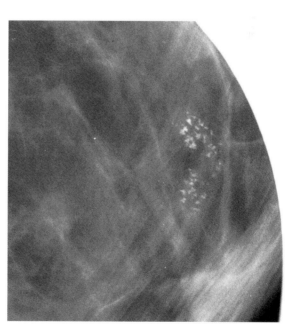

图 1-84 可疑形态：粗糙不均质钙化。团簇状粗糙不均质钙化。空芯针穿刺病理：组织纤维化

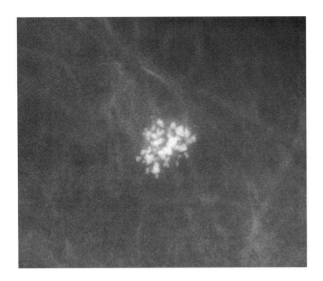

图 1-85 可疑形态：粗糙不均质钙化。团簇状粗糙不均质钙化。空芯针穿刺病理：纤维腺瘤

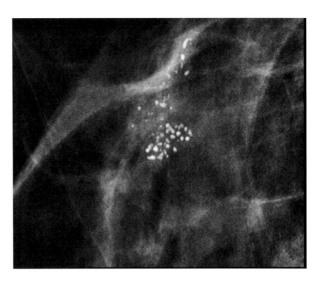

图 1-87 可疑形态：粗糙不均质钙化。团簇状粗糙不均质钙化。空芯针穿刺病理：脂肪坏死

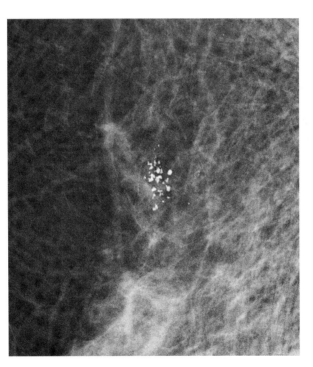

图 1-86 可疑形态：粗糙不均质钙化。团簇状粗糙不均质钙化。空芯针穿刺病理：导管原位癌

B. 钙化

2. 可疑形态

c. 细小多形性钙化（fine pleomorphic）（见指南章节）

此类钙化比无定形钙化更易于识别。这类不规则钙化同细线样或细分枝状钙化的区别在于缺少细线样形态。细小多形性钙化大小、形态各异，一般直径 < 0.5mm。它们的 PPV 比无定形钙化和粗糙不均质钙化略高（29%）（见 60 页表 1-2），但也应归于 BI-RADS® 4B 类（10% < PPV ≤ 50%）（见指南章节中关于 4 类评价中亚类应用的讨论一节）。

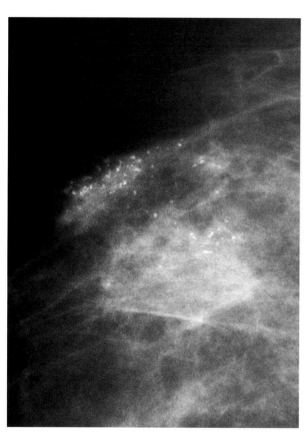

图 1-88 **可疑形态：细小多形性钙化。**团簇状细小多形性钙化。空芯针穿刺病理：良性乳管内钙化

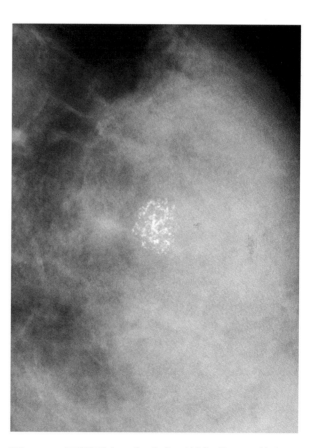

图 1-89 **可疑形态：细小多形性钙化。**团簇状细小多形性钙化。空芯针穿刺病理：硬化性腺病

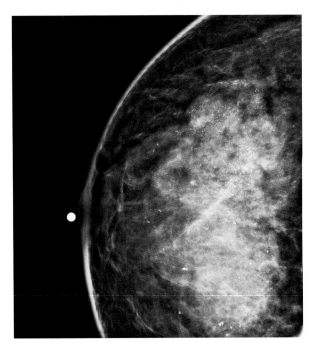

图 1-90　可疑形态：细小多形性钙化。区域性细小多形性钙化。空芯针穿刺病理：导管原位癌

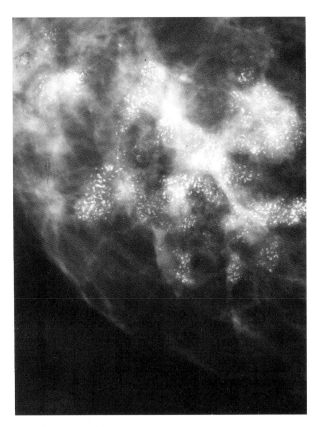

图 1-91　可疑形态：细小多形性钙化。段样细小多形性钙化。尽管细小多形性钙化的 PPV 约 30%（4B 类），但是段样分布的细小多形性钙化的恶性可能性更大，达 60%（见 69 页表 1-3）。因此，此钙化为 4C 类（50% < PPV < 95%）。空芯针穿刺病理：导管原位癌

B. 钙化

2. 可疑形态

d. 细线样或细分枝状钙化（见指南章节）

此类钙化为薄、线性的不规则钙化，一般不连续，管径＜0.5mm。偶可见树枝状结构，他们的出现提示到管腔内癌肿浸润、填充。在可疑钙化中，细线样或细分枝状钙化 PPV 最高（70%）（见 60 页表 1-2）。因此此类钙化不论何种分布都应为 BI-RADS® 4C 类（50% ＜ PPV ＜ 95%）（见指南章节中关于 4 级评价中亚类应用的讨论一节）。

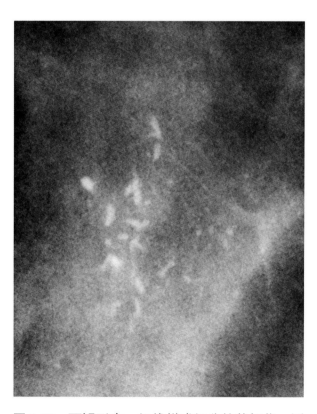

图 1-92　可疑形态：细线样或细分枝状钙化。团簇状**细线样钙化**，有些表现为**细分枝状钙化**。空芯针穿刺病理：脂肪坏死

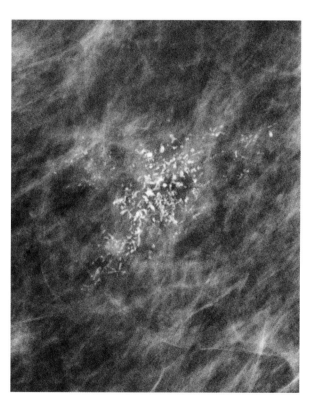

图 1-93　可疑形态：细线样或细分枝状钙化。区域性细线样钙化，有些表现为**细分枝状钙化**。空芯针穿刺病理：导管原位癌

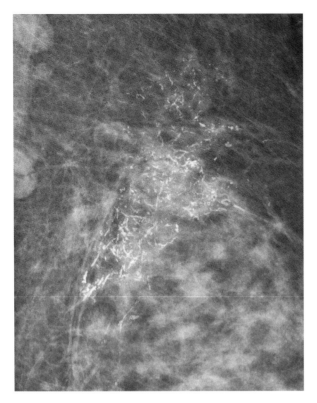

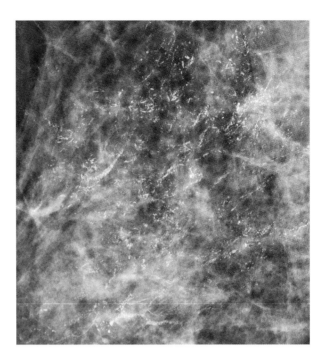

图 1-95 **可疑形态：细线样或细分枝状钙化。**段样分布的细线样钙化。空芯针穿刺病理：导管原位癌

图 1-94 **可疑形态：细线样或细分枝状钙化。**段样分布的细线样钙化，有些表现为细分枝状钙化。空芯针穿刺病理：导管原位癌

B. 钙化

3. 分布（distribution）

此描述用于提示钙化在乳腺内的分布状况。如果乳腺 X 线摄影中有多组形态和分布类似的钙化，那么可以在报告中描述为多发相似钙化。在评价钙化恶性可能性上，分布和形态学一样重要。表 1-3 列举了几个单中心连续病例研究结果，这些研究分析了分布上的可疑钙化。

表1-3　BI-RADS®不同钙化的分布类型与恶性可能性的相关性ᵃ

分布的描述词	Liberman et al.[1]	Burnside et al.[3]	Bent et al.[4]	合计
弥漫性	0/1（0）	0/1（0）	0/0（0）	0/2（0）
区域性	6/13（46）	0/1（0）	0/9（0）	6/23（26）
团簇状	93/254（37）	14/76（18）	19/81（23）	126/411（31）
线样	13/19（68）	8/11（73）	14/28（50）	35/58（60）
段样	17/23（74）	3/8（38）	9/16（56）	29/47（62）

ᵃ数据以乳腺癌病例数/全部活检病例数比例形式显示，括号中是癌症病例的百分比。

B. 钙化

3. 分布

a. 弥漫性（diffuse）[曾称为"散在分布（scattered）"]

此种钙化随机分布在整个乳腺内。此种分布的点状钙化和无定形钙化一般都是良性的，特别是当双乳同时出现时。

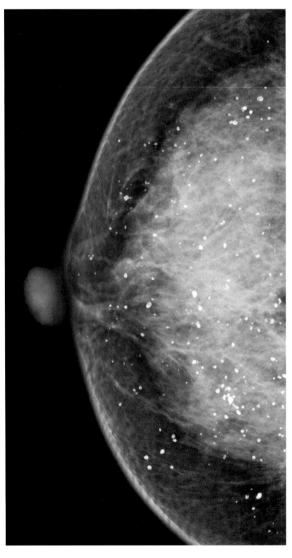

图 1-96　分布：弥漫性。基本上都是圆形钙化，**弥漫**分布。尽管这么多钙化都有中心透亮区，但没有一个位于皮肤表面，因此让它们看起来不像皮肤钙化。对侧乳腺可见同样弥漫分布的钙化。多发、双侧、弥漫分布、没有可疑的形态学表现都提示良性（2 类）

B．钙化

3．分布

b．区域性（regional）（见指南章节）

该描述指大量分布于较大体积的腺体组织内（最大径＞2cm）、并不局限于一个导管系统的分布。这种分布的钙化常占据近乎一个象限甚至超出一个象限，恶性的可能性略小。但是，在诊断时一定要将钙化的形态和分布结合起来考虑。

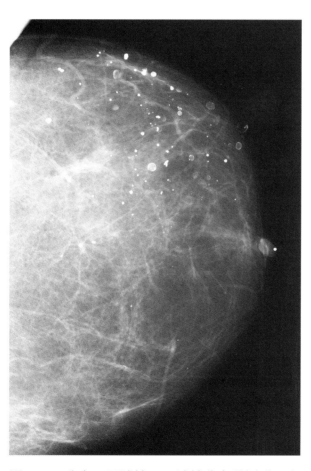

图 1-97　分布：区域性。区域性分布的圆形、点状和边缘型钙化。该患者既往有一次安全带导致的乳腺外伤史。推测诊断：脂肪坏死

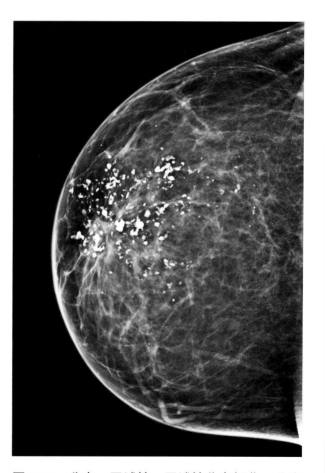

图 1-98：分布：区域性。区域性分布钙化。此患者既往有一次安全带导致的乳腺外伤史。推测诊断：脂肪坏死

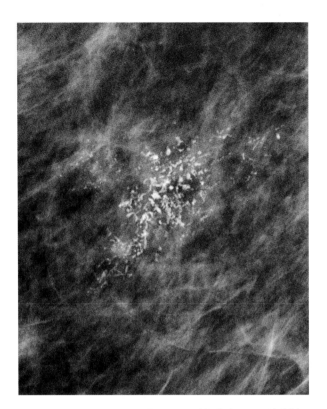

图 1-99　分布：区域性。区域性分布的细线样钙化，其中部分表现为细分枝状钙化。空芯针穿刺病理：导管原位癌

B. 钙化

3. 分布

c. 团簇状（grouped）[曾称为"簇状分布（clustered）"]（见指南章节）

指相对少的钙化占据一小体积的乳腺组织。这种描述的使用低限是 5 个钙化灶聚集在 1cm 范围内。上限是更多的钙化聚集在小于 2cm 的距离内。

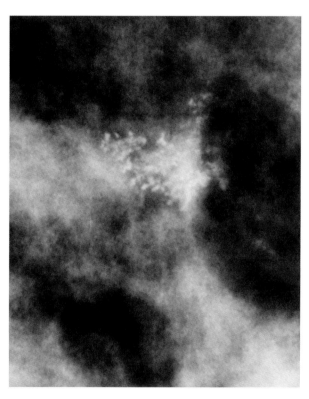

图 1-100　分布：团簇状。团簇状分布的细小多形性钙化。空芯针穿刺病理：良性导管内钙质沉积

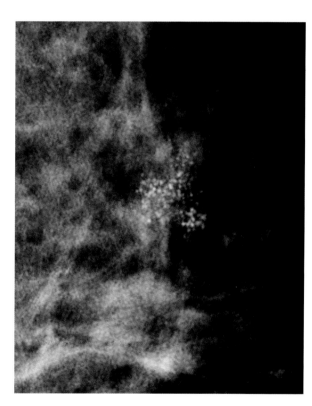

图 1-101　分布：团簇状。团簇状分布的无定形性钙化。空芯针穿刺病理：导管原位癌

B. 钙化

3. 分布

d. 线样（linear）

指钙化呈线性分布。因为这种分布提示钙化沉积于导管内，所以应考虑恶性的可能。血管钙化和大杆状钙化在分布上也常呈线性，但这些典型的良性钙化可以从形态学上确认。

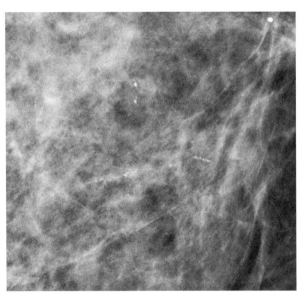

图 1-102　分布：线样。线性分布的无定形钙化。空芯针穿刺病理：不典型导管增生。切除活检病理：不典型导管增生

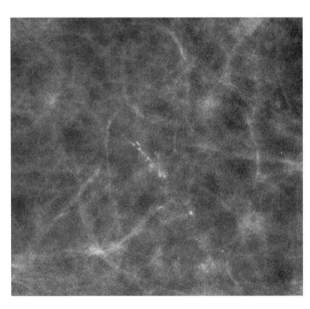

图 1-103　分布：线样。线性分布的细小多形性钙化。空芯针穿刺病理：硬化性腺病

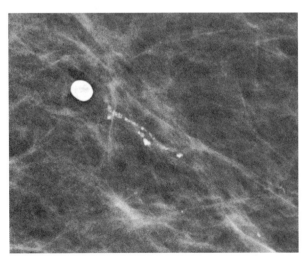

图 1-104　分布：线样。线性分布的细小多形性钙化。空芯针穿刺病理：导管原位癌

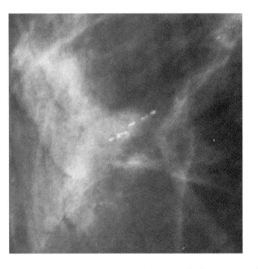

图 1-105　分布：线样。线性分布的细小线性钙化。空芯针穿刺病理：导管原位癌

B. 钙化

3. 分布

e. 段样（segmental）

段样分布的钙化更值得关注，因为它们提示钙质沉积在一个或多个导管及其分支，应考虑乳腺的一叶或一段内广泛存在的或多灶的乳腺癌可能。此种分布钙化也可存在于良性病变中（如大杆状钙化），但其光滑、呈大杆状、体积较大，据此，可同更细小、更多形性、不均质等恶性表现相区分。段样分布会提高对点状钙化和无定形钙化的恶性可能性的判断。

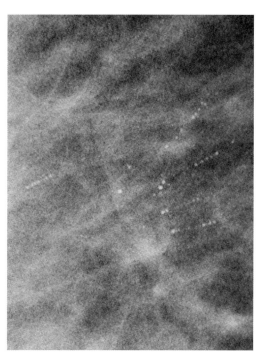

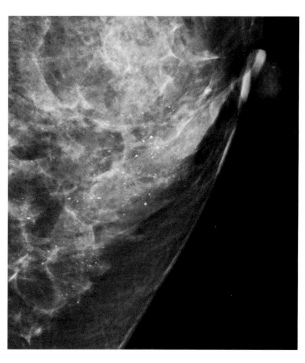

图 1-106　分布：段样。段样分布的圆形（点状）钙化。尽管点状形态常提示为良性或可能良性，但此病例中的节段性分布增加了其恶性可疑度。空芯针穿刺病理：导 管 原 位 癌。引 自 图 6（p776）Leung JWT，Sickles EA．The probably benign assessment．*Radiol Clin North Am* 2007；45[5]：773-789.

图 1-107：分布：段样。段样分布的细小多形性钙化。空芯针穿刺病理：非典型增生。切除活检病理：非典型增生

乳腺Ｘ线摄影

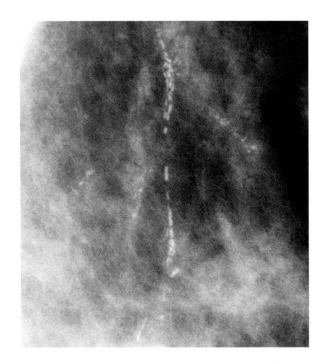

图1-108 分布：段样。节段性分布的细线样钙化。空芯针穿刺病理：导管原位癌

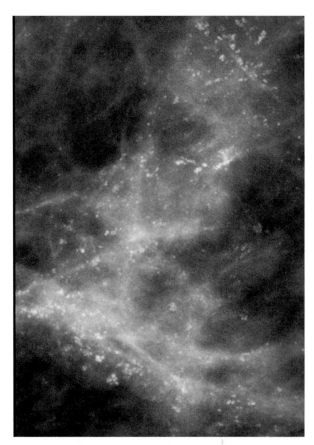

图1-109 分布：段样。节段性分布的细小多形性钙化，占据了一个楔形区域，楔形的尖部指向乳头。空芯针穿刺病理：导管原位癌

参考文献

1. Liberman L, Abramson AF, Squires FB, Glassman JR, Morris EA, Dershaw DD. The Breast Imaging Reporting and Data System: positive predictive value of mammographic features and final assessment categories. *AJR* 1998; 171(1):35–40.

2. Berg WA, Arnoldus CL, Teferra E, Bhargavan M. Biopsy of amorphous breast calcifications: pathologic outcomes and yield at stereotactic biopsy. *Radiology* 2001; 221(2):495–503.

3. Burnside ES, Ochsner JE, Fowler KJ, et al. Use of microcalcification descriptors in BI-RADS 4th edition to stratify risk of malignancy. *Radiology* 2007; 242(2):388–395.

4. Bent CK, Bassett LW, D'Orsi CJ, Sayre JW. The positive predictive value of BI-RADS microcalcification descriptors and final assessment categories. *AJR* 2010; 194(5):1378–1383.

C. 结构扭曲（architectural distortion）

乳腺实质变形失常，未见明显肿块影。在乳腺 X 线摄影片中，这种描述包括从某一点发出细线影或毛刺影（译者注：需有实性肿块的毛刺状边缘区别），或是乳腺实质边缘的局灶收缩、扭曲变形或曲度消失。结构扭曲可能伴有结构不对称或钙化。如果患者没有明确的创伤史或手术史，结构扭曲应考虑可疑恶性或放射性瘢痕，建议进一步活检。

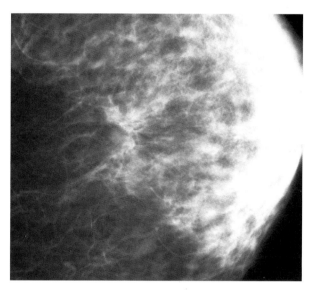

图 1-110　结构扭曲。表现为在脂肪组织背景下，以一点为中心的放射状细线影。空芯针穿刺病理：瘢痕组织

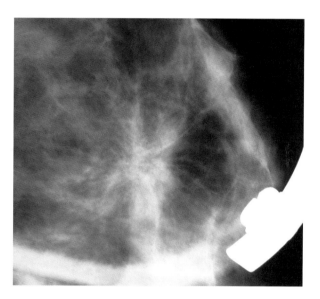

图 1-111　结构扭曲。表现为以一点为中心的放射状细线影，中心可透 X 线。此部位没有手术史和创伤史。穿刺和切除活检病理：放射性瘢痕

乳腺 X 线摄影

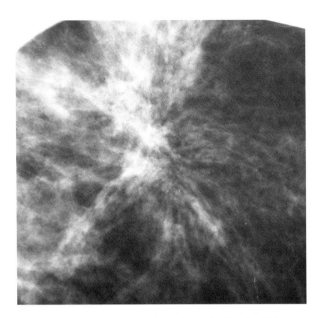

图 1-112　结构扭曲。表现为在脂肪组织背景下，以一点为中心的放射状细线影。扭曲结构中可见相关的一些点状钙化。空芯针穿刺病理：放射状瘢痕及浸润性小叶癌

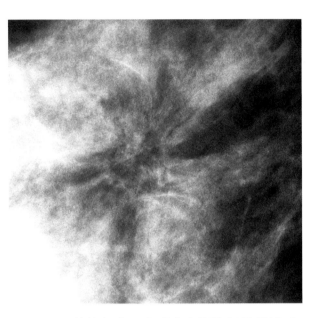

图 1-113　结构扭曲。表现为在脂肪组织背景下，以一点为中心的放射状细线影。空芯针穿刺病理：浸润性导管癌

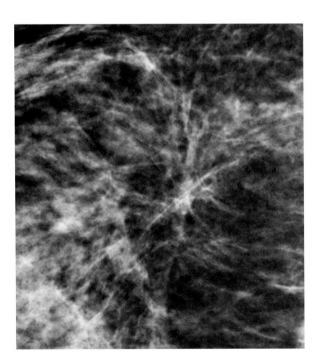

图 1-114　结构扭曲。表现为在脂肪背景下，以一点为中心的放射状细线影。空芯针穿刺病理：放射状瘢痕不伴异型性

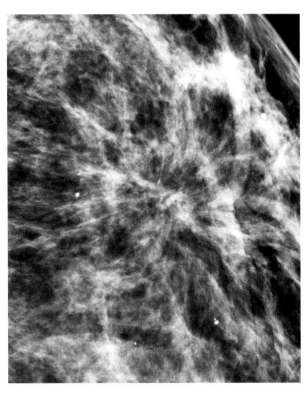

图 1-115　结构扭曲。表现为在脂肪背景下，以一点为中心的放射状细线影。空芯针穿刺病理：浸润性小叶癌

D. 不对称（asymmetries）（见134页指南章节）

不对称表现为单侧的纤维组织密度增高，而不足以诊断为高密度肿块的影像表现。普通的结构不对称仅为在单个投照体位的异常乳腺 X 线表现。还有另外 3 种结构不对称，虽然在一个以上的投照体位可见，但是具有凹面向外的边缘，并且其内散在有脂肪密度影，而高密度肿块影具有全部或部分凸面向外的边缘，并且中心密度比周围要高。

D. 不对称

1. 结构不对称（asymmetry）（见134页指南章节）

　　这是一片只可在一个投照体位上看到的高密度影，大部分结构不对称是由正常腺体叠加重合所造成的。其中有一些普通结构不对称在后续的更多投照体位上表现出来，这些异常影像可能是其他类型的结构不对称或者是肿块。

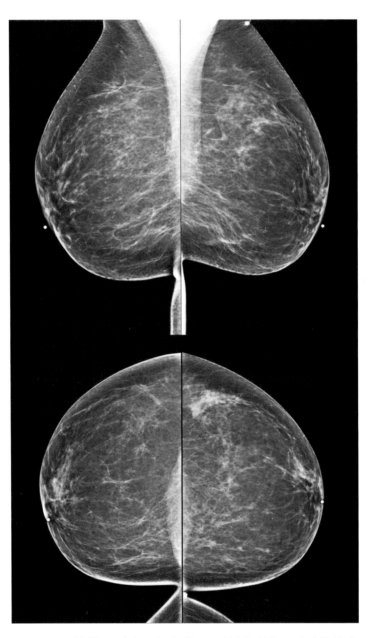

图 1-116　结构不对称。仅左乳 CC 外侧可见一不对称的高密度影。在长期随访复查中，该密度影没有明显变化。推测诊断：良性不对称乳腺纤维腺体密度的乳腺组织

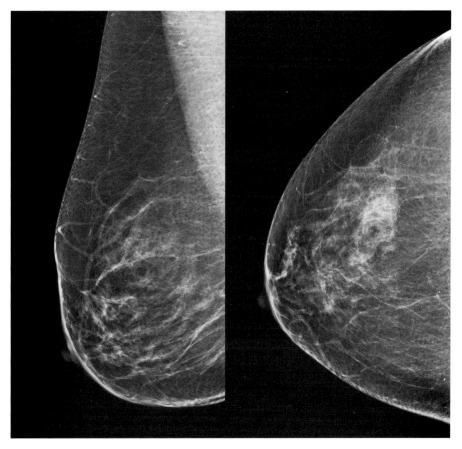

图 1-117　结构不对称。右乳仅在 CC 位可见外侧区域一高密度影。结果：推测是乳腺组织叠加重合。1 年后复查此征象消失

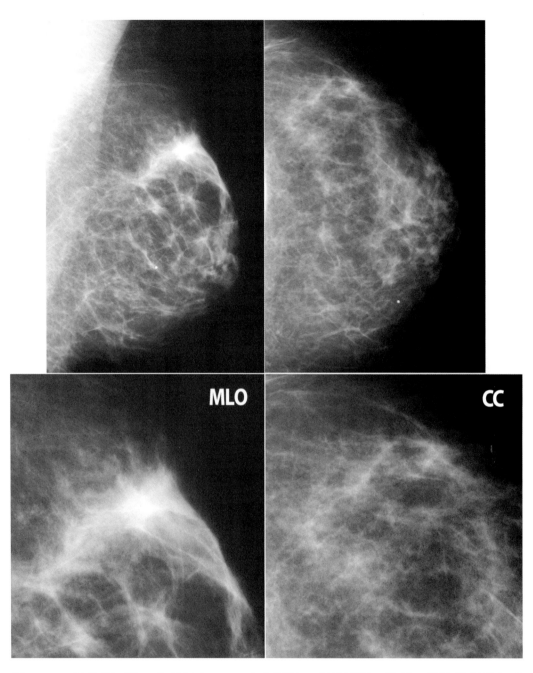

图 1-118 **结构不对称**。左乳仅在 MLO 上方可见一高密度影。结果：乳腺组织叠加重合。再次行乳腺 X 线摄影检查，MLO 上未见此征象。见于 Sickles EA．The spectrum of breast asymmetries：imaging features，work up，management．*Radiol Clin North Am* 2007；45[5]：765-771.

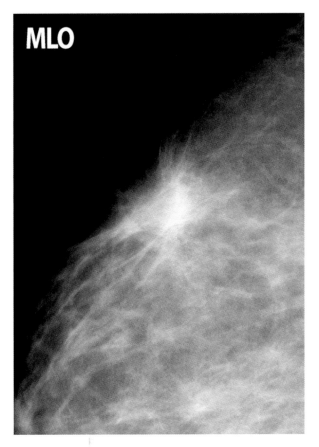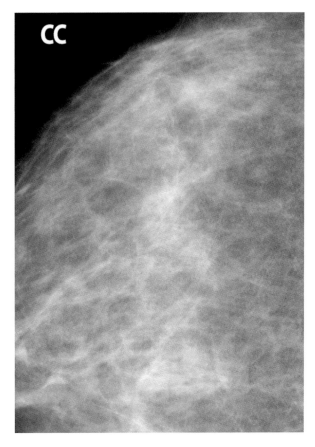

图 1-119　结构不对称。右乳仅在 MLO 上方可见一高密度影。结果：推测是乳腺组织叠加重合。1 年后复查，此征象消失

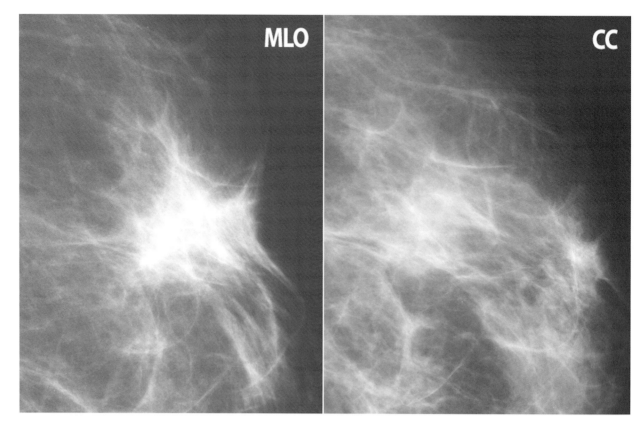

图 1-120 **结构不对称。** 左乳仅在 MLO 上方可见一高密度影。结果：推测是乳腺组织叠加重合。1 年后复查，此征象消失

乳
腺
X
线
摄
影

参考文献

1. Sickles EA. Findings at mammographic screening on only one standard projection: outcomes analysis. *Radiology* 1998; 208(2):471–475.

摘要

目的
明确乳腺 X 线摄影检查中仅在某一标准投照体位异常发现的影像和临床意义。

材料和方法
收集了 68 836 例具有 2 个投照体位乳腺 X 线摄影结果的连续病例，分析其中仅在一个标准投照体位发现的良性或异常表现。随后的结果分析包括病变在影像上出现的频率、乳腺 X 线摄影表现的特征、复查情况和最终的影像学评估。对于影像学表现提示需行活检的患者，记录其组织病理学报告，其余患者为了明确乳腺癌的发生情况，记录其在区域肿瘤登记系统的信息。

结果
对其中可供分析的 61 273 例乳腺 X 线摄影资料进行回顾。其中 2023（3.3%）例在首次筛查时发现仅在一个投照位上表现的异常密度影。其中 1086（53.7%）例仅在一个投照位上发现异常表现的病例被判定为是由于乳腺组织重叠造成；召回行进一步诊断性乳腺 X 线摄影的 587（29%）例患者也被确定为是乳腺组织重叠造成。1673 例患者最终没有一例乳腺癌。在 2023 例患者中最终有 36 例被证明是乳腺癌：其中 6 例导管原位癌，18 例浸润性导管癌，12 例浸润性小叶癌 [所有乳腺癌中浸润性小叶癌仅占 10%，在此组人群中比例较高（33%）]。

结论
在乳腺 X 线摄影中仅在一个标准投照体位上发现的异常表现很常见，其中超过 80% 可以通过用或不用额外的影像学检查来准确判断其是否为良性组织的重叠所致。在那些确定为乳腺癌的病例中，很大一部分是浸润性小叶癌。

D. 不对称

2. **整体不对称**（global asymmetry）（见134页指南章节）

　　整体不对称被定义为单侧乳腺的大片纤维腺体致密影（至少一个象限）。其中不含肿块、结构扭曲和可疑钙化。整体不对称通常提示正常乳腺结构的变异。

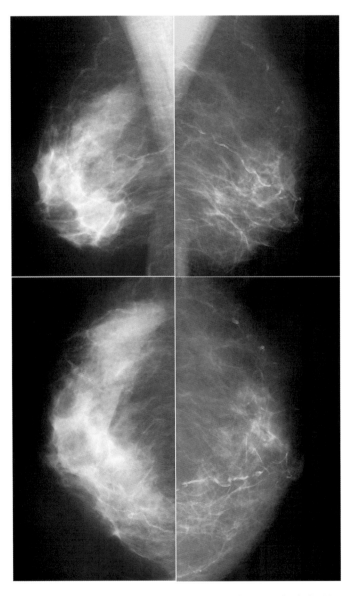

图 1-121　整体不对称。右乳可见大片不对称致密影，范围超过一个象限。双乳均可见良性血管钙化。考虑良性。对应区域并无可触及的异常。长期随访影像表现无明显变化。引自图3（p767），Sickles EA. The spectrum of breast asymmetries：imaging features，work up，management. *Radiol Clin North Am* 2007；45[5]：765-771.

D. 不对称

3. 局灶不对称（focal asymmetry）（见134页指南章节）

局灶不对称被定义为单侧乳腺的局限的纤维腺体致密影（小于一个象限）。这种不对称结构可见于不同投照位，且形态相似（因此，这是一个真正的异常表现，而不是正常乳腺组织重叠形成的伪像），但是它缺少像肿块一样外凸的边缘，且没有肿块那么醒目。局灶不对称的边缘是凹面向外的，且常见脂肪组织混杂其中。

偶尔有这样的情况，在筛查性 X 线摄影中被诊断为局灶不对称的病变（在 MLO 和 CC 位上均可见），而在诊断性 X 线摄影上被确认为两个普通的结构不对称（分别仅在一个标准投照体位上可见，均代表正常腺体的重叠）。另外还有一些局灶不对称在诊断性 X 线摄影和（或）超声中被确认为肿块。

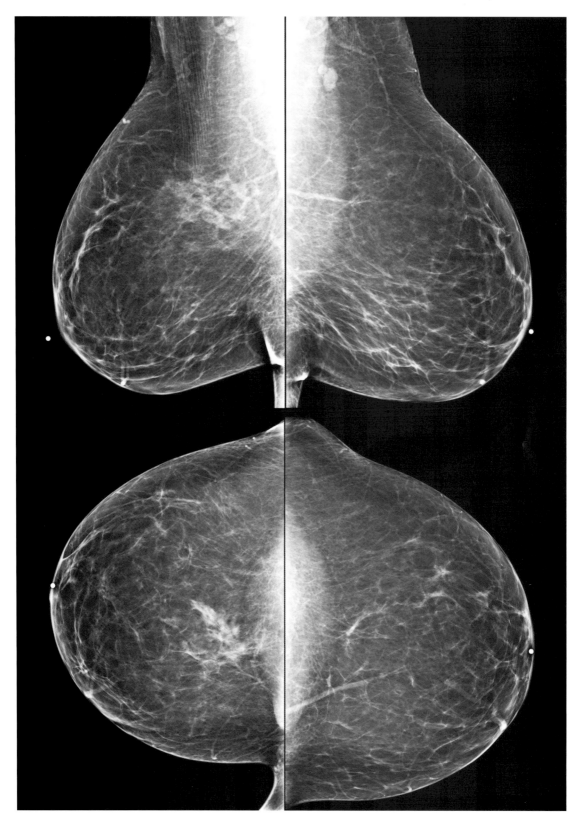

图 1-122　局灶不对称。右乳内上象限的**局灶不对称**腺体密度影，范围小于一个象限。圆形金属标志物标记了双侧乳头的位置。考虑为良性。长期随访影像表现无明显变化

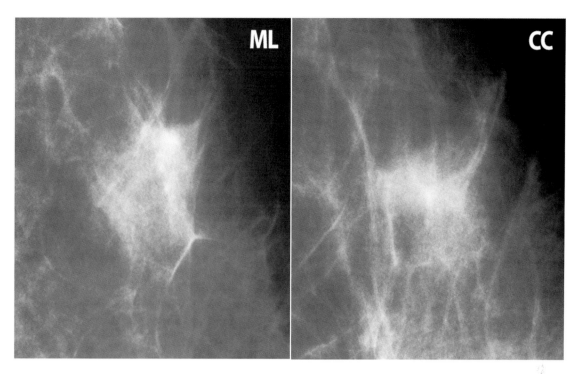

图 1-123 **局灶不对称**。基线筛查可见范围小于一个象限的不对称密度影。在点压迫的乳腺 X 线摄影 ML 和 CC 位上可见其边缘凹面向外，混杂有脂肪组织，没有肿块、结构扭曲及钙化。彩超检查没有相应异常。规律复查 3 年，影像表现无明显变化。考虑诊断：良性不对称乳腺纤维组织结构。引自 图 4B （p768），Sickles EA. The spectrum of breast asymmetries：imaging features，work up，management. *Radiol Clin North Am* 2007；45[5]；765-771.

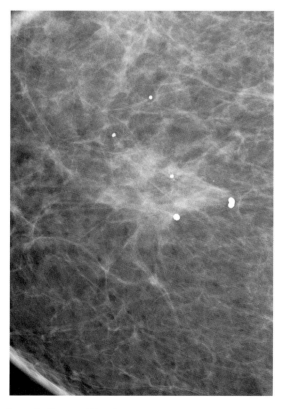

图 1-124 **局灶不对称**。基线筛查可见范围小于一个象限的不对称密度影。其边缘凹面向外，混杂有脂肪组织，没有肿块、结构扭曲及钙化。彩超检查没有相应异常。经过完善的诊断性影像学评估，考虑为良性可能性大，但 6 个月后的复查提示其稍增大，提示可疑病变。立体定位空芯针穿刺病理：浸润性导管癌

D. 不对称

4. 进展性不对称（developing asymmetry）（见134页指南章节）

指与之前的影像学检查对比，有新发、变大或更明显的局灶不对称。约15%的进展性不对称最终证实是恶性（浸润性癌或导管原位癌或二者皆有），所以此类病例需行进一步影像学检查或活检直到明确其为良性（如：通过乳腺彩超证实为单纯囊肿）。在超声检查没有相应表现时，尤其对于很小的（＜1cm）进展性不对称，应该考虑活检。

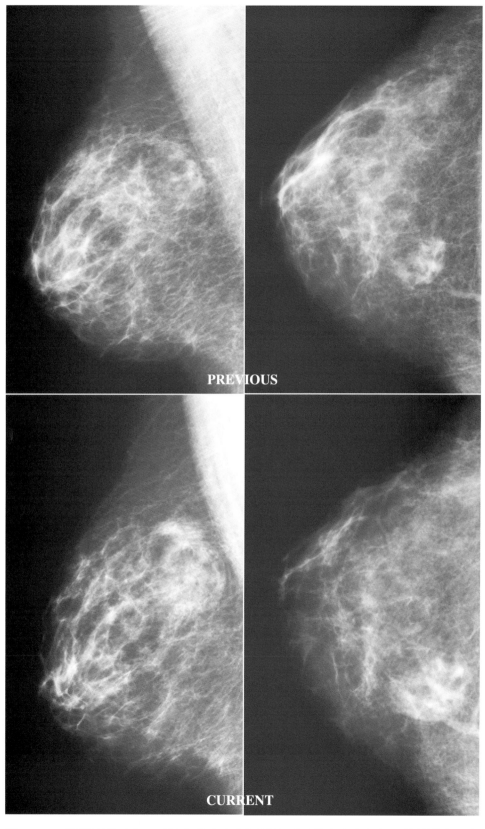

PREVIOUS

CURRENT

图 1-125　进展性不对称。可见右乳内上象限结构不对称高密度组织，较前增大。空芯针穿刺病理：假性血管瘤间质增生（Pseudoangiomatous stromal hyperplasia，PASH）

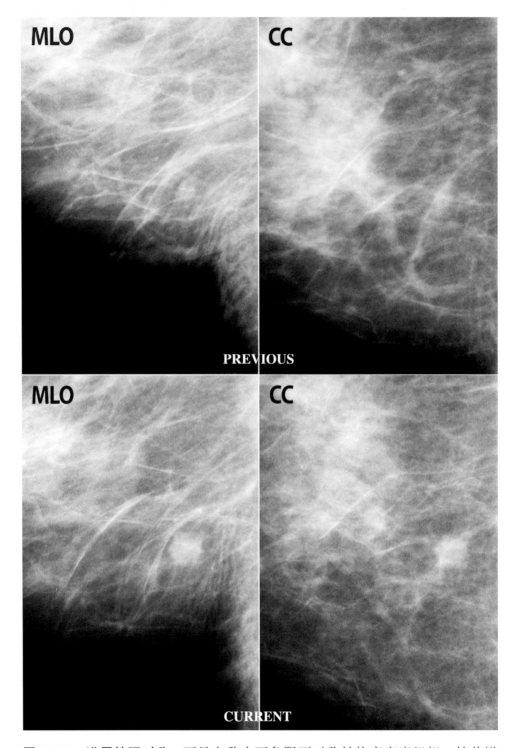

图 1-126　进展性不对称。 可见右乳内下象限不对称结构高密度组织，较前增大。空芯针穿刺病理：浸润性导管癌。引自图 5C 和 5D（p769），Sickles EA. The spectrum of breast asymmetries：imaging features，work up，management. *Radiol Clin North Am* 2007；45[5]：765-771.

参考文献

1. Leung JWT, Sickles EA. Developing asymmetry identified on mammography: correlation with imaging outcome and pathologic findings. *AJR* 2007; 188(3):667–675.

摘要

目的
进展性不对称是指在复查过程中较前增大或变得更明显的局灶不对称。我们分析了进展性不对称的发生频率、影像转归和病理意义。

材料与方法
此回顾性队列研究纳入了从 1985 年 4 月到 2005 年 4 月的乳腺 X 线摄影数据库中所有进展性不对称的连续病例，统计其影像学检查结果以明确是否曾应用超声和磁共振来辅助诊断，并分析其病理结果以明确诊断组织类型。

结果
在 180，801 位进行筛查性乳腺 X 线摄影检查的病例中，有 292 人表现为进展性不对称（0.16%），在 27 330 位进行诊断性乳腺 X 线摄影检查的病例中，有 32 人表现为进展性不对称（0.11%）。一共入组资料完整的 281 例筛查性病例及 30 例诊断性病例。281 例筛查性病例中有 84 例（29.9%）进行了活检，其中 36 例确诊为乳腺癌，PPV_1 为 12.8%（PPV_1 为乳腺癌病例数 / 乳腺 X 线摄影检查发现异常的病例数），PPV_2 为 42.9%（PPV_2 为乳腺癌病例数 / 乳腺 X 线摄影检查建议活检的病例数）。在行诊断性乳腺 X 线摄影检查的 30 例病人中有 26 例（86.7%）进行了活检，30 例中有 8 例最终确诊为乳腺癌，因此 PPV_1 为 26.7%，PPV_2 为 30.8%。筛查性和诊断性乳腺 X 线摄影检查合计诊断 44 例乳腺癌，其中 21 例同时行超声检查。21 例中有 5 例（23.8%）没有相关的超声影像表现。仅有 2 例做了磁共振检查，最终诊断均为良性。

结论
进展性不对称并不常见。当在筛查性和诊断性乳腺 X 线摄影中出现此征象时，恶性的可能性明显增大，需要召回和活检。超声检查正常不能除外恶性。

经过 *American Journal of Roentgenology* 同意再次出版。

E. 乳房内淋巴结

　　乳房内淋巴结表现为边缘清晰的肾形肿块，且淋巴结门处可见脂质成分。大小通常不超过 1cm，当淋巴结明显脂肪化时即使大于 1cm 也可认为是正常淋巴结。乳房内淋巴结可见于乳腺内的任何位置，但多见于乳房的外上近腋窝处。常见于静脉附近，因为淋巴引流和乳腺静脉引流相伴行。

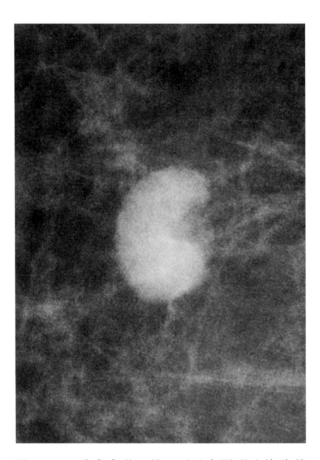

图 1-127　乳房内淋巴结。可见卵圆形边缘清楚肿块，切线位可见脂肪密度的淋巴结门。这些特征为典型良性表现

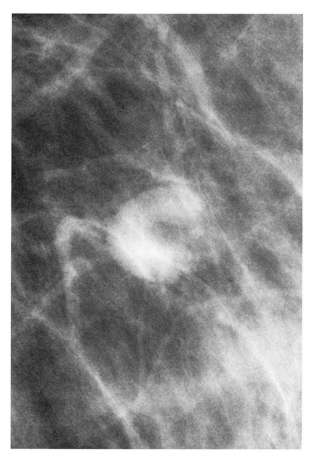

图 1-128　乳房内淋巴结。可见卵圆形边缘清楚肿块，淋巴结切线位可见脂肪密度的淋巴结门。这些特征为典型良性表现

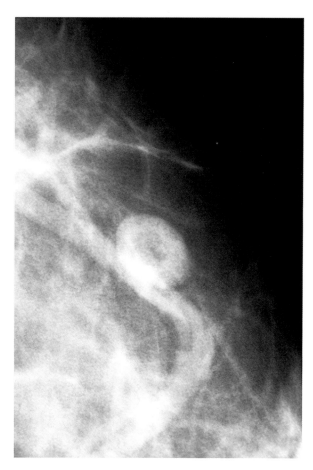

图 1-129　乳房内淋巴结。淋巴结正位投影可见脂肪密度的淋巴结门位于边缘清楚的卵圆形肿块中央。这些特征为典型良性表现

F. 皮肤病变（skin lesion）（见136页指南章节）

皮肤病变如果被投照到乳腺组织中（尤其是在两个不同投照位都可见），容易被误认为是乳腺内病变，因此应当在报告中描述或 X 线片上将其标识出来。可以在乳腺 X 线片上看见的凸起皮肤病变，应该由操作人员用不透 X 线的装置进行标记。

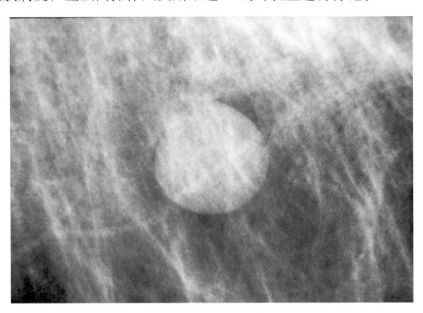

图 1-130 皮肤病变。凸起的皮肤病变。因为在乳房压迫过程中，皮肤病变周围存在气体，所以图像中表现为边缘大致清晰的肿块周围可见透亮区。这是典型良性表现

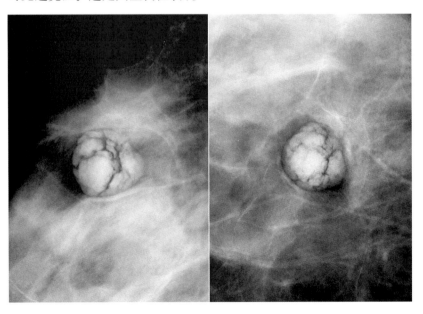

图 1-131 皮肤病变。凸起的皮肤病变。病变周围及其中的裂隙可见气体密度影。这些是典型良性表现。裂隙中伴有空气密度影的凸起性皮肤病变通常提示为脂溢性角化病

G. 孤立导管扩张（solitary dilated duct）（见136页指南章节）

孤立导管扩张表现为单侧管状或分支状结构，多提示扩张或增宽的导管。此种表现少见。即使不伴其他可疑的临床或乳腺 X 线摄影征象，也有报道认为孤立导管扩张和非钙化的导管原位癌相关。

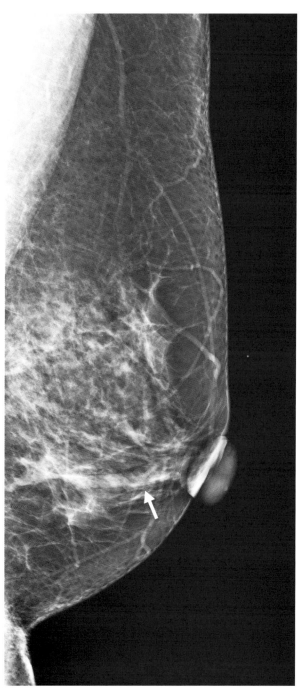

图 1-132 孤立扩张导管。切除活检病理：导管内乳头状瘤（箭头）

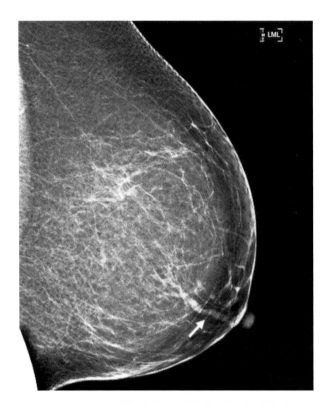

图 1-133 孤立导管扩张（箭头）。切除活检病理：导管内乳头状瘤

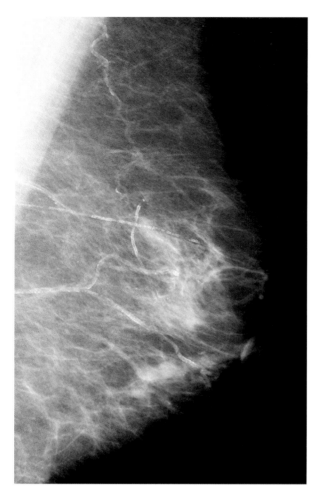

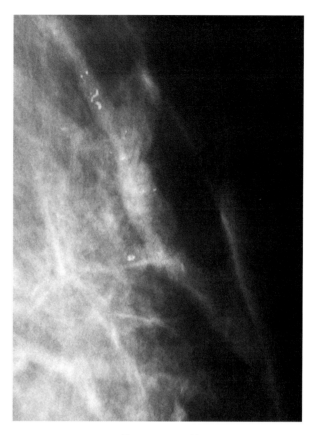

图 1-135 **孤立导管扩张**。导管内可见钙化。空芯针穿刺病理：导管原位癌

图 1-134 **孤立导管扩张**。图中同时可见典型良性表现的血管钙化。孤立扩张导管的空芯针穿刺病理：导管原位癌。引自图 1A（p380），Chang CB，Lvoff NM，Leung JW，et al．Solitary dilated duct identified at mammography：outcomes analysis．*AJR* 2010；194[2]：378-382.

参考文献：

1. Chang CB, Lvoff NM, Leung JW, et al. The solitary dilated duct identified at mammography: outcomes analysis. *AJR* 2010; 194(2):378–382.

摘要

目的

回顾性研究乳腺 X 线摄影中发现的孤立导管扩张的临床及病理特征。

材料与方法

因为符合健康保险流通与责任法案（HIPAA）相关条款，本单中心回顾性研究获得了伦理委员会批准，并豁免了知情同意。该研究回顾了既往 22 年间的筛查性乳腺 X 线摄影及最近 10 年的诊断性乳腺 X 线摄影病例，这些病例中的所有异常发现均被记录下来，分析其中报告为孤立导管扩张的病例。分析影像检查记录来追踪其影像学结局，分析病理结果来明确其组织学诊断，并通过地区肿瘤登记中心明确未在我中心活检的肿瘤病人情况。

结果

235 209 例连续筛查病例中有 9 例（0.0038%）孤立导管扩张（SDD），29 267 例中，诊断性乳腺 X 线摄影病例中发现 12 例（0.041%）。两组各有 5 例在的随访中影像学表现稳定（最小随访间隔为 2 年），均未接受活检，并最终证明都不是乳腺癌。筛查性病例组中有 4 例（44%）接受了活检，而诊断性病例中有 7 例（58%）接受了活检。两组各有诊断 1 例导管原位癌，阳性预测值分别 11%（1/9）和 8%（1/12）。

结论

SDD 是罕见的乳腺 X 线摄影征象，本研究是目前关于 SDD 最大样本的病例报道。尽管病例数有限，SDD 对应的恶性可能性大于 2%，建议将其划分为 BI-RADS® 4A 类。

Reprint with permission from the *American Journal of Roentgenology*

H. 相关征象

一般与肿块、不对称或钙化一起使用，当没有其他征象时，也可单独使用。

H. 相关征象

1. 皮肤回缩（skin retraction）

皮肤被异常地牵拉。

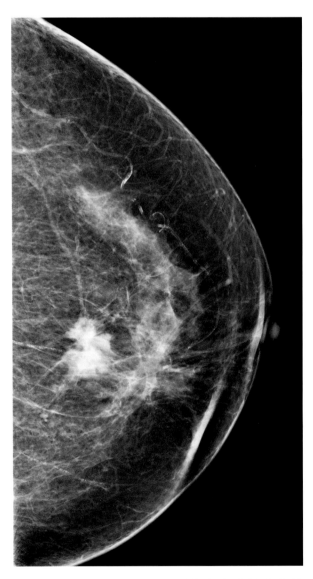

图 1-136 皮肤回缩。不规则高密度肿块的内前方可见因皮肤回缩形成的两条皮肤线影。空芯针穿刺病理：浸润性导管癌

H. 相关征象

2. 乳头回缩（nipple retraction）

乳头被牵拉下陷。该征象不能同乳头内陷（nipple inversion）混淆。乳头内陷常表现为双侧，不伴有任何可疑征象，若其影像学表现长期稳定，一般认为是良性表现。如果乳头回缩为新发，那么其恶性的可能性就会增加。

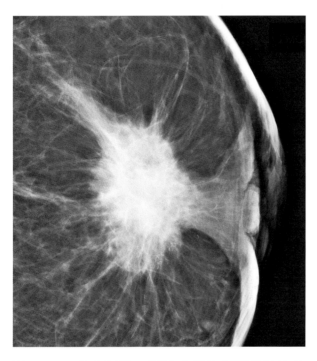

图 1-137　乳头回缩。邻近毛刺状高密度肿块的**乳头回缩**，伴有皮肤增厚。空芯针穿刺病理：浸润性导管癌

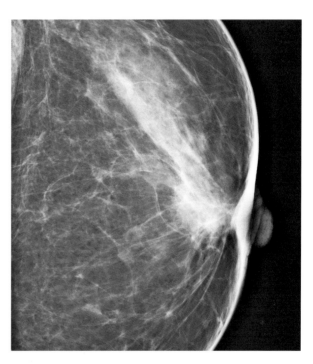

图 1-138　**乳头回缩**。形状不规则边缘模糊的肿块附近可见轻度乳头回缩征象，且伴有轻度皮肤增厚。空芯针穿刺病理：浸润性导管癌

H. 相关征象

3. 皮肤增厚（skin thickening）

定义为皮肤厚度大于 2mm，该征象可为局限性或弥漫性分布。当同之前的乳腺 X 线摄影对比有明显变化时，此种征象有临床意义。不过，放疗可能造成单侧的皮肤增厚。

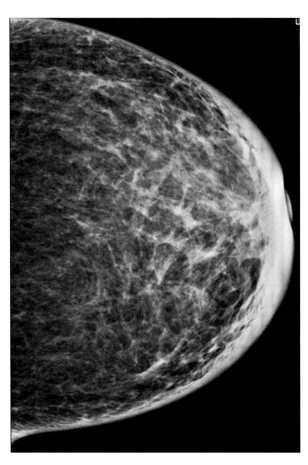

图 1-139 皮肤增厚。一位充血性心力衰竭患者的乳腺 X 线摄影片中为弥漫性**皮肤增厚**，伴有小梁增厚。结合已知病史，考虑为典型良性表现

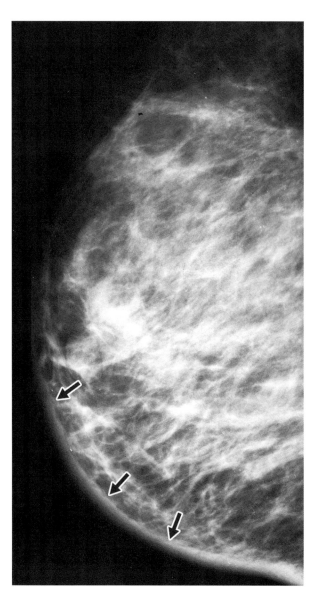

图 1-140 皮肤增厚。乳腺下半部（箭头）可见局灶性**皮肤增厚**，1 年前该患者曾接受放疗。同时图中可见小梁增厚。结合已知病史，考虑为典型良性表现

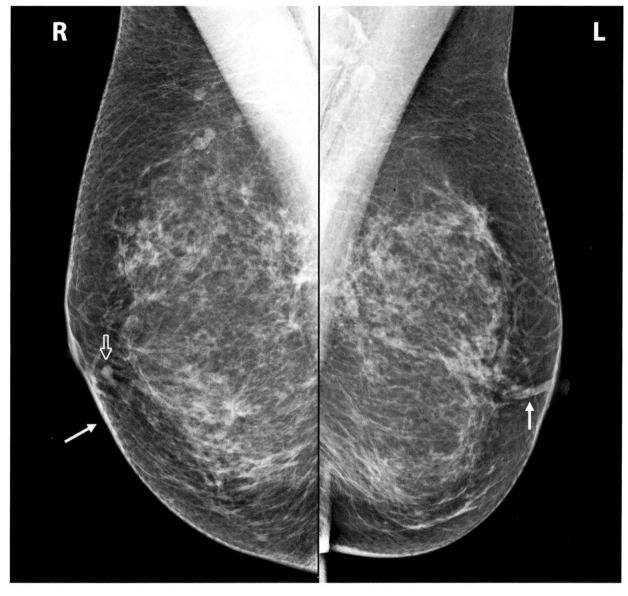

图 1-141 **皮肤增厚**。右乳头乳晕及其下方（箭头）可见局限性**皮肤增厚**，乳晕后方邻近增厚皮肤的上缘可见一部分边缘模糊的小肿块（空心箭头）。左乳可见孤立导管扩张（箭头），乳腺彩超提示为液性暗区。肿块空芯针穿刺病理：浸润性导管癌。孤立导管扩张考虑良性导管扩张

H. 相关征象

4. 小梁增厚（trabecular thickening）

此征象为乳腺纤维分隔增厚所致。

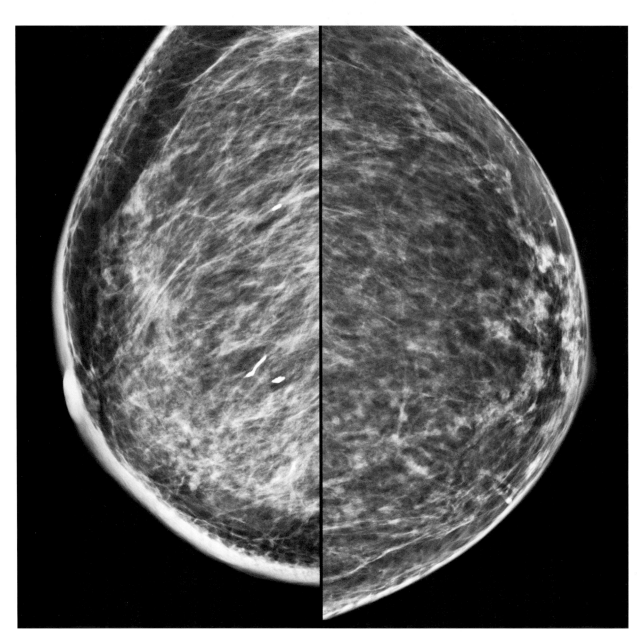

图 1-142 **小梁增厚**。右乳可见皮肤增厚，图像下部更显著，其深层可见明显的**小梁增厚**。该患者 1 年前接受过右乳放疗。另外右乳可见营养不良性钙化。结合既往病史，考虑为典型良性表现

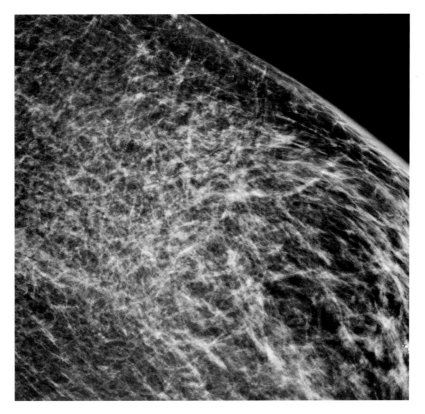

图 1-143　小梁增厚。该患者伴有充血性心力衰竭，在图像的右侧可见局限性皮肤增厚，结合既往病史，考虑为典型良性表现

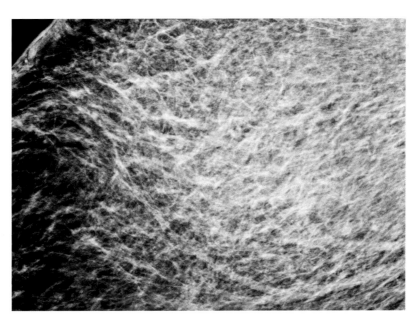

图 1-144　小梁增厚　该患者伴有充血性心力衰竭，图中弥漫的不透亮结构为乳腺组织水肿表现，结合既往病史，考虑为典型良性表现

H. 相关征象

5. 腋窝淋巴结肿大（axillary adenopathy）（见151页指南章节）

肿大的腋窝淋巴结需要结合临床进一步评估，尤其那些新发的或与之前相比变大、变圆的更需要重视。分析患者的病史，可以明确部分腋窝淋巴结肿大的原因，进而避免不必要的检查。当见到一个或多个由脂肪填充的肿大腋窝淋巴结时，一般考虑为正常变异。

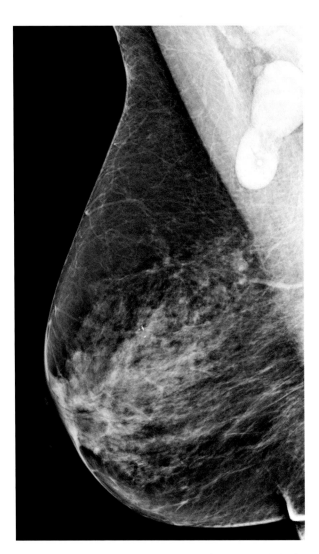

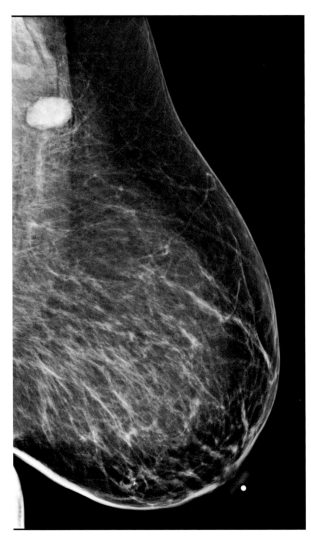

图 1-145 腋窝淋巴结肿大。图中可见两个相邻的肿大腋窝淋巴结，结合既往淋巴瘤病史，考虑淋巴瘤复发

图 1-146 腋窝淋巴结肿大。腋窝可见一卵圆形、边缘清晰、高密度肿块，为一肿大的腋窝淋巴结，图中圆形金属标记物提示乳头位置。结合患者类风湿关节炎病史，考虑反应性增生

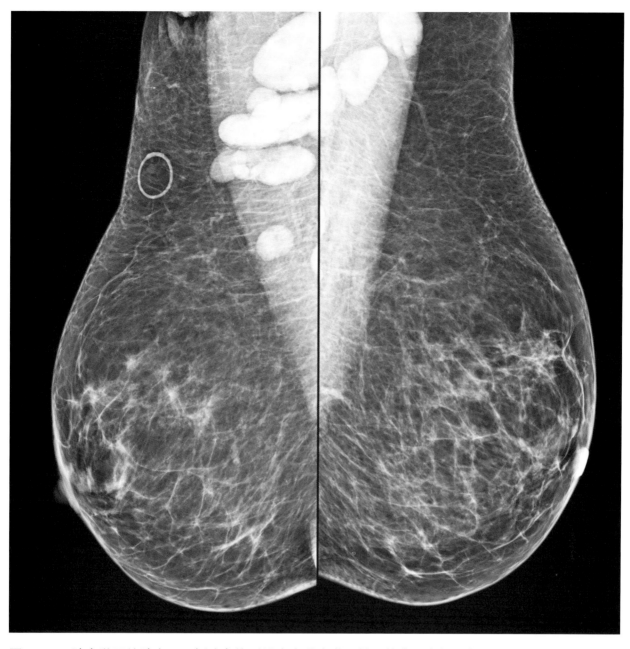

图 1-147 **腋窝淋巴结肿大。**双侧腋窝均可见多个肿大淋巴结，结合患者慢性淋巴细胞白血病复发病史，考虑为白血病浸润

H. 相关征象

6. 结构扭曲（architectural distortion）

作为一个相关征象，结构扭曲可以与其他影像学发现结合使用，提示病变附近的乳腺组织变形或回缩。（见 77 页 C 章节，结构扭曲的定义）

H. 相关征象

7. 钙化（calcifications）

作为相关征象，钙化可与一个或多个影像学发现结合使用来描述病变内部或邻近的钙化。（见 36 页 B 章节，钙化的描述词）

I. 病变位置（location of lesion）

可疑病变的位置应根据乳腺 X 线摄影中的位置推测，用钟面定位法来描述。乳房被视为面对检查者的时钟。考虑到临床医生经常交叉使用钟面定位法和象限定位法，因此推荐将两种方法联合使用，这还能避免左右混淆的可能（比如，右乳外上象限 2：00 这样的描述是不一致的，必须在审核乳腺 X 线摄影报告时核实）。描述病变位置时，先是病变的侧别，接着是位于的象限、钟面位置及病变深度。将乳腺深度分作前、中、后三部分，另外，病变距乳头的距离提供了一个更准确的关于深度的描述。这对判定一个影像学发现与可触及的肿块的实际位置、超声定位及影像学检查后的临床检查是否一致时尤为有用。以下为一个病变位置的标准描述：

右侧，外上象限，10：00 方向，前三分之一，距乳头 3cm

上述这种全面的描述方法仅限于建议活检的病变。

I. 病变位置

1. 侧别（laterity）

指明是左侧还是右侧乳腺。

2. 象限和钟面位置（quadrant and clock face）

象限定位用外上象限、内上象限、外下象限以及内下象限来表示。12：00 方向的病变可用正上方来表示，6：00 方向的病变可用正下方来表示，3：00 或 9：00 方向的病变可用正外或正内侧来表示。中央区表示病变在各个投射方位都位于乳头乳晕后方。乳晕后方指位于中央象限且在乳房前 1/3。腋尾部指位于外上象限靠近腋窝处的乳腺部分。同一象限对应的钟面标记取决于乳腺的侧别。注意：中央区、乳晕后方、腋尾部这些描述词使用的时候不用指明象限，也不需要钟表位描述。

3. 深度

此描述用来明确病变在乳腺组织中的深度（前、中、后三分之一），见图 1-148。

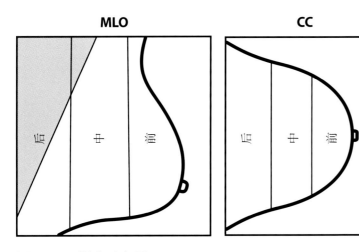

图 1-148 深度示意图

4. 至乳头距离

乳腺 X 线摄影

Ⅱ. 报告系统

A. 报告结构（见136页指南章节）

报告系统应当简洁并应用以下结构。报告应包括本次检查和以往检查（注明日期）的对比结果（详细数据），如果没有此陈述，则认为没有进行过对比。

表1-4 报告结构

报告结构
1．检查指征
2．乳房大体结构的简要描述
3．清晰地描述任何重要的发现
4．与既往检查比较（如果影像医生认为必要的话）
5．评估
6．处理

1. 检查指征

应对本次检查的原因做简要的描述。适应证可能是无症状女性的筛查、筛查后的召回、对临床发现的评价（明确发现及其位置）、对可能的良性病变或乳腺癌保乳术后的随访。如果有植入物，应行标准体位和推移植入物位两次检查，并应在乳腺 X 线摄影报告中提及。

2. 乳房大体结构的简要描述

这主要是总体评价乳腺内不同 X 线衰减组织的构成比，来帮助明确病变被正常组织掩盖的相对可能性，致密型乳房可能降低其敏感性。仅有 10% 致密组织的乳房也可能存在一些混杂的致密组织区域，多达 90% 的致密组织的乳房有时也有脂肪化的区域。

因为乳腺 X 线摄影不能发现所有的乳腺癌病灶，因此体格检查是乳腺筛查的有益补充。不要忽视体格检查中的阳性发现，它可能在致密乳腺的诊断时更有意义。

目前数据不支持用乳腺 X 线下乳腺组织密度来决定筛查频率。

依据乳腺中纤维腺体组织所占的比例将乳腺组成分为以下四类。为了不和 BI-RADS® 评估类别混淆，将乳腺组成的分类用 a、b、c、d 来命名。如果乳腺组织密度不均，那么以相对致密部分的密度来确定其分类。诊断不含钙化的病变时，其密度分类越高，乳腺 X 线摄影的敏感性越低。乳腺组织密度越大，病变被遮挡得就越多。对于两个相邻的密度分类，观察者自己以及不同观察者间可能都会有分歧。较低分类中最致密的乳腺与高一级分类中最低密度的乳腺相比乳腺 X 线摄影摄影的敏感度没有明显差异。这些因素都限制了乳腺组织密度分类的临床实用性。

表1-5　乳腺组织

乳腺构成分类
a．乳腺内几乎全部是脂肪组织
b．乳腺内散在纤维腺体密度区域
c．乳腺组织密度不均，可能使小的肿块被遮挡
d．乳腺组织极其致密，X线检查敏感性降低

a．乳腺内几乎全部是脂肪组织

此种乳腺组成的乳腺 X 线摄影敏感性非常高（除非癌症病变的部位没有被包含进 X 线片的视野里）。

b．乳腺内散在纤维腺体密度区域（曾称之为"乳腺内散在纤维腺体密度"）

这可能有助于区分有少量散在纤维组织密度区域的乳腺和有中等量纤维组织密度区域的乳腺。这一分类在措辞上有少许改动，将"乳腺内散在纤维腺体密度"更改为"乳腺内散在纤维腺体密度区域"，从而与 BI-RADS® 术语表相一致，因为术语表中"密度"用来描述乳腺组织 X 线的衰减程度，而不是用来代表散在的影像发现。（译者注：此前一版中将密度用于描述影像发现，如将单个体位可见的不对称为"密度"，新版为避免混淆，将其归为"结构不对称"）。

c．乳腺组织密度不均，可能使小的肿块被遮挡

在此类乳腺构成中，部分区域相对致密而其他区域为脂肪组织密度的情况很常见，当出现此种结构时，应当注明部分区域为高密度组织，进而提醒临床医生注意这些部位可能掩盖一些小的无钙化病变。建议性用语包括："双乳的前部可见高密度组织，后部几乎都为脂肪组织"和"双乳中的高密度组织几乎都位于双乳外上象限，其余象限可见散在分布的乳腺纤维组织"。

d．乳腺组织极其致密，使X线检查敏感性降低

在此乳腺密度类别中乳腺 X 线摄影的敏感性是最低的。

第 3 版 BI-RADS® 的乳腺构成各类所占比例为 10% 为全部脂肪组织型，40% 为散在分布腺体密度，40% 为不均匀分布腺体密度，10% 为极其致密。与之前版本不同，第 4 版将每类腺组织所占百分比调整为 25% 递增，期望获得更加均匀分布的构成比例。但是经过临

床实践验证，新的分类标准并没有对不同类别的比例造成太大的改变。

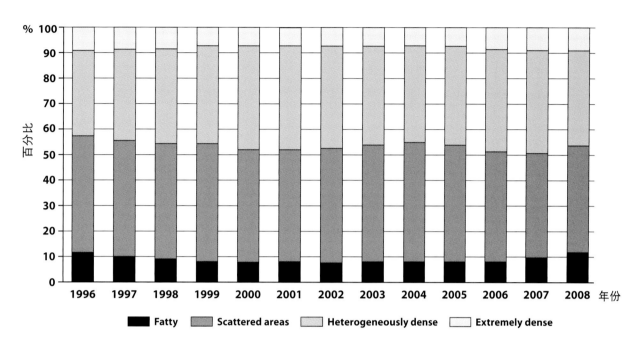

图 1-149 美国影像医生 BI-RADS® 中乳腺密度构成描述的使用状况，1996—2008 年

此数据包含了 3 865 070 例筛查性乳腺 X 线摄影病例，由乳腺癌监测联盟（BCSC，为包含了美国不同地域、人种及社会经济水平的 7 个乳腺 X 线摄影登记机构）统计而来。此项数据收集工作得到了美国国立癌症研究院（NCI）的资金支持（U01CA63740、U01CA86076、U01CA86082、U01CA63736、U01CA70013、U01CA69976、U01CA63731、U01CA70040）。我们由衷感谢参与此项研究乳腺癌监测联盟的研究者、患者、乳腺 X 线摄影设施的提供者及参与的影像医生们，感谢他们提供的数据。BCSC 研究者名单和为研究的申请使用 BCSC 数据的流程是：http://breastscreening.cancer.gov/.

临床实践中可见不同级别乳腺构成的评价没有太大变化或许能反映出部分联合的高密度组织可能在乳腺中仅伴有 10% 的高密度组织，而主要是脂肪组织的可能在其乳腺中伴有高达 90% 的高密度组织的事实。

第 5 版的 BI-RADS® 中将不再明确不同乳腺构成分级中高密度组织的构成比例范围，这样做是为了强调乳腺密度描述的重要性，乳腺密度直接决定在无钙化病变中致密乳腺纤维组织的遮挡性的强弱，因为 BI-RADS® 委员会总结得出乳腺密度对于乳腺 X 线摄影敏感性的影响远大于乳腺纤维密度组织的百分比对乳腺癌风险的预测作用。

BI-RADS® 委员会确实意识到目前和继续的关于乳腺密度组织比例对乳腺癌风险预测的调查，通过取消其比例范围，我们就不必妥协于或阻止此类的研究。我们发现这样一个事实，就是报告医师还是会像他们之前一直那样继续在报告中运用密度分级，但是不是遵从 BI-RADS® 指南中的乳腺密度的比例。我们还看到，不论是主观还是客观地通过面积计算方法来评价，都是在二维层面来计算，不能准确计算一个高密度组织的体积，因而可以考虑用三维技术描绘乳腺图像的形态。我们期待准确的体积为基础的乳腺密度数据的发表，在再次确定 BI-RADS® 密度分级的百分比区间之前可以确定可靠的很容易在图像上明确的截点百分比。我们同样也不建议用数字来定义乳腺密度的分级，因为这很容易和 BI-RADS® 的数字评价分级混淆。

一些乳腺密度在数字 X 线成像和实物 X 线片之间有或多或少的差异，全数字乳腺 X 线让观察者对皮肤线的皮下脂肪的厚度的描述更加准确（经常更大）。然而，这两种成像相比较时，不同密度分级之间的分布没有改变。

乳腺构成示意图

乳腺构成

a. 乳腺内几乎全部是脂肪组织。

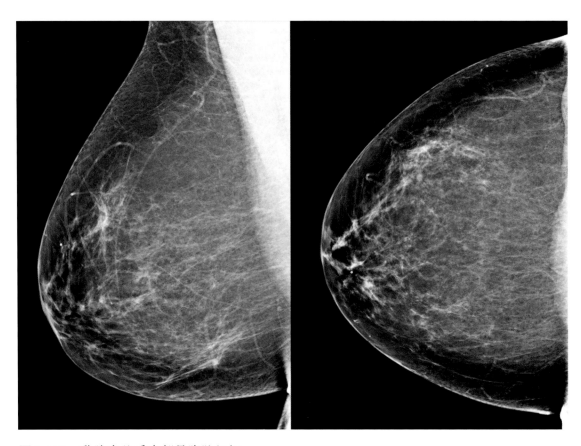

图 1-150 乳腺内几乎全部是脂肪组织

乳腺构成

b. 乳腺内散在纤维腺体密度区域

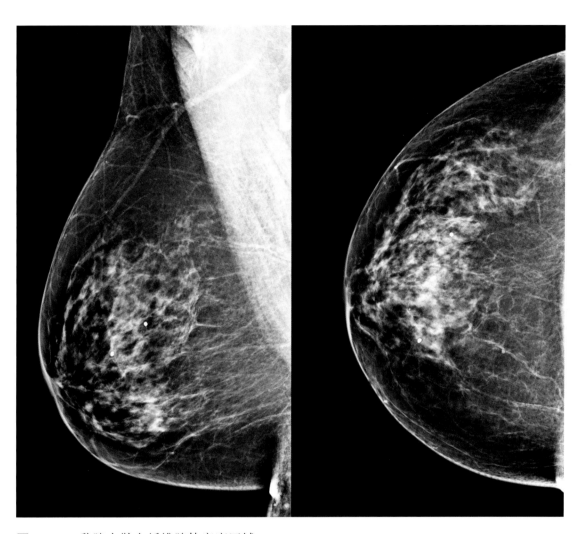

图 1-151　乳腺内散在纤维腺体密度区域

乳腺构成

c. 乳腺组织密度不均，可能使小的肿块被遮挡

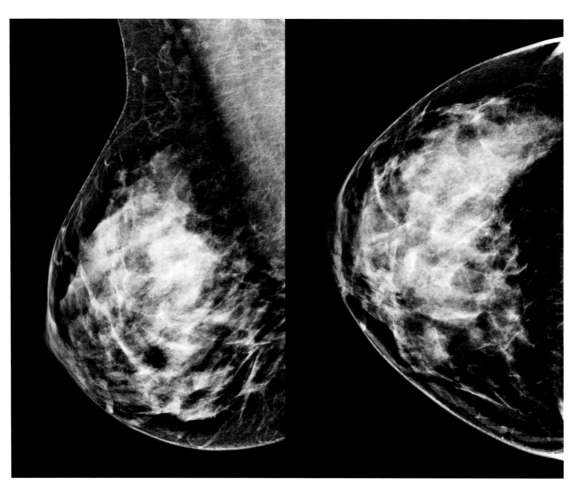

图 1-152 乳腺组织密度不均，可能使小的肿块被遮挡

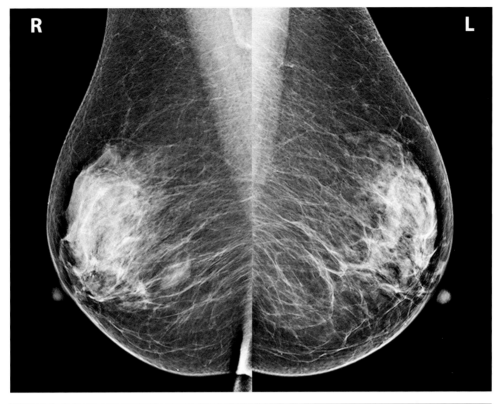

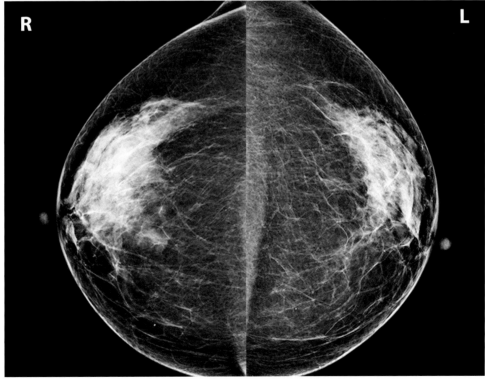

图 1-153　乳腺密度构成的分类依据是乳房中相对致密组织的密度。此案例中，由于右乳外上部分的乳腺纤维组织密度明显高于他处，很可能掩盖小肿块，因此应定义为**乳腺组织密度不均型**，尽管高密度组织的体积比例远少于 50%

乳腺构成

d. 乳腺组织极其致密，使X线检查敏感性降低

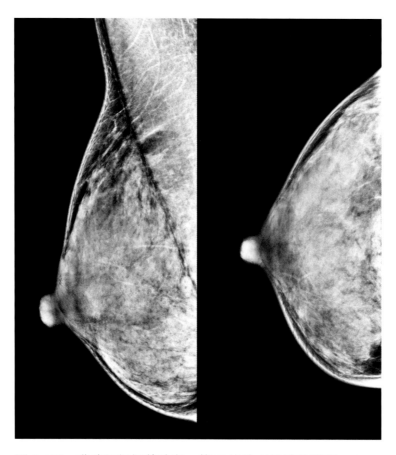

图 1-154　乳腺组织极其致密，使 X 线检查敏感性降低

3. 清晰地描述任何重要的发现

（最重要的发现指在筛查时考虑可疑的，或同老片对比时新出现的、可疑恶性的、变大或变得更广泛的）

a. 肿块：
大小
形态（形状、边缘）
密度
相关钙化
相关征象
位置

b. 钙化：
形态——描述典型的良性形态或描述颗粒的其他形态
分布（对于典型良性钙化或许不需要）
相关征象
位置

c. 结构扭曲：
相关钙化
相关征象
位置

d. 不对称：
相关钙化
相关征象
位置

e. 乳房内淋巴结（不重要）：
位置

f. 皮肤病变（不重要）：

位置

g. 孤立导管扩张（少见）：

位置

4. 与既往检查比较（如果影像医生认为必要的话）

如果要评价一个发现是否有改变及其稳定性，那么同既往的检查做比较就尤为重要。当一个征象有明确的良性表现时，比较就不那么重要了。当一个征象很明显的怀疑恶性，那比较也就没什么必要了。

5. 评估

乳腺 X 线报告中对总体印象进行分类评估是美国食品药品监督局在乳腺 X 线摄影质量标准法案的最终条例强制要求的。FDA 要求的评估中不含处理意见，而 BI-RADS® 评估分类提供了分类指导及处理建议。将处理建议结合到评估分类，使医学实践得到进一步完善。

所有的最终印象（BI-RADS® 1、2、3、4、5 和 6 类）应建立在所关注的 X 线征象进行了彻底的评估的基础上，或者是在对于良性发现或阴性检查的充分确认后。

当仅靠当前的检查不能做出准确判断，而需要进一步补充其他影像学检查的时候，经常用不完全评价（0 类）来定义。在筛查中，参考需采用 4 类或 5 类，也有少数时候会用到 0 类。但并不鼓励采用 0 类，同为可能会对后续结果监测造成不利影响。

召回（0 类）时应包括需要进一步检查的具体意见（放大像、超声等）。

6. 处理

如果发现异常，报告中应当建议没有临床禁忌的前提下活检。这说明诊断医师根据影像学发现有充足的理由建议活检。诸如"在没有临床禁忌的情况下强烈建议活检"之类的提示性语言可用于医生或患者不希望活检的少数病例中。

大多数的检查都应当用几个小标题来分类，这样解释也更加容易。他们都被列举在表 1-6 中，还有供计算机使用的代码。

B. 评估分类

表1-6　BI-RADS®评估分类及相应处理意见

评估	处理意见	乳腺癌可能性
0类：不完整——需要进一步的影像学评估或与既往检查对比	进一步影像学评估或与既往检查对比	N/A
1类：阴性	常规乳腺X线摄影筛查	恶性可能几乎为0
2类：良性	常规乳腺X线摄影筛查	恶性可能几乎为0
3类：良性可能性大	短期随访（6个月一次）或继续乳腺X线摄影监测（图1-155）	>0%但≤2%恶性可能性
4类：可疑	组织学诊断	>2%但<95%恶性可能性
4A类：低度可疑恶性		>2%到≤10%恶性可能性
4B类：中度可疑恶性		>10%到≤50%恶性可能性
4C类：高度可疑恶性		>50%到<95%恶性可能性
5类：恶性可能性大	组织学诊断	≥95%可能性为恶性
6类：活检证实的恶性	临床可行时外科手术切除	N/A

a. 乳腺 X 线检查评估不完整

0 类：不完整——需要进一步的影像学评估或与既往检查对比

对于此类，描述应当简短到如"未完成——需要进一步影像学检查"或者"未完成——需同之前乳腺 X 线片对比"。可参考 147 页指南章节的常见问题，#1 中表 1-8 列举的 FDA 批准的评价分类的恰当用词。

这是针对需要进一步影像学检查来进行评价的病变，经常在筛查中用到，在特定的情况下，该分类也可用于诊断性乳腺 X 线摄影报告中，如不能立刻行彩超检查、患者不想或不能等到完善全面的诊断性检查。报告中建议行的进一步检查包括点压迫（伴或不伴放大像）特殊乳腺 X 线投照体位以及超声。在需要进一步 MRI 检查的诊断性乳腺影像学发现不可用 0 类表示，报告医师在 MRI 检查前就应在报告中先给出一个最终评价。在指南章节的常见问题 #8（150 页）进行进一步讨论。

在大多数情况下，如果一个乳腺 X 线摄影检验不是阴性或良性，目前的检查应当和之前的检查对比。诊断医师应判断获取既往检查来比较的必要性有多大。同时，如果发现强烈可疑恶性病变的时候，同之前检查的对比也就没必要了。

类别 0 被使用来提示与之前检查对比仅仅是当此对比要用来做最后的评估时才用。当类别 0 被用在和之前的检查做对比时，应该确保 30 天之内无论如何一定要做出最终评估。

某些单位的章程作法是，当需要等待与之前检查作对比时一般不用类别 0，因为他们不能 100% 保证有之前的检查结果。如果一个乳腺 X 线摄影检查要与之前结果对比而评估为 0 类，且最终得到之前的检查结果，那么最初的报告应当再加上一个附录，包括修订后的评估结果。为了审计需要，修订的评估结果应当取代最初的评估结果（见随访及结果监测章节）。

b. 乳腺 X 线检查评估完整——最终评估分类

1 类：阴性（见指南章节）

没什么可解释的，为正常检查。

2 类：良性（见指南章节）

和类别 1 一样，这也是正常评价结果，不过在这里诊断医生选择在报告中描述良性发现。退化的钙化的纤维腺瘤、皮肤钙化、金属异物（如穿刺活检或金属夹）、含脂肪的病变（如油样囊肿、脂肪瘤、积乳囊肿和混合密度的错构瘤）等有典型良性表现的征象，可以做出较肯定的诊断。有时诊断者会描述乳内淋巴结、血管钙化、植入假体或者与手术明显相关的结构扭曲等没有影像学证据证明是恶性的征象。另外，诊断医生可能会选择不描述这些征象，而将结果评估为阴性（1 类）。

注意到 1 类和 2 类均没有恶性 X 线征象。处理原则都遵循定期乳腺 X 线摄影筛查。不同在于在报告中要描述一个或多个良性 X 线征象时用 2 类，而没有描述这些征象（即便有）时用 1 类。

3 类：良性可能性大（见指南章节，包括图 1-155）

一个归为此类的征象的恶性可能性 ≤ 2%，但也不是完全的良性征象。一个可能良性的征象无须增加复查频率，但是诊断医生喜欢在建议常规频率复查之前有充足的把握证明此征象很稳定。

有多个前瞻性临床研究表面特定的乳腺 X 线发现进行短期追查是安全、有效的[4-9]。3 种特殊征象属于可能良性（无钙化边缘清楚肿块、局灶不对称、团簇状点状钙化）。所有发表的研究均强调在做出可能良性的评价（3 类）时，应做全面的诊断性影像学评估，因此，在筛查性乳腺 X 线摄影检查时一般不做该类别的评估。但是直接将分类 3 从筛查性乳腺 X 线摄影的评估中剔除的尝试也有很多弊端：①很多能被迅速评价出是良性的病变多了很多不必要的随访；②耽误了一小部分体积上很小、分级上不太可能进展的乳腺癌的诊断[10]。同时，之前所有发表的研究均除外了可触及的肿块[4-9]，所以，用可能良性来判断和处理可触及的肿块是缺乏科学依据的，尽管也有两个单中心的研究报道了对于可触及的肿块的成功结果[11-12]。最后，所有发表的研究证据提示如果可能良性病变体积或范围变大，需进行活检，而非继续观察，因而当一可能良性的发现出现新发或体积、范围增

大时 [4-9]，给予其 3 类的评价是不谨慎的。

指南章节最后的图 1-155 提供了一个后期随访检查周期流程。绝大部分此类病变最初会进行短期随访（6 个月），直至更长时间（2 年或 3 年）以确定其长期稳定，偶尔可能会接受活检（根据患者意愿或临床需要）。

4 类：可疑恶性（见 143 页指南章节）

此类病变没有典型的恶性征象，但是恶性可能性足以提示活检的必要性。3 类的恶性可能性上限是 2%，而 5 类的恶性可能性下限是 95%，因此 4 类的恶性可能性为两者之间。因此，大多数推荐进一步介入性操作的病变都被置于该类别。根据指南章节，把 4 类分为 4A、4B、4C，鼓励在报告中标识出各亚类别的恶性可能程度，以便患者及临床医生可以了解情况并作出最终治疗方案的决定。

5 类：恶性可能性大（见指南章节）

这些病变高度可疑恶性（≥ 95%），本类别包括那些曾经不需要术前活检直接行一期手术治疗的病变，那时导丝定位开放活检是常规治疗手段。现在，鉴于影像学定位下的穿刺活检已经被广泛认可，一期直接手术已经很少了。现代的肿瘤处理几乎总是要求进行经皮穿刺活检，例如外科治疗中包括前哨淋巴结显像时，或在治疗开始时需要进行新辅助化疗的情况。因此，目前应用 5 类的主要目的是自动认为任何经皮活检非恶性的结果与临床不符，建议进一步活检（通常为手术）。

6 类：已知活检证实的恶性病变（见 144 页指南章节）

此类别用于经活检病理证实的恶性病变（经皮空芯针穿刺活检之后但是在完整外科切除之前的影像学检查），其中除了已知的恶性病变外没有其他异常发现。

C. 报告措辞

如有需要，当前的检查应当和之前的检查作对比，检查目的，如筛查或诊断，都应当在报告中陈述。报告的组成应包括对乳腺整体构成情况的简要描述以及任何相关的发现，后续评估以及处理建议。任何口头的放射科医生和临床医生或患者之间的讨论都应当记录在原始报告中，或在报告后注明。

报告用语应当简洁，运用最新公布的术语词典中的专业词汇，无须添加修饰。专业术语的定义无须在报告中阐释。在报告中影像学印象和建议之后，应当阐明分类级别及FDA 批准的评估类别的专业术语。报告内容的其他方面应遵循 *ACR Practice Guideline for Communication：Diagnostic Radiology*[13]。

参考文献

1. Kopans DB. Basic physics and doubts about relationship between mammographically determined tissue density and breast cancer risk. *Radiology* 2008; 246(2):348–353.

2. Harvey JA, Gard CC, Miglioretti DL, et al. Reported mammographic density: film-screen versus digital acquisition. *Radiology* 2013; 266(3):752–758.

3. 21CFR Part 16 and 900: Mammography Quality Standards; Final Rule. Federal Register, Washington, DC: Government Printing Office, 62: No. 208; 55851-55994, October 28, 1997.

4. Sickles EA. Periodic mammographic follow-up of probably benign lesions: results in 3,184 consecutive cases. *Radiology* 1991;179(2):463–468.

5. Varas X, Leborgne F, Leborgne JH. Nonpalpable, probably benign lesions: role of follow-up mammography. *Radiology* 1992;184(2):409–414.

6. Wolfe JN, Buck KA, Salane M, Parekh NJ. Xeroradiography of the breast: overview of 21, 057 consecutive cases. *Radiology* 1987;165(2):305–311.

7. Helvie MA, Pennes DR, Rebner M, Adler DD. Mammographic follow-up of low-suspicion lesions: compliance rate and diagnostic yield. *Radiology* 1991; 178(1):155–158.

8. Vizcaíno I, Gadea L, Andreo L, et al. Short-term follow-up results in 795 nonpalpable probably benign lesions detected at screening mammography. *Radiology* 2001;219(2):475–483.

9. Varas X, Leborgne JH, Leborgne F, Mezzera J, Jaumandreu S, Leborgne F. Revisiting the mammographic follow-up of BI-RADS category 3 lesions. *AJR* 2002; 179(3):691–695.

10. Kerlikowske K, Smith-Bindman R, Abraham LA, et al. Breast cancer yield for screening mammographic examinations with recommendation for short-interval follow-up. *Radiology* 2005; 234(3):684–692.

11. Graf O, Helbich TH, Fuchsjaeger MH, et al. Follow-up of palpable circumscribed noncalcified solid breast masses at mammography and US: can biopsy be averted? *Radiology* 2004; 233(3):850–856.

12. Harvey JA, Nicholson BT, LoRusso AP, Cohen MA, Bovbjerg VE. Short-term follow-up of palpable breast lesions with benign imaging features: evaluation of 375 lesions in 320 women. *AJR* 2009; 193(3):1723–1730.

13. American College of Radiology. ACR Practice Guideline for Communication: Diagnostic Radiology. http://www.acr.org/~/media/ACR/Documents/PGTS/guidelines/Comm_Diag_Imaging.pdf. Accessed November 4, 2013.

乳腺 X 线摄影

Ⅲ. 指南

为了提高 BI-RADS® 图谱的实用性并为乳腺影像学研究提供统一的标准，很多实性病变已经囊括在第 4 版和本版做了许多实验性调整。本章节详述了出现在 BI-RADS® 图谱中每部分的变化，并对这些变化提供了更详尽的解释。**以下内容是为提供指南，而非提供临床诊断标准。**

回顾"随访和结果监测章节"的开始部分（见第 **471** 页）和"关于乳腺影像审计的常见问题"（见第 **505** 页）很重要，以此来全面理解筛查检查中审核定义如何影响结果（表现标准），以及从这些结果衍生出来的基准。

A. 乳腺X线摄影术语

既往版本里使用多于一个的描述词描述某些影像发现，但是在 2013 版中仅保留一个描述词。这些变化是为了简化报告。那些去除了的描述词会出现在这些术语明释段落的标题行，用括号括起来，如（曾称之为"删除的术语"）。被去除的术语仅仅会出现在本版中，下一版本中将不会再出现。

1. 不对称与肿块

不对称结构相比真正的肿块有不一样的边缘轮廓，并且没有肿块那么明显。事实上，不对称结构和良性乳腺纤维组织很相似，除了它们是单侧的，在对侧乳腺没有对应的镜像结构。不对称结构表现的是凹面向外的边缘，并常伴有散在的脂肪密度，而肿块常表现为全部或部分的凸面向外边缘，并且（当不透 X 线的时候）中心比周围更致密。作为一个特殊乳腺 X 线摄影征象描述词，用"不对称结构"比"密度"更能避免可能的混淆，因为密度被用于描述肿块对 X 线的衰减程度。

2013 版的关于肿块的描述词仅有一处变化。在之前的版本中经常会混淆"分叶状"（2或 3 个大的波浪状）和"微分叶"（很多小波浪状）；"分叶状"用来形容形状，而"小分叶"用来形容边缘；"分叶状"经常提示良性肿块，而"微分叶"边缘常提示可疑肿块，因此更容易被混淆。在 2013 版中，形状描述词"分叶状"已经被取消，"微分叶"仍然是边缘的描述词。有 2 个或 3 个波浪状形状的肿块现在归类为卵圆形。此种分类的改变与我们所观察到的几乎所有的大分叶状肿块都是卵圆形相一致，它也将所有卵圆形肿块（常为良性表现）同微分叶边缘肿块（常为可疑表现）区分开。

由于邻近的高密度乳腺纤维组织降低了边缘的清晰度，在乳腺 X 线摄影中"遮蔽状"一词用于描述边缘是有意义的。但这不适用于超声和磁共振，因为它们都是断层成像，不会受到周围乳腺纤维组织的影响。

2. 钙化

在 2013 版中，关于典型良性钙化的描述词，其中"中心透亮钙化"已经被取消，将其合并到"边缘型钙化"，既往的"蛋壳样钙化"也因为简化报告需要而被取消。这使得"边缘型钙化"成为仅有的可接受的术语。所有这些变化的原因就是所有这些术语描述的都是边缘分布中心透 X 线的钙化。另外，没有必要用钙化环的粗细来细分这些环状钙化，因为所有环状钙化都是典型良性。

也许用"圆形"和"点状"两个钙化描述词都来形容圆形的颗粒很让人疑惑，但是2013 版指南强调他们两个是描述不同特点的不同描述词。其中一个不同是大小不同，点状钙化是指钙化颗粒 < 0.5mm，而圆形钙化指颗粒 ≥ 0.5mm。与良性圆形钙化的另外一个不同是团簇状分布的更小的点状钙化提示：①一个可能的良性评价，如果没有之前的检查作为比较，应当行乳腺 X 线摄影随访，或者②如果点状钙化为新发、增多、线样或段样分布、或邻近一已知癌，应当行影像学引导下活检。

粗糙不均质钙化大小在 0.5 ~ 1mm 之间，大小、形状各异，但是比由于外伤反应形成的形态相似一般 > 1mm 的营养不良性钙化要小。当表现为双侧多发聚集状分布时，粗糙不均质钙化常是由于纤维腺瘤或纤维化形成的，良性可能性大。久而久之，这些都成了典型良性钙化表现。然而，当其为单独孤立团簇状分布时，粗糙不均质钙化有很小但是明确的恶性可能，其恶性可能性略少于 15%（见 60 页表 1-2），特别是当同时伴有更小的细小多形性钙化时。在多种大小、形态各异的团簇状钙化当中，根据一簇中最大的、最聚集的钙化颗粒的体积，可以排列为"细小多形性钙化—粗糙不均质钙化—粗糙或爆米花样钙化—营养不良性钙化"。在这些不同种类的钙化中，颗粒大小处在截点位置（0.5mm，1mm）附近的钙化评判较有难度。在不同形态聚集状钙化中，其恶性程度随着钙化颗粒的减小而增大。

2013 版的另外一个改变是明确了团簇状分布和区域分布的定义。在先前的版本中使用的定义存在的问题是：①团簇状分布的范围大小上限是 $1cm^3$，而区域分布的范围大小下限是 $2cm^3$，这样就产生了中间 $1cm^3$ 的空白区；②团簇状分布和区域分布的定义是以体积来定义的，但是诊断医生很少计算体积。因而在 2013 版中重新定义了团簇状分布的范围大小上限是 2cm，而区域分布的范围大小下限仍是 > 2cm，消除了空白区。另外，2013 版中描述测量大小用最长径，来适应诊断医生最常用的测量方法。

然而，在 2013 版中关于钙化最大的改变是取消了将可疑钙化细分为中度可疑恶性（无定形和粗糙不均质钙化）和高度可疑恶性（细小多形性和细线样或细小分枝状钙化）。在第 4 版出版之后，有两篇基于 BI-RADS® 钙化描述词的临床试验 [1-2] 发表，它们以及另外两篇先前发表的研究 [3,4] 的数据都被合并到了词典的 60 页的表 1-2 和 69 页的表 1-3 中。通过对所有这些研究的数据整合分析，可见无定形钙化、粗糙不均质钙化以及细小多形性钙化的恶性程度相差不大，都 < 50%。所以，2013 版放弃了之前"中度可疑恶性"和"高度可疑恶性"的分类，而将此三种恶性度较低的钙化都归为 4B 类，而将"细线样钙化"和"细小分枝状钙化"归为 4C 类（见下文评估分类章节中关于 4 类亚类使用的讨论）。

3. 不对称

BI-RADS® 图谱描述了 4 种不对称：结构不对称、整体不对称、局灶不对称和进展性不对称。"结构不对称"用来描述仅在一个乳腺 X 线摄影投照方位可见的离散的但是不对称的一个乳腺纤维组织区域。此种发现经常出现在乳腺 X 线摄影筛查中，其中每侧乳腺都仅有一个 MLO 位和一个 CC 位。当放射科医生认为此发现需要复查时，应该加做其他投照位的乳腺 X 线摄影来排除是不是重叠伪影（正常乳腺组织重叠）。因为有研究表明筛查发现的不对称结构中有超过 80% 的都是重叠伪影[5]。

整体不对称是真正的异常发现（可见于两个不同的投照位），包含至少一个象限的大块乳腺组织。如果缺乏与触诊的一致性，整体不对称常是正常变异或由于对侧乳腺切除了一大块致密乳腺纤维组织，被认为是良性（BI-RADS® 2 类），需要定期筛查。

局灶不对称和整体不对称的区别就在于涉及的乳腺组织的体积小于一个象限，尽管它的体积更小，但比整体不对称更值得关注，因为小的局灶不对称（特别是 < 1cm）虽然可能触诊阴性但是是恶性。有临床研究表明在筛查中一个不伴结构紊乱、微小钙化、在后续诊断性乳腺 X 线摄影和超声检查中发现明确肿块的独立局灶不对称的恶性可能为 0.5% ~ 1%[6-11]。因此，我们有理由将此类发现归为良性可能性大（BI-RADS® 3 类），提示短期内影像学随访和监测随访。

偶尔有这样的情况，在筛查性 X 线摄影中被诊断为局灶不对称的病变（在 MLO 和 CC 位上均可见）在诊断性 X 线摄影上被确认为两个普通的结构不对称（分别仅在一个标准投照体位上可见，均代表正常腺体的重叠）。另外还有一些局灶不对称在诊断性 X 线摄影和（或）超声中被确认为肿块。

在评价不对称结构时和之前的检查作对比是必要的，有研究表明一个至少持续 2 ~ 3 年间影像学检查都稳定的不对称结构的恶性可能性近乎为 0[6-11]。然而，现在有更多的研究表明当出现新发局灶不对称或其变大、变得更明显，其恶性可能性会很高[12]。基于这些证据，"进展性不对称"被加到了词典中。进展性不对称部位如果没有做过手术、受过外伤和感染，还应当做进一步的影像学评估。除非其表现为典型良性（如彩超下确定是明确的单纯囊肿），都应当将其归为可疑（BI-RADS® 4 类），并要求进一步组织学诊断。

4. 孤立导管扩张

孤立扩张导管是另外一个离散的乳腺 X 线摄影发现，近期研究表明应当更改对它的评价和处理建议[13]。尽管很少遇见，但是如果一个单独扩张导管被确认（不伴肿块、结构紊乱或者小钙化），它的恶性程度接近 10%。因此，尽管之前的版本提示此种发现临床意义不大，我们现在应当考虑行进一步的影像学评价并行组织学诊断直到明确为良性。

5. 乳腺组织构成

2013 版摒弃了之前的依据高密度组织所占比例的四分位区间法来定义乳腺组织构成的方法，因为临床诊断医生经常不使用第 4 版中提及的此方法。该临床经验依据和原理阐述的讨论可见 120 页报告结构部分的乳腺构成一节。

6. 病变位置的描述词

2013 版扩展了病变部位的描述词，因此可以更准确的描述异常发现的准确位置，这些增加了乳腺 X 线摄影中的发现同其他影像学检查和临床乳腺查体的中发现相联系。

7. 同之前检查的对比

2013 版新提出如果发现一个高度可疑恶性，就没有必要再同之前的检查做对比，并以现在的检查结果指导后续诊治。同时提供了对于需要迅速处理的发现可以通过省略目前结果同之前检查结果之间的差别来简化报告的理由。

8. 不透X线标记物的使用

对于能在乳腺 X 摄像中看到的突起的大的皮肤病变，影像医生常用一不透 X 线的装置来标记。因为此装置一般安放在病变正上方或病变周围，所以此装置和皮肤病变在不同的投照位都能看见在同一位置。诊断医生常用此种方法提示此皮肤病变为良性，以免对其过度关注。

同理，放射科技师也用此种装置来定位乳腺中可触及的病变位置，他们将此装置安放于皮肤表面，当在特定投照位挤压乳腺时摄片时，此装置恰好在病变表面[14]。标记物也能提示触诊发现的病变在摄片野内，并能帮助诊断医生明确任何可见的乳腺 X 线摄影发现的存在与否同触诊病变的关系。然而，病变的位置越深，标记物和病变在投照片上的位置可能离得越远，因此越可能混淆读片结果。因此，建议放射科技师在第一次曝光后如果发现此问题，应当调整标记物的位置，使其在另外的投照位曝光时标记物恰好在病变的表面。

最后，可触及的病变要比突起的皮肤病变更有临床意义，因为可触及的病变和皮肤病变的不透 X 线标记物有很多形状，又没有建立统一的共识用不同形状的标记物区分两者，所以以下两种尝试可供参考。

1. 如果是使用一个既定的乳腺 X 线摄影装置，为了更好地提示诊断医生，装置应当一直用两个不同形状的不透 X 线标记物分别标记皮肤病变和触及的病变。

2. 为了更好地提醒外单位医生，可以在胶电上加上永久注释或在报告中注明，以便他们可以更好地明确标记的目的（可触及病变或皮肤病变）

B. 报告结构

1. 评估-处理的一致性

在之前版本的 BI-RADS® 图谱中，处理建议包含在描述评价类别的部分。在 2013 版中，我们将处理建议从原来的部分移出，进而可以灵活掌握一些处理意见和给出的评价不一致但却很恰当的特殊临床情景（在后续处理段落有详细描述）。**然而，除了这些特殊的**

情景，处理意见应当和评价是完全契合的，见 127 页表 1-6。评价 - 处理的一致性是恰当解释的标志。其他的只会使临床医生和患者迷惑，甚至可能使其做出错误的处理。

最常见的恰当的处理建议和正确的 BI-RADS® 评价分类不一致的情况发生在当一个患者有可触及病变却没有影像学发现时。这种情况下，看起来乳腺影像学报告应提示阴性发现（BI-RADS® 1 类），因为确实没有影像学发现可描述。然而，考虑到确实有存在已经肉眼可见的癌症但在影像学检查上却不可见的可能性，报告医生或许也希望建议手术切除或组织学分析，这时处理意见就和它阴性的评价不符。此种情况的正确报告方式是给出阴性评价（BI-RADS® 1 类），给出其对应的处理意见，即常规乳腺 X 线摄影筛查，最后注明如果临床提示建议行手术切除或组织活检分析。如果出现其他的影像学不可见的临床发现也需要提示进一步分析，如影像学上没有发现的可疑的乳头 Paget 病和怀疑是黑色素瘤或皮肤癌的皮肤病变。

另外一个可能的评价和处理建议不一致的情况是对于单纯囊肿（一般为良性）如果触痛或自发疼痛，为了缓解症状一般建议行治疗性抽吸术，而行介入性治疗的建议就和它良性的诊断不一致。正确报告此种情况的方法就是给出良性评价（BI-RADS® 2 类），并给出相对应的处理建议即常规乳腺 X 线摄影筛查，但其后注明建议行囊肿抽吸术来缓解其造成的不适。

另外一种评价和处理不一致的情况发生于患者发生假体破裂，但没有明确的影像学恶性发现。这个良性的评价同取出旧假体植入新假体的手术建议不符。正确报告此种情况的方法是给出良性评价（BI-RADS® 2 类），并给出相对应的处理建议即常规乳腺 X 线摄影筛查，之后注明建议对破损的假体给予恰当的手术处理。其他的良性影像学发现或许同样也需要给临床医师提示的建议，例如乳腺脓肿、乳腺水肿（排除恶性可能）、新发血肿、新的临床相关的异物和一些男性乳房发育等现象。

综上所述，正确使用评价和处理意见不一致的方法是：①评价分类应当遵从影像学检查的结果；②给出其评价分类相对应的处理建议；③附加注明针对相应情况的额外建议。此方法让影像学评价和处理建议一致和不一致的情况的报告都更灵活。

2. 多个乳腺影像学检查同时报告时的评价

BI-RADS® 分类最初被设计成一个乳腺 X 线的工具。从第 4 版开始，乳腺 X 线摄影 BI-RADS® 分类基础上增加了超声和磁共振的 BI-RADS® 分类。超声和磁共振有着各自独特的影像学特点，如果可能的话，应用在乳腺 X 线摄影报告中的同一个病变描述词也可应用于超声和磁共振报告中。本版中，乳腺 X 线摄影章节有一些改动，以便使这三部分都尽可能用同一个术语。在乳腺 X 线摄影章节特别地增加了病变与乳头距离的描述词来表明病变的位置，用以同超声及磁共振章节的描述词相一致。但需注意，它仅仅是乳腺 X 线摄影片上病变位置的描述词，在不同的投照位上这个数值差异很大，因为乳腺 X 线摄影检查时乳腺是被挤压的，而超声是仰卧位检查，磁共振是俯卧位检查。

用于评价分类和处理建议的术语在不同影像学检查中均相似。当患者在同一天接受了多项影像学检查，检查结果一起报告更可取，在不同段落分别描述各自检查发现，最终给出综合的评价和处理建议。通常情况下，当不同检查的评价不同时，总体评价（和一致的处理建议）应当反映各自评价中更不正常的（由其恶性可能性来决定处理的先后），依据以下列出的异常程度递增的层级：类别 1、2、3、6、0、4、5（见表 1-7）。

例外的时候，当一个影像学发现在一个检查中具备典型的良性特点时，可替代其在另外一个检查中不太特异的良性特点（例如，超声检查提示单纯囊肿可替代乳腺 X 线摄影检查中边缘部分清楚、无钙化肿块）。这些特例在之后的"常见问题"章节会对其进行详细阐述。

C. 评估分类

BI-RADS® 评价可分为不完全评价（0 类）和最终评价分类（1 类、2 类、3 类、4 类、5 类、6 类）。不完全乳腺 X 线摄影评价常出现在批量乳腺 X 线摄影筛查中，常需要进一步的乳腺 X 线摄影检查、超声、和（或）同之前乳腺 X 线摄影检查结果作对比来进行评估。如果额外的评估仅包含同之前的乳腺 X 线摄影结果对比，并得出最终评价结论，那么之前的不完全评价就用这个最终结论替代。如果额外的评估包含诊断性影像学检查，那么最终评价将依据诊断性检查结果，但是筛查乳腺 X 线摄影检查仍为 0 类。

表1-7　异常度分层

BI-RADS®评价分类	异常等级
1	最低
2	
3	
6	
0	
4	
5	最高

FDA[15] 要求每个乳腺 X 线摄影检查只能用一个评价。乳腺 X 线摄影期望在整体报告中为每侧乳腺单独评价，并在报告的最后给出一个最终的整体评价。最终的评价应当以两侧乳腺中更异常的评价为准，次序同之前表 1-7。例如，一侧乳腺可能良性评价，而对侧乳腺考虑可疑，那么整体考虑应为可疑（BI-RADS® 4 类）。在 2003 年 7 月，FDA 提出了一

个替代标准即可以对每侧乳腺的发现分开评价，而不用最终再提供一个总结评价 [16][http://www.fda. gov/RadiationEmittingProducts/MammographyQualityStandardsACTandProgram/Regualtions/ucm259285.]。可以使用这种替代标准的情况如下：

- 一份双侧乳腺的评估报告要被送至主管医生处（没有主管医生时给患者）
- 将一份独立的患者告知书送至患者，其内容包括双侧乳腺的综合评估结果，且尽管是对每侧乳腺的分开评价，但是为了适应 MQSA 要求被算作仅一个检查。

下文详细解释如何正确使用各种 BI-RADS® 的评价分类。

1. 1类和2类

1 类和 2 类（阴性或良性）的使用已经在 2013 版词典部分进行了详细阐述。这两个类别的处理建议相同，都是常规乳腺 X 线摄影筛查。不同点在于，1 类用于没有特殊的良性发现时，而 2 类用于描述至少有一个良性发现。可见其差别在于报告中是否提及有良性发现，而不是此发现是否在检查中可见。一些放射科医生喜欢描述典型的良性表现，但是一些不是，所以同样的检查既可以分为 1 类，也可为 2 类。因为有些情况会使医师或患者很迷惑，如一个报告显示本次检查同之前检查结果没有明显改变，但是却由之前的 2 类变为现在的 1 类或者相反，所以建议在同一乳腺 X 线摄影检查机构的所有放射科医生针对在报告中是否描述以及什么时候描述良性发现达成共识，以便可以明确什么时候使用 1 类和 2 类。

2. 3类

3 类（良性可能性大）的使用已经在 2013 版词典部分进行了详细阐述。需要强调的是它不是一个当放射科医生不能明确是良性（BI-RADS® 2 类）还是可疑恶性（BI-RADS® 4 类）时而选择的一个中间分类，而是针对 0 ~ 2% 的恶性可能性可疑发现的分类。在乳腺 X 线摄影检查中，有文献证实三种发现（无钙化边缘清楚肿块、局灶不对称结构以及孤立团簇状点状钙化）的恶性可能性在定义的可疑良性范围内，建议密切乳腺 X 线摄影随访（6 个月一次），并通过周期性的乳腺 X 线摄影监测来提供恰当的处理建议。除了以上三种只有是放射科医生通过个人经验或已经观察过足够多的做过额外乳腺 X 线摄影检查的案例来证明其恶性可能性在规定范围内的乳腺 X 线摄影发现才考虑使用 3 类评价。在美国两个大规模的研究证实，在常规医疗体系中，3 类的恶性可能性确实 < 2%[17-18]。

在 2013 版中同样强调推荐应当在经过全面的诊断性乳腺影像学检查后才做出 3 类的评价，而不是在筛查行乳腺 X 线摄影检查时就给予该评价。对于这个推荐有两大优点。其一是能更快的确认真正的良性发现（单纯囊肿、一些乳内淋巴结、某些聚集样皮肤钙化等）。一项大规模 BCSC 研究表明进一步影像学检查明显增加典型良性病变的检出率，进而快速的确立良性的诊断，减少患者的焦虑，并避免密集随访检查[18]。其二是可以更快明确一些快速生长的肿瘤（同一个 BCSC 研究也提示复查影像学检查能通过当他们还很小并且更可能淋巴结阴性的时候就发现他们而不是 6 个月随访复查的时候发现而更快诊断一些快速进展性癌症）。不鼓励在筛查性乳腺 X 线摄影检查中使用 3 类不止局限于 BI-RADS® 推荐。在涉及包含在筛查性乳腺 X 线摄影检查中被评价为 3 类的比例的乳腺影像学检查是医疗保健医生质量报告系统的首要绩效考核标准，目标是在临床实践中将其使用率降低至近乎 0。

对于被评价为 3 类的病例，最初的短期随访间隔一般是 6 个月，主要针对有异常发现侧乳腺。假设在这 6 个月期间都很稳定，那么它的评价还是 3 类，并再次进行一个为期 6 个月的短期随访，如果对侧乳腺是常规的一年筛查一次，那么这次将包括双侧乳腺。如果经过 6 个月的随访仍很稳定，那么评价仍为 3 类，但是通过这 12 个月的观察，随访周期将改为 1 年 1 次。虽然 1 年的随访周期和美国常规的筛查周期相同，但是 3 类的评价仍然暗示该患者正处于持续的监测中。通过文献报道，如果随访 2 ~ 3 年，发现表现都很稳定，那么最终的评价分类应该为良性（BI-RADS® 2 类）。最好应该进行诊断性的随访检查，如点压迫的乳腺 X 线摄影检查。针对 3 类评价的随访和乳腺 X 线摄影监测的流程图可见 142 页图 1-155。

在经过任何段间隔的或后续的乳腺 X 线摄影检查，可疑良性病变减小或消失的话，其恰当评价应是良性（BI-RADS® 2 类）或阴性（BI-RADS® 1 类），同时，处理建议改为常规乳腺 X 线摄影筛查。同样，对于一个负责随访检查的更有经验的放射科医生来说，当其认识到此稳定发现有典型良性表现时，更应当使用良性或阴性的评价而不是良性可能性大。但是也存在病人和主治医生考虑对一可疑良性发现进行活检的情况。针对这种可疑的不确定的情况，正确的报告方式是给出良性可能性大（BI-RADS® 3 类）的评价及相应的处理意见，即短间隔或监测性乳腺 X 线摄影检查，但是要注明基于患者及主管医生的意见，应当行组织学诊断。最后，也可能出现由于最近乳腺受过外伤或可疑感染而产生进展性不对称结构或类似的可疑发现的情况，导致诊断医生建议 1 个月后重复乳腺 X 线摄影检查而不是提示活检。对于这种潜在的不确定情况，正确的处理方法是考虑可疑评价（BI-RADS® 4 类）而不是良性可能性大的评价（BI-RADS® 3 类），与之对应的处理意见是活检，并注明活检延期至 1 个月之后当术前的乳腺 X 线摄影检查仍不能明确诊断该可疑发现。最后的这两种情况是如何从相应的 BI-RADS® 类别评价描述中将处理建议移去的例子，我们已经提供例足够的灵活性来使得与影像学恰当的评价有与之一致和不一致的处理意见，并为报告医生的后续工作提供例准确的医学审计资料。

将处理意见从 BI-RADS® 评价分类部分分离出来还有另外一个原因。考虑到如果第 4 版中术语"良性可能性大建议短间隔随访"被用在"一个可能需要 12 个月随访一次"的 3 类病变中可能使人困惑。可能会使人困惑，2013 版改用术语"良性可能性大"，就同 1 年乳腺 X 线摄影监测的建议没有明显的出入。

乳
腺
X
线
摄
影

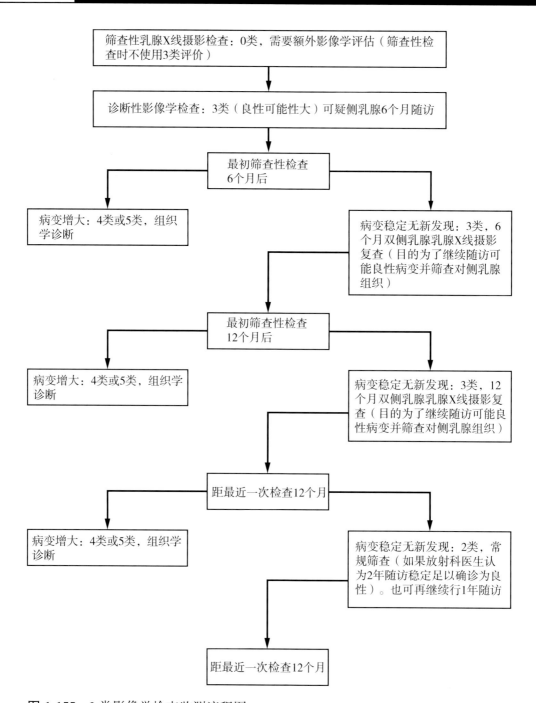

筛查性乳腺X线摄影检查：0类，需要额外影像学评估（筛查性检查时不使用3类评价）

诊断性影像学检查：3类（良性可能性大）可疑侧乳腺6个月随访

最初筛查性检查6个月后

病变增大：4类或5类，组织学诊断

病变稳定无新发现：3类，6个月双侧乳腺乳腺X线摄影复查（目的为了继续随访可能良性病变并筛查对侧乳腺组织）

最初筛查性检查12个月后

病变增大：4类或5类，组织学诊断

病变稳定无新发现：3类，12个月双侧乳腺乳腺X线摄影复查（目的为了继续随访可能良性病变并筛查对侧乳腺组织）

距最近一次检查12个月

病变增大：4类或5类，组织学诊断

病变稳定无新发现：2类，常规筛查（如果放射科医生认为2年随访稳定足以确诊为良性）。也可再继续行1年随访

距最近一次检查12个月

图 1-155　3 类影像学检查监测流程图

American College of Radiology

3．4类

类别 4 被用于一系列的提示乳腺介入治疗的发现，从一些需行诊断性抽吸术的复杂囊肿到需活检的细线性和细分枝状钙化。根据 BI-RADS® 定义的恶性可能性，3 类和 4 类以及 4 类和 5 类之间的界值是 2% 和 95%。很多机构将 4 类再细分，来适应期范围内建议介入处理的一系列病变和宽泛的恶性可能性。这样不仅更具有实际的指导意义，在 ROC 曲线分析时很有用，并且对临床医生和病理医生起到提示作用。实现这些目标，可以在医院水平，将 4 类分成了 3 个亚类。

自从第 4 版出版，其中将 4 类评价细分为多个亚类，已经有多个文章发表支持这种尝试。我们认为现在已经有足够的科学文献来明确 4 类评价细分亚类的截点值，并鼓励更多的研究来证实这些截点值的临床价值。

4．4A类

4A 类用于需要介入诊断但恶性可能性不大的发现。不考虑是恶性，在经皮穿刺组织诊断为良性时建议 6 个月或常规随访复查。4A 类评价的恶性可能性范围为 > 2% 到 ≤ 10%。这个评价类别范围的发现包括有彩超证实考虑纤维腺瘤的部分边缘清楚肿块、可触及的孤立复杂囊肿和可疑脓肿。一些能承受风险的患者愿意冒着 4A 类病变中高达 10% 为恶性的风险，或许选择不做建议的活检。

5．4B类

类别 4B 类包含中度可疑恶性的病变，经皮穿刺组织活检后应仔细综合考虑影像学和病理结果。临床病理一致的良性结果建议随访。4B 类评价的恶性可能性范围是 > 10% 到 ≤ 50%。此类别典型发现包括团簇状分布的无定形或细小多形性钙化和不典型的边缘不清肿块（无定形钙化见 61 页图 1-79 和 1-80，细小多形性钙化见 65 页图 1-88 和 1-89，边缘不清肿块见图 1-20）。

6．4C类

4C 类包括的发现为高度可疑恶性，而非恶性可能性大（5 类）。4C 类的恶性可能性范围为 > 50% 到 < 95%，比良性的更怀疑恶性，因此恰当的用词是"高度可疑"。此类别的典型发现为新发边缘模糊的不规则形肿块和新发团簇状分布的细线性钙化（边缘模糊不规则形肿块见 25 页图 1-20 和 1-21，细线性钙化见 74 页图 1-102 和 1-105）。

伴随着 4 类亚类的持续应用，病理学医生可以更深入的总结组织学评价 4C 类病变的良性结果，临床医生能够更好地理解不同 4 类亚类发现的影像学随访建议。

不像第 4 版中给出的对所有 4 类评价建议都是简洁的表达模糊的"建议活检"，第 5

版提供了更直接明确的处理建议，如"在没有临床禁忌的情况下行活检"。新版中明确指出组织活检为诊断医生对所有 4 类评价的处理建议，这恰当有效地将考虑禁忌的压力交给临床医生。

在本章节后的常见问题 #4（见 149 页）进一步讨论 FDA 关于类别 4 亚类的使用。

7. 5类

5 类（恶性可能性大）建立于大多数不可触及乳腺病变可以直接通过导丝定位手术切除的年代。5 类评价用于只有冰冻病理一经确诊为乳腺癌即行 1 期手术治疗等特点的病变。如今，绝大多数的影像学发现的乳腺癌诊断都包含经皮穿刺活检，所以目前 5 类评价常用于明确一经皮空芯针穿刺病理无恶性结果，但与实际考虑不符的病变，最终建议再次活检（常为手术切除活检）。

5 类评价的恶性可能性为 ≥ 95%，所以此评价常用于典型恶性表现病变。此类分类的典型发现包括不规则、毛刺状伴随小钙化的高密度肿块以及新发的细线性或细树枝状段样分布的钙化。可见没有唯一的乳腺 X 线摄影特点同 ≥ 95% 的恶性可能性相关，就像乳腺彩超和磁共振检查一样，它通过多种可疑影像学发现综合判定为 5 类评价。

与第 4 版中对于 5 类评价处理建议仅是"采取恰当处理"不同，第 5 版提供了更直接明确的处理建议，如"在没有临床禁忌的情况下建议行活检"。对于 4 类评价，新版中明确指出组织活检为诊断医生对 5 类评价的处理建议，这恰当有效地将考虑禁忌的压力交给临床医生。

8. 6类

第 4 版加入该分类用于在组织学诊断恶性之后而在手术切除之前行影像学检查，不像 4 类和 5 类一样常见。6 类评价不建议对目标病变行组织诊断，因为活检已经证明恶性。6 类是完全手术切除之前恰当的评价，用于在试图通过经皮活检完全去除目标病变后再次评价之前活检已证实恶性的发现，以及监测新辅助化疗疗效。

6 类也可用于试图完全外科手术切除病变后切缘阳性的乳腺影像学检查，此时有肿瘤残余。此种情况乳腺影像学检查的目的是明确任何可疑肿瘤残余的部位，而不是帮助明确再次手术是否必要。使用 6 类很恰当因为再次手术无论如何都要实施，即便没有可疑发现。然而，6 类要至少在有证据表明有肿瘤残留的乳腺 X 线摄影征象的时候才合适。换句话来说，如果除了之前手术的瘢痕，没有其他可疑乳腺 X 线摄影发现，应当使用良性的类别 2 评价，并注明病理报告提示尽管没有乳腺 X 线摄影表现但仍有肿瘤残留的可能性。这种情况也属于一种评价和处理不一致的情况，评价应当反映影像学检查发现，应额外针对此不一致现象提出处理建议。

与第 4 版中对于 6 类的处理建议仅是"采取恰当处理"不同，第 5 版提供了更直接明确的处理建议，如"当临床时机合适，行手术切除"。这一表述明确了临床实践中切除的时间不是由影像医生决定。

6 类评价在某些患者已知活检恶性行乳腺影像学检查的临床情况下不能使用，例如，当在手术切除证实恶性切缘阴性后行乳腺影像学检查时使用 6 类评价就不合适。在这种情况下，除非乳腺影像学检查提示有残余或新发可疑发现，否则没有必要行组织学诊断。因此，如果肿块切除术后检查提示手术瘢痕但是没见到残存恶性成分，恰当的评价应该是良性（BI-RADS® 2 类）。另外，如果有残存恶性成分或可疑新发钙化，恰当的评价是 4 类或 5 类。

还有一个关于使用 6 类评价的长期让人困惑的情况，就是在活检证实恶性实施完全手术切除之前，乳腺影像学检查又发现了除此之外的一个或多个可疑发现。因为接下来的处理意见应当是先评价未明确的发现，行其他乳腺影像学检查、影像引导下穿刺组织活检，或都做，必须弄明白除了已知的恶性成分，是否有另外的一个或多个发现需要立刻处理。唯一的综合评价必须以最急需处理的发现为基础，因此，如果还想出具另外一份报告并要行额外的影像学检查，应当使用 0 类，并对其处理建议进行详细说明。如果有发现应明确建议活检，那么应当使用 4 类或 5 类；如果除了已知恶性的部分，额外的影像学检查发现考虑不需要组织学诊断，那么应当用 6 类，并建议下一步处理将围绕癌症展开。对于任何检查，如果其中有多于一处发现，报告的处理部分应当注明一句整体评价未包含的发现的恰当处理建议。

可见，正如随访和质量监测章节中描述的，6 类评价的检查不应当在乳腺影像学审计当中，因为恶性的诊断已经确定，囊括这些也会对很多参数数据造成影响，混淆审查结果。

9. 0类

0 类常用于批量筛查性乳腺 X 线摄影检查中，它用于提示建议进一步影像学评估、或同先前的检查结果对比、或行"技术性重复"检查。额外的影像学评估建议包括点压迫、特殊乳腺 X 线摄影投照位和超声。

不同于先前所有版本，2013 版不推荐在筛查中使用 4 类和 5 类，而是对于所有不正常筛查评价使用 0 类（不完全，需要进一步影像学评估）。此种新的处理建议更接近筛查评价的本质（阳性 vs 阴性）和处理建议的本质（常规筛查 vs 立刻处理）。筛查中遇到发现足以建议组织活检诊断不会消除诊断性乳腺影像学评估在切除前更加明确疾病程度的意义。实际上，在此种临床情况下，使用 0 类评价最大增加了组织活检前恰当额外诊断性影像学检查的可能性。针对所有的筛查检查中不正常发现，使用 0 类可以明确异常解释率应当反映即使那些有足以需要组织学诊断的发现的筛查检查。

尽管同先前的检查对比能减少重新检查的频率，但是在大多数乳腺 X 线摄影检查中此种比较不需要。在没有任何相关发现的情况下，先前的检查只在 1093 例中有 35 例（3.2%）有帮助[24]。因此，0 类评价用于同先前的影像学结果对比仅限于必经对比才可作出最终评估的情况。常见的是，局限性不对称可以通过对比确定为正常变异或良性发现。

另外可见 2013 版中有一个第 4 版中没有的警示，出现在当需要之前乳腺 X 线摄影结果作对比而使用 0 类时。该警示指出即便是之前的检查没有，也要在 30 天内给出一个更直接的评价。

2013 版中还有一个警示，在诊断性乳腺影像学发现需要进一步检查如行磁共振检查，不可用 0 类评价，在此种情况下，影像医生应当在报告中写出一个磁共振检查前的最终评价。详见常见问题 #8（150 页）。

关于 0 类的恰当使用在随访和结果监测章节有详细描述。

D. 常见问题

1. 按照乳腺成像质量标准法（MQSA），在所有的乳腺X线摄影报告中，除了评估分类，以数字为代码的分级是否有必要?

不是，FDA 的规定要求每一个乳腺 X 线摄影报告中只包括对应于整体的评估分级的描述文本，而不是对应于数字代码。这些分级是"不完整的：需要额外的影像评估""阴性""良性""良性可能性大""可疑恶性""恶性可能性大""活检已证实恶性"。FDA 要求评估分级必须按照规定逐字书写（允许按照表 1-8 所列做有限的改动）。运用任何表 1-8 所列以外的词汇都算做违反 FDA 规定。FDA 也批准了一个可以选择的标准来允许评估分级报告对病灶 X 现表现的具体描述。尽管 ACR 鼓励同时运用数字代码与评估分级文本，但是并没有要求以代码作为独立的评估。

表1-8　FDA通过的BI-RADS®评价分类等效用语

BI-RADS®评价分类	BI-RADS®数字编码	FDA通过的等效用语
不完全评估：需进一步影像学评估或同之前乳腺X线摄影检查对比	0	不完全评估：需进一步影像学评估 不完全评估：需进一步影像学评估 不完全评估：需进一步影像学评估——同之前检查作对比 不完全评估：需进一步影像学评估和（或）同之前检查作对比 不完全评估：需之前乳腺X线摄影检查来做对比 需行额外影像学检查 不完全乳腺X线摄影评估：需进一步影像学评估
阴性	1	阴性乳腺X线摄影结果
良性	2	良性发现 多个良性发现 良性异常形态 多个良性异常形态 良性乳腺X线摄影结果
良性可能性大	3	可能良性发现 多个可能良性发现 可能良性异常 多个可能良性异常 可能良性——建议短间隔随访 可能良性发现——建议短间隔随访 可能良性乳腺X线摄影结果

乳腺X线摄影

BI-RADS®评价分类	BI-RADS®数字编码	FDA通过的等效用语
可疑恶性	4	可疑发现
		多个可疑发现
		可疑异常形态
		多个可疑异常形态
		可疑恶性
		可疑发现——建议活检
		可疑异常形态——建议活检
		可疑乳腺X线摄影结果
恶性可能性大	5	高度可疑恶性
		高度可疑恶性——当采取恰当处理
病理证实恶性	6	已知病理证实癌症
		已知恶性
		已知癌症

2. 是否有一个新的BI-RADS®数字代码应用于放量标记物的手术操作后的X线检查？（PPMMP）

否。FDA 未批准任何用于 PPMMP 的代码。这个甚至都不是 BI-RADS® 最终的评估分级。这种评估也许只能用于乳腺 X 线摄影的后续程序，目的是确定肿瘤所在的部位和分布，尤其是穿刺活检已经定位了的。而且，这种评估应该从审计中排除出去。请注意，除了 PPMMP，FDA 未批准任何其他词汇。

3. 在我的实践中，我们通常在最初的乳腺X线摄影报告发布后发布附件和（或）对照报告。我们需要用这些报告提供一个最终评估分级吗？即便最终也不会改变评估分级结果和治疗措施，我们必须发送一个附件或者一个对照报告给医疗中心和患者吗？

两个问题的答案都是肯定的。FDA 规定要求发报告前必须通过附加的乳腺摄影（比如重复、点压缩、放大、其他的角度）或者是对比之前的影像结果对病例给出一个最终的评估分级。发出的报告必须与医疗中心或者病人交流。此外，对附件和对照报告的总结必须要提供给患者，即便不会改变最终的评估分级和治疗计划。对于有些在对照报告里没有重大改变的特殊病例，一份简单的陈述（体现了对比，没有总体的改变，而且包括了最终的评估结果）和说明患者情况的一份对比总结就可以达到要求了。对一些特殊的病例，发布附件仅仅是表示医疗中心已经知道了患者的检查结果，那么附件的总结就可以是告知患者病情的一份简单陈述。

4. 在我的工作实践中，经常对BI-RADS® 4类做细分（4A-低度恶性可能，4B-中度恶性可能，4C-高度恶性可能）。那我们的报告中是否可以用这种细分的分级来代替分级评估4类（可疑）呢？

否。尽管你可以在最终的可疑恶性的报告中加用 4 类的 3 个亚类，但是 FDA 不允许在乳腺 X 线摄影报告中用细分类来代替可疑恶性的评估。

5. 男性乳腺X线摄影检查是否需要最终的BI-RADS®评估和（或）数字代码？

是。不论男女，所有的乳腺 X 线摄影检查都要求在乳腺 X 线摄影报告中有一个最终的评估分级（而不是数字代码）。因为每年的乳腺 X 线摄影筛查都不适用于男性，所以处理建议可能不同于女性。

6. 按照CMS的规定，我们要对同一天同一个病人的筛查和诊断性的乳腺X线摄影检查收费。那我们可以把两个检查发一份报告吗？还是单独发报告？

乳腺 X 线摄影检查机构可以自由选择发一个报告或者两个单独的报告，（你可能想去与财务部门交涉，一些第三方支付机构可能要求单独的报告）。如果发两份报告，那么每一份都要有自己最终的分级。报告机构可能会把两份报告写在同一张纸上。如果报告机构决定发一个二者结合的报告，那么需注意以下几条：

（1）一份联合报告必须只有一个最终分类。

（2）联合报告必须明确地告知临床医师这份报告是结合了乳腺 X 线摄影筛查和乳腺 X 线摄影诊断的报告。提出是否正确的收费也是很重要的。

（3）必须理解只有一个最终分级的一份报告可能会扭曲了报告部门的审核结果，除非筛查和诊断性检查都是 0 类，采用最终的评估分级。

（4）尽管有些计算机报告系统认为这仅是一份报告而不是两份，但是 FDA 依旧允许报告机构为了临床医生的不断的经验要求而算做两份报告。

7. 如果乳腺X线摄影筛查的最终分类是不完善的（BI-RADS® 0类，而且该女性又做了别的影像检查评估，那么FDA是否要求乳腺X线摄影报告机构复审或者修改原报告，因为别的影像检查结果，改变最终的分级？

首先，为了审计需要，最初的筛查分级必须为 0 类。但是，如果附加的影像学检查包括乳腺 X 线摄影（按照 MQSA），那么做这些附加的影像检查的机构必须发一份报告（单独报告或者是作为最初乳腺 X 线摄影报告的附件）来确定最终的分级。BI-RADS® 图谱在这个议题方面提供了更多的建议。"当患者同一天接受了不止一种诊断性的影像学检查，那么将这些检查一起发报告的做法更可取，将不同的检查的描述写成不同的段落，每个检查有各自的分级，最终综合所有的检查确定**一个总体的分级和处理意见。**"

8. 一次筛查的乳腺X线摄影检查得出一份不完整（BI-RADS® 0类）评估是因为不对称。随后的诊断性的乳腺X线摄影检查评级也是BI-RADS® 0类，则推荐超声检查。超声检查无异常发现，但是我想进一步做磁共振再评估，磁共振偶尔会报告一个乳腺X线摄影和B超都没有发现的乳腺癌。那么当B超也提示BI-RADS® 0类时，推荐磁共振是合适的吗？

这个问题涉及 2 次不推荐使用 BI-RADS® 0 类的情况。首先，在很少的特例中，0 类不应该用在诊断性乳腺 X 线摄影检查报告中。因此，如果诊断性的乳腺 X 线摄影和 B 超同时做了，那么应该给出一个综合的 BI-RADS®（而不是给出一个乳腺 X 线摄影为 0 类和一个最终的 B 超分类）。综合的分级应该依据乳腺 X 线摄影和超声所见以及这些是否在乳腺的诊断性影像检查报告中被描述。参照以下的例子。

- 如果一份综合的报告中乳腺 X 线摄影和 B 超的都没有描述异常发现，那么恰当的总体分级应该是阴性（BI-RADS® 1 类）
- 如果一份综合的报告中乳腺 X 线摄影或 B 超有一个或多个明确的良性病灶，那么恰当的总体分级应该是良性（BI-RADS® 2 类）
- 如果诊断性的乳腺 X 线摄影检查描述了一个灶状的不对称，而没有相应的肿块、钙化、或者结构紊乱，如果 B 超没有异常发现或者没有发现与乳腺 X 线摄影相关的明显的异常，而且如果没有之前的乳腺 X 线摄影检查做对比，那么恰当的分级应该是可能良性。（BI-RADS® 3 类）
- 如果诊断性的乳腺 X 线摄影检查提示有一个可疑恶性的异常病灶，尽管没有 B 超结果（或者提示良性），那么恰当的总体分级应该是可以恶性（BI-RADS® 4 类）

其次，BI-RADS® 0 类**不应该用于诊断性的乳腺影像发现，这要求进一步磁共振检查**。影像医生应该在做磁共振检查**之前**发一份结合了乳腺 X 线摄影和 B 超检查的最终分级报告。如果进一步磁共振检查是必要的，那么这条建议应该写在乳腺 X 线摄影和 B 超综合报告里。这样做的好处有：

- 如果建议的磁共振检查没做，那么乳腺联合的诊断性报告依旧成立。
- 如果建议的磁共振检查做了，那么就没必要再次去解释乳腺 X 线摄影和 B 超。一份阴性的或者良性的磁共振分类会支持诊断性的乳腺 X 线摄影检查和 B 超的分类结果。如果磁共振检查显示有比乳腺 X 线摄影和 B 超更多的异常发现，那么磁共振分类可以取代乳腺 X 线摄影和 B 超的分类。

需注意，磁共振在有些随访时候也是不合适的，包括：

- 代替乳腺 X 线摄影和 B 超发现的可疑病灶的活检。
- 对乳腺 X 线摄影和 B 超发现的可能良性病灶作为短间隔的随访检查。
- 进一步评估在乳腺 X 线摄影和 B 超认为是良性的病灶，例如：男性乳腺发育、多发的双边的、大多数局限的肿块。也有多数淋巴结和脂肪坏死在乳腺 X 线摄影和（或）B 超上被描述成是良性的。

磁共振在进一步评估可能的结构紊乱方面还是很有限的，结构太模糊了而无法为定型定位和超声引导下穿刺确定靶点。

9. 乳腺筛查乳腺X线摄影可见腋窝淋巴结肿大，但是乳腺未见可疑病灶，这种情况下，最终的BI-RADS®应该如何分类？

如果除外感染和炎症原因，单独的单侧腋窝淋巴结肿大应该列为可疑恶性（BI-RADS® 4 类）。单侧的腋窝淋巴结肿大提示隐匿的乳腺癌，或者是比较少见的淋巴瘤、转移性黑色素瘤、卵巢癌，或是其他的转移癌。所以，同侧的乳房影像学检查是应该做的。应该行双侧的腋窝 B 超检查来确认病灶是单侧的。做 B 超检查时应该同时临床评价有无同侧乳房、腋窝、上肢及手的感染和炎症，因为乳腺炎、乳腺脓肿、感染性的皮肤病变、猫抓病都是单侧良性腋窝淋巴结肿大的潜在原因。如果说明是个良性病灶，那么恰当的分级是良性（BI-RADS® 2 类）。如果不能明确是感染或者炎症原因，那么恰当的分级是可疑恶性（BI-RADS® 4 类），目的是经过进一步的评估和病史回顾后做活检。完善对腋窝 B 超引导下的细针抽吸活检或穿刺活检也是有必要的，行病变同侧的全乳 B 超检查发现早期隐匿的乳腺癌。

双侧的腋窝淋巴结肿大有时被分级良性（BI-RADS® 2 类），有时被分级为可疑恶性（BI-RADS® 4 类）。双侧腋窝淋巴结病常常是对原发病灶的反应性或者被感染的表现，例如炎症状态下（肉状瘤病、系统性红斑狼疮、银屑病等）和艾滋病，在这种情况下分级应该是良性（BI-RADS® 2 类）。明确有淋巴瘤和白血病的患者可能有双侧腋窝淋巴结肿大，在这种情况下，BI-RADS® 应该基于乳腺检查的结果，但是报告中应该指出有腋窝淋巴结肿大以及病人已知的潜在疾病。例如，一份报告应该指出是阴性或者良性，同时写明可能是由已知的淋巴瘤引起的单侧腋窝淋巴结肿大，在出最终报告前可以与相关的临床医师或者回顾患者的电子病历明确到底是否有上述的病史。如果没有已知的疾病可以解释单侧腋窝淋巴结肿大，尤其是新发现的，这可能是淋巴瘤或白血病的征象，分级应该写可疑恶性（BI-RADS® 4 级），并且建议进一步超声引导下 FNA 或者活检。需注意，如果怀疑是淋巴瘤，那么活检标本应该保存在生理盐水或 RPMI 1640 中，以便于荧光反应细胞分类。

乳腺 X 线摄影

10. 有可应用的乳腺**PET**扫描和乳腺伽马摄像检查的**BI-RADS®**和规定建议吗？是否有计划在将来把这些都纳入**BI-RADS®**系统？

没有。这些乳腺影像技术都是很新的，所以现在 BI-RADS® 系统还没有可应用的乳腺 PET 扫描和乳腺伽马摄像检查的 BI-RADS® 和规定建议。当这些新的技术被广泛使用的时候将会更新 BI-RADS® 系统。目前，对于乳腺 X 线摄影、B 超、磁共振都适用的 BI-RADS® 可能会被用在这些新的检查技术，只要对病人的处理建议能明确地写在影像报告中。

参考文献

1. Burnside ES, Ochsner JE, Fowler KJ, et al. Use of microcalcification descriptors in BI-RADS 4th edition to stratify risk of malignancy. *Radiology* 2007; 242(2):388–395.

2. Bent CK, Bassett LW, D'Orsi CJ, Sayre JW. The positive predictive value of BI-RADS microcalcification descriptors and final assessment categories. *AJR* 2010; 194(5):1378–1383.

3. Liberman L, Abramson AF, Squires FB, Glassman JR, Morris EA, Dershaw DD. The Breast Imaging Reporting and Data System: positive predictive value of mammographic features and final assessment categories. *AJR* 1998; 171(1):35–40.

4. Berg WA, Arnoldus CL, Teferra E, Bhargavan M. Biopsy of amorphous breast calcifications: pathologic outcomes and yield at stereotactic biopsy. *Radiology* 2001; 221(2):495–503.

5. Sickles EA. Findings at mammographic screening on only one standard projection: outcomes analysis. *Radiology* 1998; 208(2):471–475.

6. Sickles EA. Periodic mammographic follow-up of probably benign lesions: results in 3,184 consecutive cases. *Radiology* 1991;179(2):463–468.

7. Varas X, Leborgne F, Leborgne JH. Nonpalpable, probably being lesions: role of follow-up mammography. *Radiology* 1992;184(2):409–414.

8. Wolfe JN, Buck KA, Salane M, Parekh NJ. Xeroradiography of the breast: overview of 21, 057 consecutive cases. *Radiology* 1987;165(2):305–311.

9. Helvie MA, Pennes DR, Rebner M, Adler DD. Mammographic follow-up of low-suspicion lesions: compliance rate and diagnostic yield. *Radiology* 1991; 178(1):155–158.

10. Vizcaíno I, Gadea L, Andreo L, et al. Short-term follow-up results in 795 nonpalpable probably benign lesions detected at screening mammography. *Radiology* 2001;219(2):475–483.

11. Varas X, Leborgne JH, Leborgne F, Mezzera J, Jaumandreu S, Leborgne F. Revisiting the mammographic follow-up of BI-RADS category 3 lesions. *AJR* 2002; 179(3):691–695.

12. Leung JWT, Sickles EA. Developing asymmetry identified on mammography: correlation with imaging outcome and pathologic findings. *AJR* 2007; 188(3):667–675.

13. Chang CB, Lvoff NM, Leung JW, et al. Solitary dilated duct identified at mammography: outcomes analysis. *AJR* 2010; 194(2):378–382.

14. Homer MJ. Proper placement of a metallic marker on an area of concern in the breast. *AJR* 1996; 167(2):390–391.

15. 21CFR Part 16 and 900: Mammography Quality Standards; Final Rule. Federal Register, Washington, DC: Government Printing Office, 62: No. 208; 55851-55994, October 28, 1997.

16. Department of Health and Human Services, Food and Drug Administration. MQSA Alternative Standard #8: Separate Assessment of Findings For Each Breast. http://www.fda.gov/Radiation-EmittingProducts/MammographyQualityStandardsActandProgram/Regulations/ucm259285. Accessed November 4, 2013.

17. Yasmeen S, Romano PS, Pettinger M, et al. Frequency and predictive value of a mammographic recommendation for short-interval follow-up. *J Natl Cancer Inst* 2003; 95(6):429–436.

18. Kerlikowske K, Smith-Bindman R, Abraham LA, et al. Breast cancer yield for screening mammographic examinations with recommendation for short-interval follow-up. *Radiology* 2005; 234(3):684–692.

19. PQRI Measure 146. Retrieved from http://www.acr.org/SecondaryMainMenuCategories/quality_safety/p4p/FeaturedCategories/P4PInitiatives/ValueBasedPurchasing/pqri/FeaturedCategories/PQRI-Tools/dx-measures/DX-measure146.aspx, Published 2009. Accessed November 4, 2013.

20. Lazarus E, Mainiero MB, Schepps B, Koelliker SL, Livingston LS. BI-RADS lexicon for US and mammography: interobsrver variability and positive predictive value. *Radiology* 2006; 239(2):385–391.

21. Sanders MA, Roland L, Sahoo S. Clinical implications of subcategorizing BI-RADS 4 breast lesions associated with microcalcification: a radiology-pathology correlation study. *Breast J* 2010; 16 (1):28–31.

22. Frankel SD, Sickles EA, Curpen BN, Sollitto RA, Ominsky SH, Galvin HB. Initial versus subsequent screening mammography: comparison of findings and their prognostic significance. *AJR* 1995; 164(2):1107–1109.

23. Thurfjell MG, Vitak B, Azavedo E, Svane G, Thurfjell E. Effect on sensitivity and specificity of mammography screening with or without comparison of old mammograms. *Acta Radiol* 2000; 41(1):52–56.

24. Bassett LW, Shayestehfar B, Hirbawi I. Obtaining previous mammograms for comparison: usefulness and costs. *AJR* 1994; 163(5):1083–1086.

附录A

乳腺X线摄影体位

可疑病变必须对其做三维测量才能明确其在乳腺组织中的三维位置。这要求其在两个不同乳腺 X 线摄影投照位上都可见。如果其在垂直视野上可见那么三角测量会更准确。最新的关于乳腺 X 线摄影体位的术语及其缩写详见下一页表 1-9。

表1-9　乳腺X线摄影体位的标准术语及其缩写

投照位	标注编码
内外斜位	MLO
内外侧位	ML
外内侧位	LM
外内斜位	LMO
轴位	CC
外夸大头尾位	XCCL
内夸大头尾位	XCCM
尾头位	FB
上外-下内斜位	SIO
下内-上外斜位	ISO
乳沟位	CV
腋尾位	AT
切线位	TAN
内外斜侧位15°	MLO15
内外斜侧位30°	MLO30
内外斜侧位45°	MLO45
内外斜侧位60°	MLO60
内外斜侧位75°	MLO75
点压…	S…
放大…	M…
…向外侧旋转位	…RL
…向内侧旋转位	…RM
…向上旋转位	…RS
…向下旋转位	…RI
…植入物置换	…ID
…乳头侧位	…NP
…前部加压	…AC
…乳房下角皮肤褶皱部	…IMF
…腋窝组织	…AX
…立体定位	…SC
…立体的-	…ST-
…立体的+	…ST+
…投照前-	…PRF-
…投照前+	…PRF+
…投照后-	…POF-
…投照后+	…POF+
…活检后-	…POB-
…活检后+	…POB+
…活检后	…POB

注释：

XX…—用在投照位前面做前缀（如LSMML）

…XX—用在投照位后面做后缀（如LCCRL）

附录 B

ACR BI-RADS® —— 乳腺X线摄影术语分类表

对于下列每个类别，选取最能恰当描述主要病变特点的描述词

乳腺组织

乳腺组成（选择一项）

☐　a. 乳腺几乎全是脂肪组织

☐　b. 有散在的乳腺纤维组织

☐　c. 乳腺密度不均匀，可能掩盖小肿块

☐　d. 乳腺组织致密，降低乳腺X线摄影敏感度

发现

A. 肿块：肿块为三维占位性病变，在两个不同投照位可见，有部分或全部的外凸表现边缘且中央较边缘更致密。

1. 形状	☐ a. 卵圆形	椭圆形或蛋形（可包含2~3个波浪）
	☐ b. 圆形	球形或圆形
	☐ c. 不规则形	既不是圆形也不是卵圆形
2. 边缘	☐ a. 清晰	至少75%以上边缘是清晰的，肿块边缘经常部分与周围组织重叠
	☐ b. 遮蔽状	>25%边缘与周围的乳腺纤维组织重叠而被遮挡
	☐ c. 微分叶	边缘呈小波浪状
	☐ d. 模糊	肿块和周围组织之间完全没有界限
	☐ e. 毛刺状	从肿块放射出多条线影
3. 密度	☐ a. 高密度	肿块X线衰减程度要比周围等体积乳腺纤维组织的衰减程度高
	☐ b. 等密度	肿块的X线衰减程度和周围等体积乳腺纤维组织腺体的衰减程度相等
	☐ c. 低密度	肿块的X线衰减程度比周围等体积乳腺纤维组织的衰减程度低
	☐ d. 含脂肪密度	包括所有含脂肪的肿块，如油样囊肿、脂肪瘤、积乳囊肿或混合密度肿块，如错构瘤

乳腺 X 线摄影

B. 钙化

1. 典型良性钙化	□ a. 皮肤钙化	常见中心透亮区，表现典型
	□ b. 血管钙化	平行轨道样钙化，或与血管结构有显著关系的线样管道状钙化
	□ c. 粗大钙化或"爆米花"样钙化	典型的乳腺纤维腺瘤退变产生的大钙化（最大直径＞2或3 mm）
	□ d. 大杆状钙化	与乳腺导管扩张有关，可以形成实心或断续的、光滑线样杆状形态，大多数直径为0.5mm或更大
	□ e. 圆形钙化	形状和透明度经常不同，当＜0.5mm时，应称为点状钙化
	□ f. 边缘型钙化	此类钙化为薄的良性钙化沉淀在球体表面，位于边缘的此钙化沉淀层厚度通常＜1mm
	□ g. 营养不良性钙化	形态不一，一般＞1mm，常伴中心透亮区
	□ h. 钙乳钙化	囊肿或微囊肿内钙质沉积的表现，常呈团簇状分布。其轴位像上常显示不够明显，呈现模糊的、圆形或无定形钙化；在斜侧位片或90°侧位片上，钙化显示的更清楚，呈半月形、新月形、弧形（凹面向上）或沿囊肿壁分布的线形钙化，此类钙化最重要的特点就是其形状会因投照体位的不同而不同（轴位、斜位或90°侧位）
	□ i. 缝线钙化	典型表现为线状或管状，常可见线结
2. 可疑形态	□ a. 无定形钙化	很小或很模糊，以至于无法进一步确定其特征性形态
	□ b. 粗糙不均质钙化	形状不规则、易于被发现，大小一般在0.5～1mm之间，有聚集趋势，但是比营养不良性钙化要小
	□ c. 细小多形性钙化	比无定形钙化更显著，表现更离散。此类不规则钙化同细小线性或细小线性树枝状钙化的区别在于缺少细小线性排布的颗粒。细小多形性钙化大小、形态各异，一般直径＜0.5mm
	□ d. 细线性或细小分枝状钙化	此类钙化为薄、线性分布、不规则钙化，一般不连续，管径＜0.5mm，偶可见树枝状结构
3. 分布	□ a. 弥漫分布	随机分布在整个乳腺内
	□ b. 区域性分布	散在分布于较大体积的腺体组织内（最大直径＞2cm），并不沿导管走形分布（占据近乎一个象限，甚至超出一个象限）
	□ c. 团簇状分布	该分布描述一般指相对多的钙化占据一小体积的乳腺组织。这种描述使用下限是指至少5个钙化灶聚集在相互之间距离＜1cm的范围内或某限定的区域内。上限是更多的钙化聚集在相互之间距离＜2cm的范围内
	□ d. 线样分布	钙化呈线性分布
	□ e. 段样分布	当钙质沉积在一个或多个导管及其分支时使用

☐ **C.** **结构扭曲**：乳腺实质变形失常，未见明显肿块影。

☐ **D.** **不对称结构**：表现为一定范围的乳腺X线摄影异常发现，常表现为纤维组织密度增高但不足以诊断为高密度肿块。

☐ **1.** **不对称结构**		一片只可在一个投射像上看到的高密度影，大部分此种发现是由正常腺体叠加重合所造成
☐ **2.** **整体不对称**		通过看对侧乳腺有无相同表现的一大团纤维组织样密度的组织分布在一固定区域（至少一个象限）来判断——其中不含肿块、紊乱结构、或可疑钙化
☐ **3.** **局灶不对称**		通过对比对侧乳腺有无相同形状区域表现的一团相对小的乳腺纤维组织样密度的组织分布在某固定区域（小于一个象限）来判断——在不同投照位形态相似，边缘凹向外，且常见脂肪组织点缀其中
☐ **4.** **进展性不对称**		指在复查过程中发现有新发、变大或变更明显的聚集样不对称结构

☐ **E.** **乳房内淋巴结**：乳内淋巴结呈边缘清楚的肾形肿块，且淋巴结门处可见脂肪组织。其通常≤1cm，当其＞1cm时，如果可见脂肪组织替换，也可认为是正常淋巴结。乳内淋巴结可见于乳腺内的任何位置，但多发于乳房的外侧部或上部接近腋窝处。它们经常在静脉附近可见。

☐ **F.** **皮肤病变**：此种病变当投射在乳腺组织上（特别是在两个不同投照位都可见）时容易被误解为是乳内病变，应当在报告中指出或在X线片上标识出来。

☐ **G.** **孤立导管扩张**：此表现为单侧管状或树枝状结构扩张或是增大的乳腺导管。

☐ **H.** **相关征象**：常和肿块、不对称性或钙化一起用来描述异常发现，或在没有其他异常发现的时候单独描述。

☐ **1.** **皮肤回缩**		皮肤被异常的牵拉
☐ **2.** **乳头回缩**		乳头被异常的牵拉下陷（此种表现不能同乳头下陷混淆，乳头下陷常为双侧）
☐ **3.** **皮肤增厚**		局灶或弥散分布，皮肤厚度＞2mm
☐ **4.** **小梁增厚**		乳腺纤维分隔增厚
☐ **5.** **腋窝淋巴结肿大**		腋窝肿大的淋巴结可以作为可疑提示、临床诊断辅助证据等，特别是当它们为新发的或与之前相比变大、变圆
☐ **6.** **结构扭曲**		作为一个相关征象，结构扭曲一般与另一个影像学发现结合使用，提示病变附近的正常乳腺组织变形或回缩
☐ **7.** **钙化**		作为相关征象，钙化常与一个或多个影像学发现结合使用，来描述病变内部或邻近的钙化（见B章节钙化的描述词）

I. 病变位置——先叙述哪一侧，然后是象限、钟面位置、病变深度、至乳头距离。

☐	1. 侧别		左侧还是右侧乳腺
☐	2. 象限和钟面定位	鼓励同时使用象限描述和钟面位置	使用象限位置（外上、内上、外下以及内下象限）和钟面位置或使用在左侧、右侧或双侧乳腺前注明乳晕区、中央区还是腋尾部
☐	3. 深度		明确病变在乳腺组织中的深度（前部、中部、后部三分之一）
☐	4. 至乳头距离		病变距乳头的距离为明确其深度提供了更精确的描述

评价类别		
不完整评估	**处理建议**	**恶性可能性**
☐ 0类：不完全——需进一步影像学评估和（或）同之前的检查结果作对比	建议进一步行影像学检查和（或）同之前的检查结果作对比	N/A
完整评估	**处理建议**	**恶性可能性**
☐ 1类：阴性	定期乳腺X线摄影筛查	恶性性可能几乎为0
☐ 2类：良性	定期乳腺X线摄影筛查	恶性性可能几乎为0
☐ 3类：良性可能性大	短期随访（6个月一次）或继续乳腺X线摄影监测	>0但≤2%恶性可能性
☐ 4类：可疑	组织学诊断	>2%但<95%恶性可能性
☐ 4A类：低度可疑恶性		>2%到≤10%恶性可能性
☐ 4B类：中度可疑恶性		>10%到≤50%恶性可能性
☐ 4C类：高度可疑恶性		>50%到<95%恶性可能性
☐ 5类：恶性可能性大	组织学诊断	≥95%可能性为恶性
☐ 6类：已知活检结果-恶性	临床时机适宜外科手术切除	N/A

> 此乳腺 X 线摄影病变分类表是为了数据采集，但并没有组成一个成形的乳腺 X 线摄影报告。

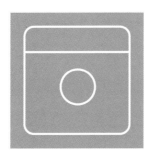

乳腺影像报告与数据系统图谱

乳腺超声

ACR BI-RADS®——Ultrasound
（2013 版）

Ellen B. Mendelson，MD，主席

Marcela Böhm-Vélez，MD

Wendie A. Berg，MD，PhD

Gary J. Whitman，MD，副主席

Marina I. Feldman，MD，MBA

Helmut Madjar，MD

Giorgio Rizzatto，MD

Jay A. Baker，MD

Margarita Zuley，MD

A. Thomas Stavros，MD

Christopher Comstock，MD

Vanessa Van Duyn Wear，MD

译者（按姓名汉语拼音排序）：

谢 菲 谢凌铎 杨后圃

American College of Radiology

乳腺超声

序

乳腺 X 线摄影和可扪及的乳腺异常病变的超声特征描述被表明在乳腺疾病的评估和处理中。然而，可靠而有效的全乳扫查的技术尚有待进一步标准化。诊断医生亲自操作的乳腺超声筛查模式在欧洲和亚洲已经应用多年。美国的实践模式也是不断变化的，大部分地区由技师操作，主要诊断其他影像检查的异常发现，也可以由诊断医生亲自扫查。考虑到在美国，超声可能成为 X 现检查的重要补充，我们也按照 ACRIN666[1-3] 的要求提供了培训和操作指南。

规范超声扫查技术、理解乳房解剖是有效应用乳腺超声术语的基础。下文详细介绍了乳腺超声术语词典中各个术语的描述词定义，并附有示例。不局限于某一特征，全面考虑病变的所有特点，综合评估病变是正确评估肿块的关键。某些病变特征如形状和边缘，与其他影像检查一样，都是评估病变性质的基本要素。而超声还有一些独有的征象，如病变方向和内部回声特点。

我们在整个第 2 版超声术语词典的插图示例中应用我们推荐的描述词。图例说明中采用大写强调首要展示的征象（译者注：中文版的加粗字体显示）。某些示例可能存在多个征象，说明文字会指出所有的征象，但仅仅大写（加粗）该插图主要展示的征象（如"一个卵圆形、平行的强回声小肿块"）。说明的末尾尽量提供病理结果。

BI-RADS® 对乳腺 X 线摄影的肿块、钙化及其他征象进行了大量更新，而且 BI-RADS® 的最终评估用语已经融合到 MQSA1992 中。超声和 X 线的联合使用使这些改变更具临床实用性。

20 世纪 90 年代末，美国放射学院（ACR）意识到超声术语词典的重要性。1998 年，在卫生和公共服务部妇女健康办公室基金支持下，我们组织国内外有代表性的专家团队开始了乳腺超声的应用方案研究。主要的内容包括：超声筛查、鉴别实性肿块的良恶性以及治疗中的可能应用。重要的是需要对术语进行标准化，并保持其一致性。特别需要研究的是实性肿块的特征描述及筛查应用（筛查中良性可能性大的标准亟需严格定义）。专家团队最后达成共识，采用了与 X 线类似的描述方式，保持了术语和评估分类的一致性。

在乳腺 X 线摄影检查中，经常需要分析多个征象，但根据最可疑的征象作出最终的评估分类，给出相应处理建议。类似的，在超声、X 线联合检查模式中，也需要根据最异常的病变决定最终诊断。

超声诊断过程中尽量采用 X 线中成熟的术语。像形状和边缘这样重要的特征描述词在两种检查中应用基本是一致的。在 2003 年出版第 1 版 BI-RADS® 乳腺超声以后，超声领域有了很多进展，比如弹性成像（见相关征象）。另外我们还加入了图像质量、解剖、男性乳腺、指南章节以及常见问题。随着乳腺超声技术的不断进步，超声在其他影像检查如乳腺 X 线摄影（包括断层 X 线）、MRI 和分子影像[4-5]之外的筛查和诊断性应用指征也逐渐清晰，本章节内容也将保持持续更新。

第 5 版 BI-RADS® 图谱是为日常临床应用而设计，出具有指导价值且无歧义的乳腺影像报告是其主要目的。长期以来，BI-RADS® 希望通过不断更新来适应乳腺影像学实践中的变化，以保持其对诊断医生更有实用价值。因此，BI-RADS® 委员会欢迎使用者们提供任何意见和建议，并将这些信息反馈给美国放射学会。但是，在发表评论和建议之前，请先访问 BI-RADS® 常见问题网页（http://www.acr.org/~/media/ACR/Documents/PDF/QualitySafety/Resources/BIRADS/BIRADSFAQs.pdf），其内容主要为委员会对提交的建议的官方答复。

乳腺影像报告与数据系统委员会
美国放射学院
1891 Preston White Drive，Reston，VA 20191
E-mail：BI-RADS@acr.org

Ellen B.Mendelson，MD，FACR
BI-RADS® 超声分会主席

简　介

　　ACR BI-RADS® 是用来规范报告、减少乳腺影像解读和处理建议误解的一个质量保证的工具，该系统还有助于监测影像报告质量。所有诊断医生和健康保健医生都应当认识到乳腺影像技术的优势和局限性。

　　用于描述乳腺超声所见的术语仍在不断扩展，术语的多样性可能导致歧义。术语词典中所含的描述词定义和描述已经获得 ACR BI-RADS® 超声分会批准通过。只使用这些术语将会确保报告的清楚、简洁和标准化。超声委员会相信这些术语能够为超声下的病变描述提供相当完善的循证分类；当然由于此领域仍在不断发展，将会需要新的术语，或者修改现在的术语。如果您想提出实质性的修改意见，请通过前言中提及的联系方式将其提交 ACR BI-RADS® 委员会。

　　ACR BI-RADS® 超声包括四部分及附录。

　　第 I 部分：总论

　　第 II 部分：乳腺影像术语词典——超声

　　第 III 部分：报告系统

　　第 IV 部分：指南

　　附录：**ACR BI-RADS®**——乳腺超声术语分类表

　　下面是各部分摘要。

I．总论

　　本部分讨论乳腺的解剖、影像质量问题及技术、影像的标识和测量以及检查结果的记录。

II．乳腺影像术语词典——超声

　　在乳腺影像中超声非常有用。词典包括一组标准化术语及丰富的实例来示范怎样和何时应用这些术语。BI-RADS® 超声分会相信这些术语的广泛应用将使各地的超声医师更清楚和有效地与其他医师及病人沟通。

III．报告系统

　　尽管使用计算机辅助报告软件并非必须，但是我们强烈建议采用辅助系统，因为这样

乳
腺
超
声

不仅能使报告简洁、准确、标准，还可以同时进行数据搜集，并形成可供将来回顾的数据库。这可以使超声医师及单位可以监测其诊断结果以及诊断的准确性，并帮助他们适时地调整所使用的诊断标准。虽然没有一个计算机软件是理想的，但是我们强烈建议使用对诊断工作干扰最小的软件。影像医生的注意力应当集中在图像判读上，而不应该受到软件的干扰。最简单的输入系统应该可以实现将正常检查的描述集中到一页上，而异常结果也仅需要少量交互。如果可行的话，建议采用专门的报告员录入数据。

报告结构

使用经过推荐的术语是出具一份容易理解的乳腺影像报告的关键。本报告系统首先对乳腺构成进行大体分类，然后根据形状、方向、边缘、内部回声模式及后方回声特点进行描述，并根据大小和分布对钙化进行描述。接下来对影像发现进行解析，并对病变的恶性可能性进行评价分类，最终给出处理建议。因此，一份乳腺超声报告应分为以下几部分：

1. 检查指征
2. 描述乳腺超声的扫描范围和技术
3. 简要描述整个乳腺的构成类型（仅筛查）
4. 清晰描述任何重要的发现
5. 与之前检查的对比，包括与查体、乳房 X 线检查或者 MRI 结果
6. 综合报告
7. 评估
8. 处理建议

注意乳腺超声检查有时与 X 线检查分开报告，有时合在一起报告。无论何种方式，报告的结构都要遵循一般准则，保持报告清楚、简洁。

Ⅳ. 指南

在 BI-RADS® 临床应用的这些年中，委员会收到了很多的质疑和存在的问题。因此我们决定单独设立指南章节，以回答这些问题、介绍专业术语的变化以及解释这些改变的原因。

附录

附录包括一个表格，建议使用合适的 BI-RADS® 术语简要地描述乳腺超声检查结果。同时，表格还包括 BI-RADS® 最终评估分类。

修订记录

日期	页码	章节	修订内容
12/31/2013	-	-	原版
02/28/2014	73	超声	删除钙化描述部分第二段

乳
腺
超
声

I．总论

A. 乳腺解剖

乳房位于胸壁第二和第六肋之间。构成乳房的脂肪和腺体组织位于胸肌浅筋膜层内，浅筋膜浅层位于皮下，浅筋膜深层位于胸肌前方。

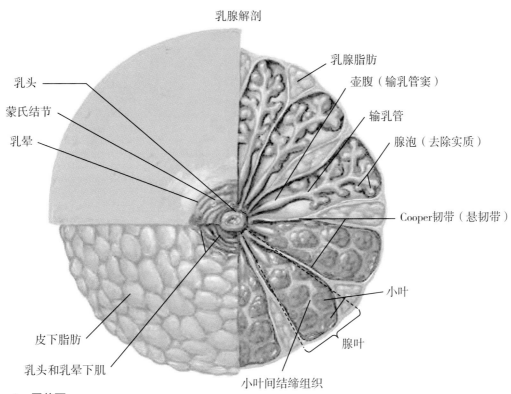

乳腺解剖

乳头
蒙氏结节
乳晕

乳腺脂肪
壶腹（输乳管窦）
输乳管
腺泡（去除实质）
Cooper韧带（悬韧带）
小叶
腺叶

皮下脂肪
乳头和乳晕下肌
小叶间结缔组织

A. 冠状面

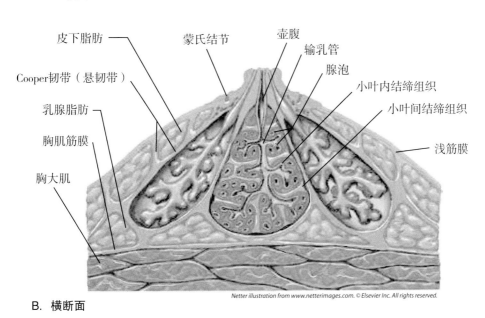

皮下脂肪
蒙氏结节
壶腹
输乳管
腺泡
小叶内结缔组织
小叶间结缔组织
浅筋膜

Cooper韧带（悬韧带）
乳腺脂肪
胸肌筋膜
胸大肌

B. 横断面

图 2-1 正常乳腺解剖。女性仰卧位乳腺示意图（超声）。冠状面（A）和横断面（B）

乳腺超声

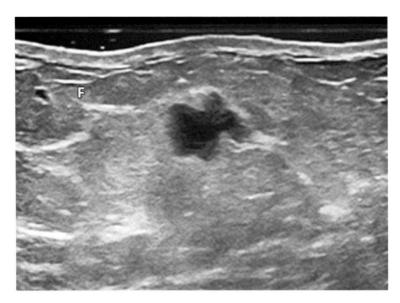

图 2-2 解剖：正常皮肤。两条强回声亮线与之间的低回声层构成皮肤复合体，其总厚度一般 ≤ 2mm（乳晕区域或乳房下皱襞除外）。显示皮肤浅层可以借助耦合剂衬垫法。焦点区域需要设置在浅层。图中正常的 2mm 皮肤和浅表脂肪小叶（F）下方可见一个 8 mm 微分叶状的浸润性导管癌

乳腺由少则 7～8 个、多则 20 个松散聚集在一起的腺叶构成。每个腺叶的导管系统都起源于外周的细小导管，终止于粗大的集合导管，并在乳头上留下可见的凹陷。导管的最末端即小叶终末导管终止于乳腺良恶性肿瘤起源的终末导管小叶单位。

乳腺的动脉供应来自于锁骨下动脉和腋动脉，以及其胸外侧、胸肩峰和内乳分支。静脉丛位于乳头下方。超过 90% 的乳腺淋巴汇入同侧腋窝，有一小部分引流到内乳。在接受过腋窝清扫术或波及腋窝的乳房切除术的患者中，淋巴引流可能会汇入对侧腋下。

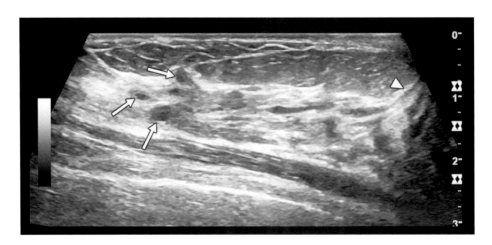

图 2-3 图像质量：梯形采集。放射状扫描显示一个正常乳管，起自外周的腺小叶（箭头），弧形延伸向乳头（三角）。导管位于低回声的脂肪小叶下方的纤维腺体组织中

1. 腋窝

　　腋窝包含淋巴结、臂丛神经和腋动静脉。正常腋窝淋巴结的数目和大小有很大的个体差异。双侧淋巴结的大小、形状和数量对称与否可以帮助鉴别正常与否。乳腺 X 线摄影上可能会显示腋窝淋巴结；通常表现为 2 ~ 3 个或更多卵圆形（通常为肾形）靶环状肿块。在超声图像上，正常的腋窝或内乳淋巴结表现为有回声的脂质淋巴结门和低至无回声的皮质。

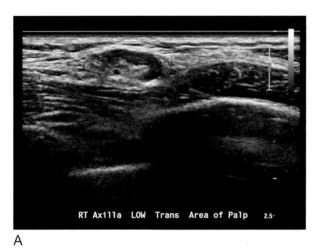

A

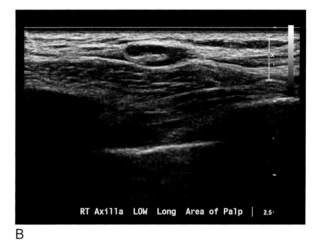

B

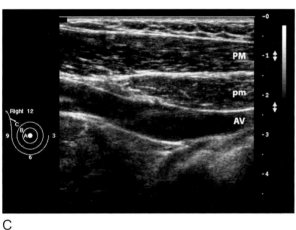

C

图 2-4　正常腋窝淋巴结。横断面（A）和纵断面（B）显示正常大小和皮质厚度的淋巴结，形似小型肾脏。正常腋窝（C）。胸大肌（PM）位于胸小肌（pm）前方，而腋静脉（AV）则位于二者的深方

2. 乳头与乳晕

乳头乳晕复合体个体差异很大。部分女性乳晕非常小，而另一些则可达 1 ~ 2cm，作为体表标志乳头比乳晕相对恒定。正常的乳头可以是突出、平坦或者内陷的。

如考虑乳头有可疑，或为增加诊断可靠性，应与对侧乳房比较。乳头表面的裂隙和凹凸不平导致后方回声衰减，借助补偿衬垫或厚层耦合剂可以使其显示更清楚（图 2-4A，B和 C）。乳头两侧的乳晕皮肤呈锥形扩展。正常乳房表面的皮肤厚度为 0.2cm，乳房下皱襞和乳晕区皮肤通常会更厚。

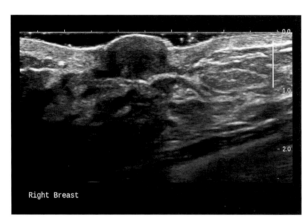

A

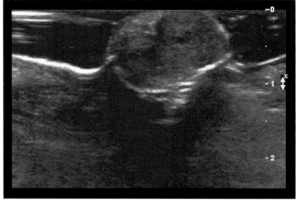

B

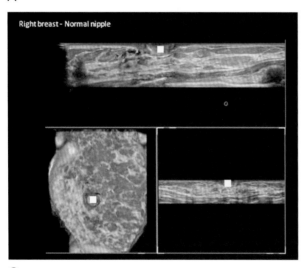

C

图 2-5　解剖：乳头和和下方乳腺组织。乳头的大小和外观有个体差异，从内陷到平坦到突起都有可能。耦合剂衬垫（A 和 B）可以帮助显示皮肤和浅表组织。图 A 是正常乳头。如考虑异常可能，与健侧比较有助于判断。图（B）显示因乳头内黏液腺癌而肿大的乳头。图（C）示仰卧位全自动容积扫描图像。上图为正常乳头（方块）B 超图像（X- 平面或横断面），左下为冠状重建图（Z- 面），右下为矢状重建图（Y- 面）。手持式超声检查中乳头后方组织经常被声影遮挡，全乳超声则无此问题

3. 男性乳房发育

某些药物包括抗高血压药、抗抑郁药、H₂受体阻滞药、毒品和某些内分泌活性肿瘤的激素效应可能刺激退化的男性乳腺发育。发育的导管和间质位于乳晕后方区域，乳腺 X 线摄影典型表现为从乳头向后方延伸"火焰征"，往往双侧不对称。

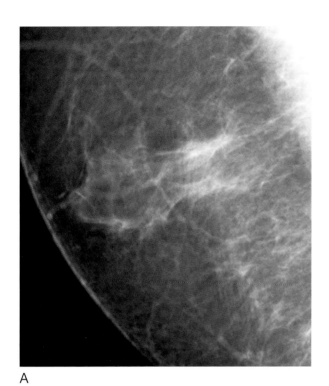

A

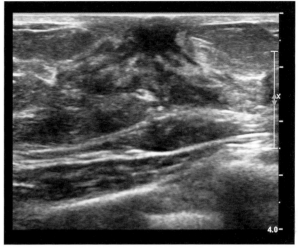

B

图 2-6 **解剖：男性乳房发育**。男性，71 岁，有高血压病史，主诉为左乳头下方可触及痛性结节。乳腺 X 线摄影斜位片可见乳晕后方纤维腺体组织（A）；B 型（B）和彩色多普勒（C）超声图像可见低回声乳腺组织，以及放射状逐渐变细的导管，这是男性乳房发育典型超声表现

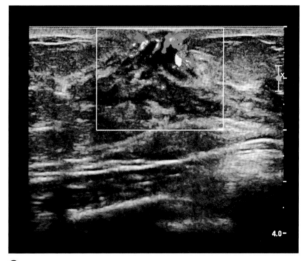

C

B. 图像质量

1. 探头频率

　　和其他影像一样，超声筛查和诊断的可靠性很大程度上取决于图像的质量。使用没有经过参数调节的高频手持超声进行乳腺检查是非常考验操作者的。劣质图像可能会导致严重的误诊，如将癌误诊为囊肿。美国放射学院（ACR）关于乳腺超声检查的操作指南（2011）（The ACR Practice Guideline for the Performance of a Breast Ultrasound Examination 2011)[4] 推荐使用至少 10MHz 的中心频率的大带宽的线阵探头。在高频端（12 ～ 18MHz），这些探头提供高分辨率的图像。而在其低频端可获得 5cm 的检测深度。

　　与低频声波相比，高频声波更容易在乳腺组织中衰减。只要采用合适的仰卧或侧仰卧位，大多数乳房只有几厘米厚，高频超声可以很好地显示乳腺组织。如果碰到特别大的乳房，为检查深部组织，可以选择多频探头的低频设置，或者施加更大的压力以增加声波穿透性，降低衰减。

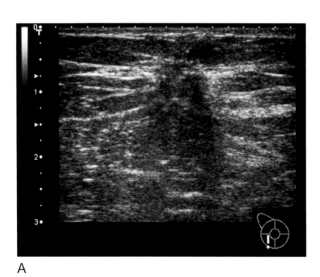
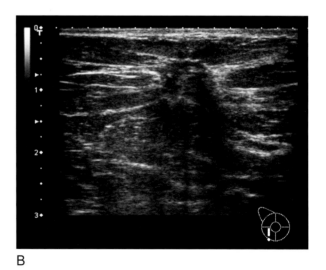

A　　　　　　　　　　　　　　　　B

图 2-7　图像质量：探头频率。同样一个不规则形状的癌（纵断面），其边缘和周围结构扭曲特征在 7.2MHz（B）工作频率时的显示效果明显劣于 14MHz（A）。高频探头带来的分辨率提升使 Cooper 韧带的纠集、成角以及肿物不清晰的边界更加明显

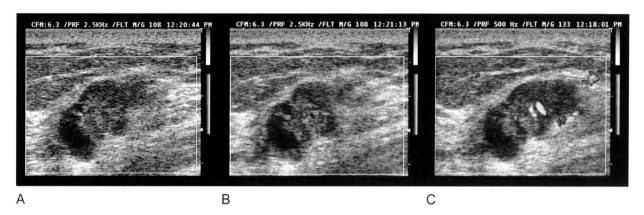

A   B   C

图 2-8 **图像质量：多普勒设置**。图 A 示探头压力过大导致彩色血流无显示。图 B 示无压力扫描，病变内可见少量血管。图 C 采用同样的多普勒频率和无压力扫查，更加准确地显示肿块内部的低速血流。病理：浸润性导管癌伴有导管内癌

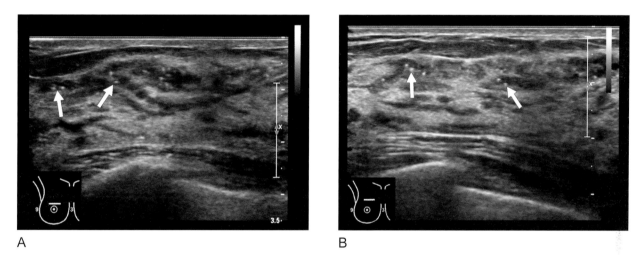

A   B

图 2-9 **图像质量：探头频率**。图 A 是通过频率范围为 12 ～ 5MHz 的线阵探头获得的诊断图像，改用 17 ～ 5MHz 的探头则可以获得更佳的图像（B）。在两幅图像中，纤维腺体组织导管内钙化（箭头）是可以分辨的，但钙化点和导管解剖在高分辨率图像上显示更清晰

乳腺超声

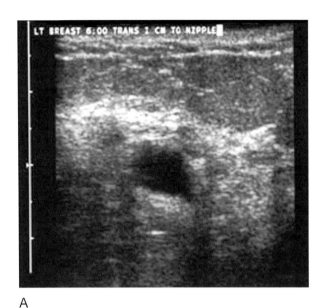

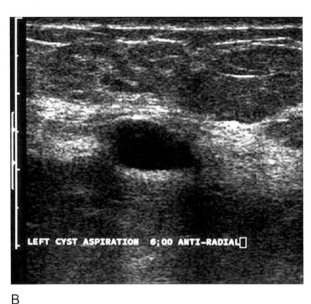

A

B

图 2-10 图像质量：探头频率、分辨率和对比度设置。因为采用了低频率、高对比度、低灰阶的过时技术，利用 A 图对肿块边界和形状进行准确判断是不可能的。图 B 聚焦更好，具有较高的分辨率，使该肿块可以准确地被判定为单纯囊肿。根据图像 B 的 BI-RADS® 分类评估是良性（2 类），而根据图 A 则可能被判定可疑（4 类）。A 图中注释文字覆盖了皮肤；除非需要进行径线测量，否则不应该在图像上覆盖任何文字。需要注意的是图 B 标记了囊肿穿刺抽吸操作，除非患者有症状（治疗性抽吸），这不是必须的。图 A 的图像质量在今天是不能被接受的

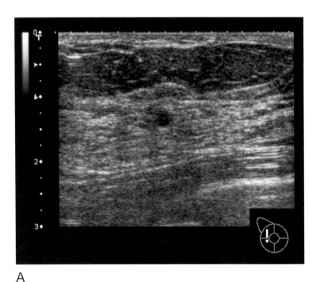

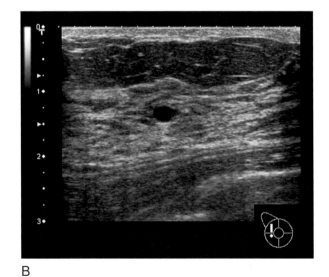

A

B

图 2-11 图像质量：更高频率和压力的效果。图 A 示在 7.2MHz 工作频率时（线阵探头，频率范围 14 ～ 7MHz）可见一个卵圆形肿块，边界不清。很难诊断为单纯囊肿，需要通过穿刺抽吸证实。采用同一探头对同一肿块（B）进行扫描，但将工作频率设定为 14MHz，可以清晰判断其为单纯囊肿。探头额外加压使图 A 后方的折射声影明显减少。根据质量改进后的图 B 可以将其 BI-RADS® 分类定为良性（2 类）

乙. 视野

视野（FOV）指在显示器上显示的组织深度。在乳房中寻找病变时，需要设置足够深的视野以包括乳腺组织和后方的胸肌。胸膜和肺不应该被包括在视野内。

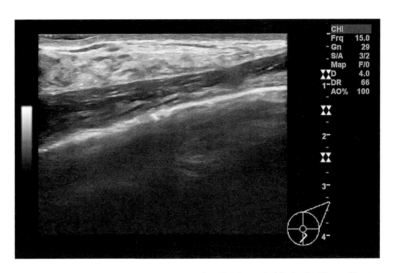

图 2-12　图像质量：视野。左侧乳腺 6 点钟方向单一截面，乳腺组织仅占视野的 50%。图像中 2 ～ 4cm 区域并无任何乳腺相关信息。焦点区域（标记为✖✖）也被设置得太深

很多操作者在发现肿块后喜欢将视野设置更浅或进行过度放大。这两种情况下都有可能导致肿块的边缘被错误地判定为不清。反之，当视野设定得太深时，小病灶可能变得不显眼，也很难被准确判断。

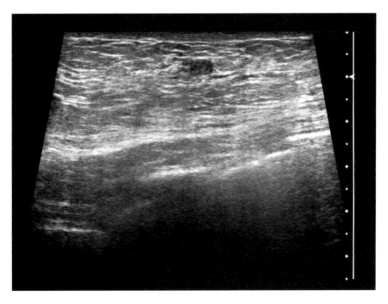

图 2-13　图像质量：视野。梯形图像的下部未包含有用信息。在这个深度被设置为 5.5cm 的超声图中，距离皮肤 0.8cm 深处一个 0.4cm×0.3cm 的小肿块显示效果不佳。该影像被人为缩小

对于较大病变，有几种方法可以用来将整个病变显示在一幅图像上。某些探头具有"扩展视野成像"功能，也被称为"全景成像"，可能有助于显示此类病变与周围组织的关系。扩展视野也可以是用于显示多发病变之间或病变与乳头等结构之间的位置关系。因为配备宽视野自动扫描系统，全乳超声同样可以用于多发和体积较大的病变。

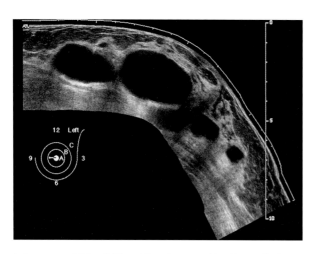

图 2-14　图像质量：扩展视野。扩展视野扫描显示在这个 46 岁女性的纤维腺体组织中有众多的单纯囊肿

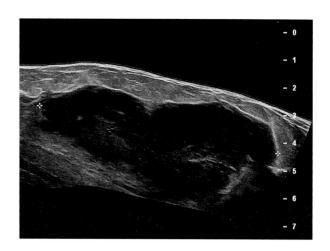

图 2-15　图像质量：扩展视野。全景扫描显示一个 9cm 大脓肿的范围。一般来说，除非使用扩展视野的功能，否则手持式高频 B 型超声探头仅能显示 4 ～ 5cm 的视野

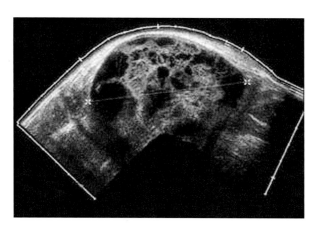

图 2-16　图像质量：扩展视野。一个复杂的囊实性肿块被完整显示，这是一个乳头状导管原位癌（DCIS）

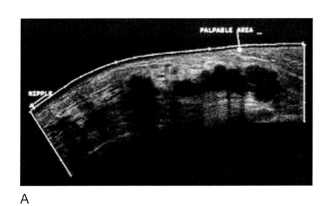

A

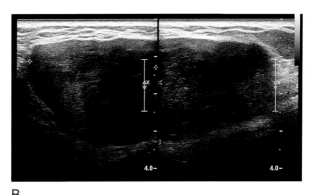

B

图 2-17　图像质量：扩展视野显示浸润性小叶癌侵及全部纤维腺体组织（A）。扩展视野成像常用来显示大肿块、病灶之间的距离以及病变与其他结构之间的关系。将一个 4cm×7cm 纤维腺瘤分割为两幅图像（B）是显示超大病变的另一种方法。这种替代方法可以近似估计肿块大小，但显示周围组织较少

　　配备有双屏幕的机器允许拼接图像。首先采集较大病变一半或感兴趣的区域并冻结图像；然后激活另一个屏幕，采集另外一半。可以在一个屏幕上将两幅图像放到一起显示，进而可以测量整个或大部分肿块的径线，尽管并不精确。借助导管、脂肪小叶、距离皮肤距离解剖解标志可以使测量更加准确。宽视野扫描（全景成像）更准确，应尽可能使用（图 2-16，见 178 页）。

　　另外一些方法：有些线阵探头产生的图像底部可以拉宽，使其显示为梯形而不是矩形。

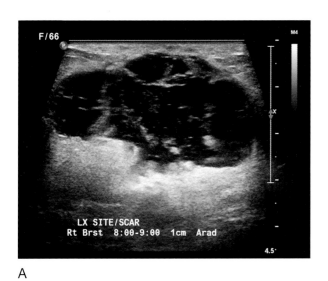

A

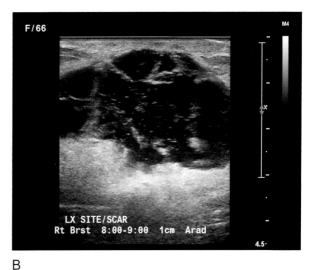

B

图 2-18　图像质量：梯形采集。浸润性导管癌保乳术后积液。矩形图像图中积液的边缘被切掉（A），而在底部加宽的梯形采集图像中得以显示（B）

乳腺超声

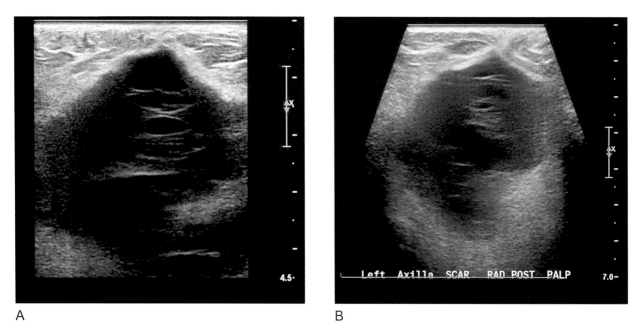

A

B

图 2-19　图像质量：梯形采集。 与矩形图像相比（A），梯形采集图像（B）底部更宽，可以更好地显示本例术后腋窝积液的后部轮廓

此外，宽达 14 ~ 15cm 的线性容积探头可以进行宽幅扫描并显示三维图像。

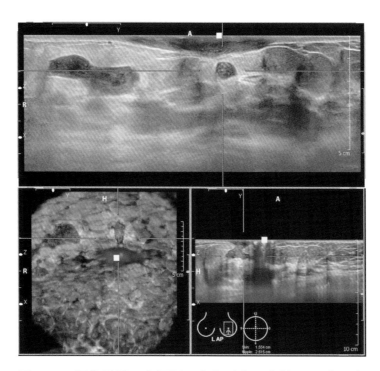

图 2-20　图像质量：宽视野、容积采集。 女性，29 岁，右侧乳腺 12 点钟方向慢性无菌性脓肿。宽视野横向扫描分别显示其冠状面（左下）和矢状面（右下）图像。黄色方块表示的乳头位置，十字线被放置在三个垂直平面均可见的脓腔上。病理：肉芽肿性乳腺炎

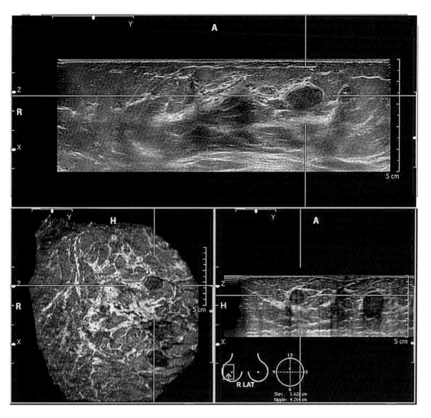

图 2-21　图像质量：宽视野、容积采集。扩展视野、仰卧位全自动超声检查侧位图像显示 42 岁患者右侧乳房多个良性肿块中的 2 个。十字线相交于 12 点钟方向一个卵圆形边界清楚的平行肿块上。上方图像是横断面；左下图是冠状面重建图像，纤维腺体组织显示为白色而脂肪为深灰色；右下图为矢状面重建图。更宽视野的扫描还可以更好地显示病变对周边结构的影响（本例无）。容积扫描还可以三维展示病变，并显示病变之间的距离和关系

3. 焦点区域

许多探头带有变焦功能。聚焦区应放置在皮肤和胸壁之间的感兴趣区的前到中间 1/3。评估病变时，聚焦区放置的最佳位置是在病灶的中心。2 ~ 3 个聚焦区或具有可变范围将增加该区域组织的图像的分辨率。然而，在许多系统中，如果使用多于 3 个聚焦区，帧速率将显著减缓，失去了实时扫描的好处。许多探头具有宽聚焦区功能，可以实现大范围快速扫描。对于针对性的超声检查，可以设置较窄或单一焦点，置于肿块或感兴趣区域。错误设置焦点可能引起伪像或图像模糊，从而造成误诊。

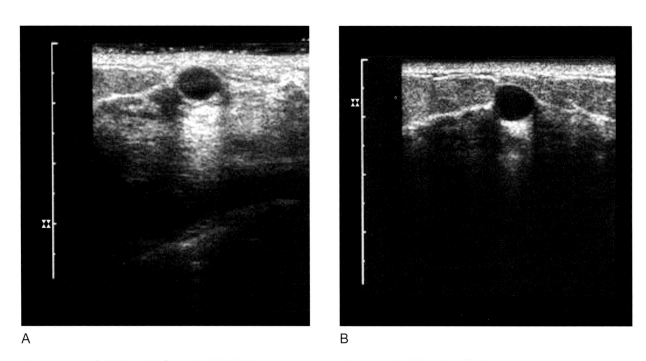

A   B

图 2-22　图像质量：焦点区域设置的影响。 图 A 中，焦点区域（✖）被不恰当地置于肿块下方，导致肿块前部显示有回声；图 B 中，焦点区域被置于肿块中部（B），可以确切地看到其无回声特征。图 A 中的肿块内回声被确认是伪像

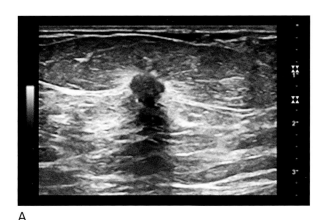

A

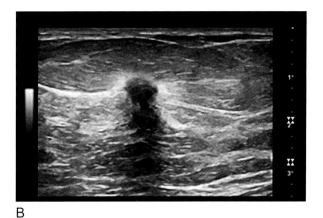

B

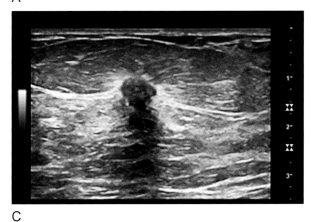

C

图 2-23 图像质量：焦点区域设置可以影响病变是否能清晰显示。以三个不同的焦点区域设置（以一对 **X** 图标标记）的超声图像显示同一个 X 线摄影上（未提供）很明显的癌。尽管这个较小的浸润性导管癌在三幅图像中均可看到，但边缘特征显示最佳的是将焦点区域设置在病变水平的图 A。将焦点设置在邻近胸肌（B）或病灶后方（C）时，尽管依然有声影，但边缘特征已不够明显

4. 灰阶增益

超声波穿过组织过程中不断被吸收，组织越深，吸收越多，成像声波则越少。提高增益可以通过增加图像的亮度进行补偿，但足够的穿透深度和清晰显示还依赖探头的频率（穿透力与频率成反比）、焦点区域的设置、功率增加以及适当的视野。恰当的灰阶增益设置应该使正常乳腺可以使用大部分灰阶范围。如果组织表现为白色的斑块，说明增益设置得太高，这会掩盖一些病变，并让一些囊肿看起来像实性的。如果乳腺实质显示为深灰色，甚至黑色，则增益设置太低，会导致某些非常低回声的实性病变变成无回声而被误认为单纯囊肿。作为灰阶设置的参照物，皮下脂肪小叶应表现为中等灰度，而不是黑色。

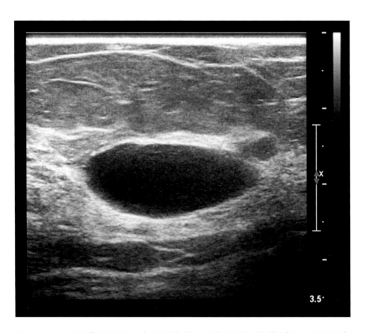

图 2-24 图像质量：灰阶增益。增益设置恰当，可以确切地判断这是一个单纯囊肿。在这幅准确调节的图像中，囊肿的中心的无回声与周围脂肪腺体组织通过深浅不一的灰度进行区分。在大囊肿的右前缘还可看到一个小的复杂囊肿

5. 复合成像

实时空间复合成像通过将不同角度采集到的多幅重叠图像平均为单一帧图像。系统通过电子程序控制探头芯片获得不同角度图像。该过程非常迅速以至于速度接近实时成像，但增加重叠图像数目会导致帧频率减慢。复合成像可以降低噪声（斑点），提高图像中央的分辨率。复合成像使结构改变更容易被识别。

采用空间复合成像技术，可以使图像中央的肿块边缘特征显得更确切。而声影和增强等后方特征，则可能不太明显，但仍可辨别。后方增强可能呈圆锥形，这是不同角度声束相交的结果。

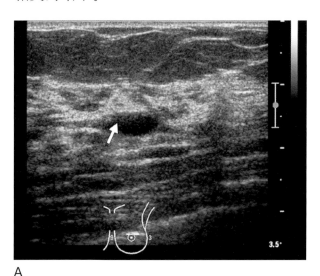

A

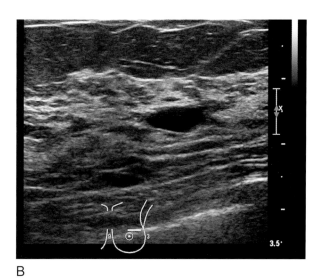

B

图 2-25　图像质量：空间复合成像。 图 A 显示采用普通模式扫描，单纯囊肿的前壁（箭头）可以看到回响伪像。图 B 中，复合成像消除了伪像，使囊肿呈无回声表现。这两幅图像的焦点区域设置都是正确的

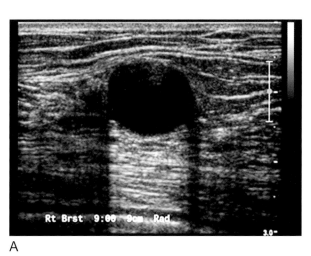

A

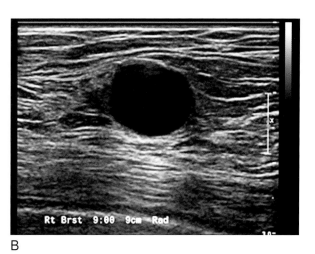

B

图 2-26　图像质量：空间复合成像。 普通模式采集的图像（A）显示这个单纯囊肿后方回声呈明显的柱状增强，但侧方声影掩盖了邻近组织。其左前缘不如利用空间复合成像技术采集的图像（B）清晰。另外，图（B）中侧方声影几乎不可见，囊肿侧方的组织因此显示的更清楚。后方增强仍然可见，但亮度不及图（A），且更接近圆锥形

C. 标记与测量

1. 标记

应该按照美国放射学院（ACR）关于乳腺超声检查的操作指南（2011）（The ACR Practice Guideline for the Performance of a Breast Ultrasound Examination 2011）和美国放射学院关于超声引导下乳腺经皮乳腺介入操作指南（The ACR Practice Guideline for the Performance of Ultrasound-Guided Percutaneous Breast Interventional Procedures），要求将下述内容标记在乳腺图像中：

（1）设备名称和位置

（2）检查日期

（3）患者姓名

（4）身份证号和（或）出生日期

（5）乳房侧别

（6）解剖位置使用钟面法（至最接近的小时），或标记乳房的示意图

（7）探头的方向（例如放射切面、垂直放射切面、斜切面、横切面、矢状面）

（8）病变或扫描区域距离乳头距离（cm）（应以乳头为参考点测量，不应参照差异较大的乳晕边缘）

（9）超声技师和（或）医师的工号、姓名的首字母或其他标识

2. 测量

> **如何测量**
>
> 与肾或卵巢的测量方法类似，超声医师或技师首先应找到病变的长轴，然后获取其垂直切面图像，并测量径线。一个常见的错误是使用图像的矩形框作为参考测量病变（图 2-27），因为肿块通常是倾斜地而非水平或垂直地躺在图像中。对于实性或复杂囊实性病变，可能需要用到彩色多普勒或者能量多普勒。尽管实时扫描是第一选择，但当报告医生并非操作者时，检查的视频剪辑也可以作为参考。**如果仍然有疑问，则需要报告医生直接检查。**

（1）记录测量值到最接近 mm 或 cm（整个报告中使用同一单位）。例如，0.45～0.49cm 应四舍五入至 0.5cm，0.11～0.14cm 应舍为 0.1cm。

（2）如果可能，一个病变应记录 3 个径线。最长径代表病变的最大径线。第二个径线应垂直于最长径。第三径线应采测自与第一幅图像正交的图像，并且与前两个径线不同。如下方示意图所示。

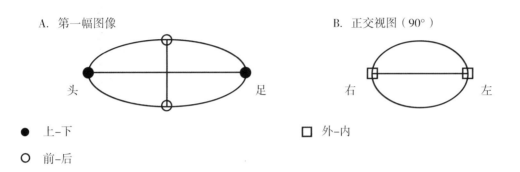

如果有必要，利用 3-D 探头可以对肿块的体积进行计算和报告（二维超声上利用两副垂直的图像可以测得 3 个径线）。如果后方声影强烈，肿块后方边缘可能被掩盖，则前后径未必可以测量。

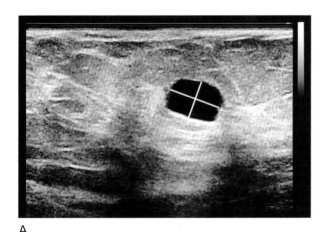

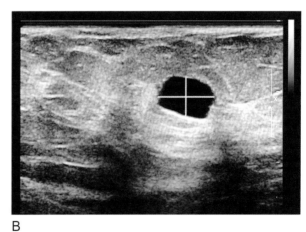

A   B

图 2-27 标记与测量。应该像图 A 这样测量这种囊肿和其他斜行的肿块。首先找到肿块的长轴，然后测量其垂直径。B 所示的测量结果是不正确的，不应将图像矩形框作为测量参考

D. 资料记录

囊肿、乳房内淋巴结、多发良性肿块

囊肿是多发时，采集代表性的图像就足够了。没有必要为每个囊肿采集两张图片，测量每侧乳房中最大囊肿的长径即可。但如果超声检查的目的是针对 X 线检查异常或者该囊肿对应临床可疑位置，应按前文标准测量并记录。筛查中发现的孤立的无症状的单纯囊肿应该接受实时扫描以确定其典型良性特征，但无需全面记录。如果报告里提及（分类为良性），存档一幅带有囊肿长轴的图像就够了。如果报告未描述（分类为阴性），则无需留存图像。

尽管囊肿可以发生在较高的腋尾部或腋窝内副乳组织内，但上述部位的囊肿首先应考虑其他原因，比如淋巴结转移。彩色或能量多普勒和弹性成像可帮助确认边界清楚的无回声肿块是否是囊肿。

类似的建议同样适用于乳房内淋巴结。如果超声检查的目的是针对 X 线检查异常或者该囊肿对应临床可疑位置，应按标准流程存档。不过，无论是诊断性超声检查还是偶然发现的无症状、典型良性的乳房内淋巴结，不需要完整的甚至任何存档记录。

和乳腺 X 线摄影一样，表现为双乳多发表现类似的肿块在超声上也应归为良性（2 类）。如果检查者倾向于记录所有的肿块而不是记录每个象限或每个乳房中最大者的话，应该以列表形式记录肿块的钟面位置、至乳头距离和三维径线。当同一区域聚集多个肿块时，报告病变前缘至皮肤的距离有利于区分彼此（随访和结果监测章节，见 509 页非标准图像记录对筛查审计的影响）。

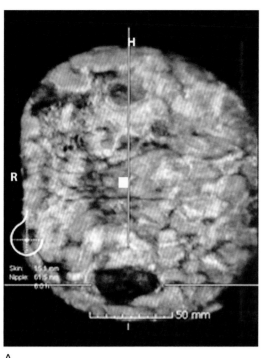

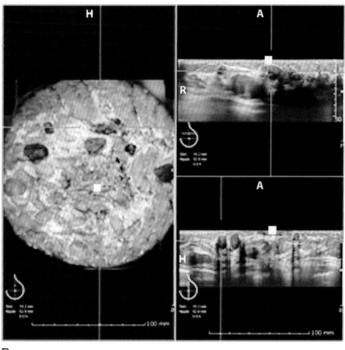

A　　　　　　　　　　　　B

图 2-28　文档资料：多发肿块。全乳超声提示双侧乳房多发边界清楚的肿块，右侧冠状面（A）和左侧冠状面（B）。图 B 上方为横断面或轴面图像，右下方为矢状面图像。十字线关联了三个切面中的病变位置。冠状面图像的下方通过示意图和注释标明了距乳头距离、钟面位置以及十字线至皮肤的深度。列表是清晰高效的文档资料记录方式

参考文献

1. American College of Radiology Imaging Network. Protocol 6666, screening breast ultrasound in high-risk women. (http://www.acrin.org/TabID/153/Default.aspx). Accessed November 4, 2013.

2 Berg WA, Blume JD, Cormack JB, et al. Combined screening with ultrasound and mammography vs mammography alone in women at elevated risk of breast cancer. *JAMA* 2008; 299:2151–2163.

3. Berg WA, Zhang Z, Lehrer D, et al. Detection of breast cancer with addition of annual screening ultrasound or a single screening MRI to mammography in women with elevated breast cancer risk. *JAMA* 2012; 307:1394–1404.

4. American College of Radiology. ACR practice guideline for the performance of breast ultrasound examination. (http://www.acr.org/~/media/ACR/Documents/PGTS/guidelines/US_Breast.pdf). Accessed November 4, 2013.

5. American College of Radiology. ACR practice guideline for the performance of screening mammography. (http://www.acr.org/~/media/ACR/Documents/PGTS/guidelines/Screening_Mammography.pdf) Accessed November 4, 2013.

6. American College of Radiology. ACR practice guideline for the performance of ultrasound-guided percutaneous breast interventional procedures. (http://www.acr.org/~/media/ACR/Documents/PGTS/guidelines/US_Guided_Breast.pdf). Accessed November 4, 2013.

7. Berg WA, Zhang Z, Cormack J, Mendelson E, <u>Multiple bilateral circumscribed masses at screen breast US: consider annual follow-up</u>. *Radiology* 2013; 268(3):673–683.

Ⅱ. 乳腺影像术语词典——超声

表2-1. BI-RADS®乳腺超声术语一览表

乳腺组织	术语	
A. 组织构成（仅用于筛查）	1. a. 均质背景回声——脂肪型 2. b. 均质背景回声——纤维腺体型 3. c. 不均质背景回声	

影像表现	术语	
B. 肿块	1. 形状	a. 卵圆形 b. 圆形 c. 不规则形
	2. 方向	a. 平行 b. 不平行
	3. 边缘	a. 清晰 b. 不清晰 　i. 模糊 　ii. 成角 　iii. 微分叶 　iv. 毛刺状
	4. 回声类型	a. 无回声 b. 高回声 c. 混合回声 d. 低回声 e. 等回声 f. 不均回声
	5. 后方回声	a. 后方回声无改变 b. 后方回声增强 c. 声影 d. 后方混合性改变
C. 钙化	1. 肿块内钙化	
	2. 肿块外钙化	
	3. 导管内钙化	
D. 伴随征象	1. 结构扭曲	
	2. 导管改变	
	3. 皮肤改变	a. 皮肤增厚 b. 皮肤回缩
	4. 水肿	
	5. 血流	a. 无血流 b. 内部血流 c. 边缘血流
	6. 弹性成像	a. 质软 b. 质中 c. 质硬
E. 特殊征象	1. 单纯囊肿	
	2. 簇状微囊肿	
	3. 复杂囊肿	
	4. 皮肤内或皮肤表面肿块	
	5. 异物包括假体	
	6. 乳房内淋巴结	
	7. 腋窝淋巴结	
	8. 血管异常	a. 动静脉畸形/假性血管瘤 b. 胸膜壁血栓性静脉炎
	9. 术后积液	
	10. 脂肪坏死	

A. 组织构成

与乳腺 X 线摄影一样，超声上正常乳腺组织构成也存在较大的个体差异。高密度的乳腺会降低 X 线摄影检查对小肿物的检出率，不均质的乳腺背景回声也会影响病灶检出的敏感性。

1. a 均质背景回声——脂肪型

乳腺组织主要由脂肪小叶和均匀回声的条带状支持结构组成。

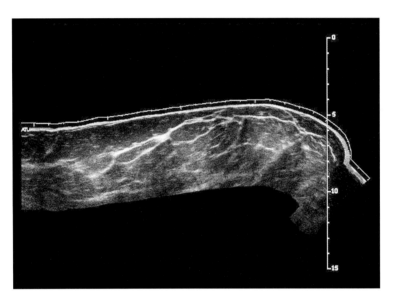

图 2-29　均质背景回声——脂肪型。图为一位 59 岁患者的超声图像，这是一个明确的具有均质脂肪回声背景的乳腺。本例通过扩展视野成像技术获得与 X 线摄影相似的图像。左侧为头侧，右侧为尾侧

A. 组织构成

2. b. 均质背景回声——纤维腺体型

表现为位于一层薄薄的低回声脂肪小叶下方的一层厚厚的均质纤维腺体回声。很多病变如癌和纤维腺瘤都发生在纤维腺体层内或其与脂肪的结合部。

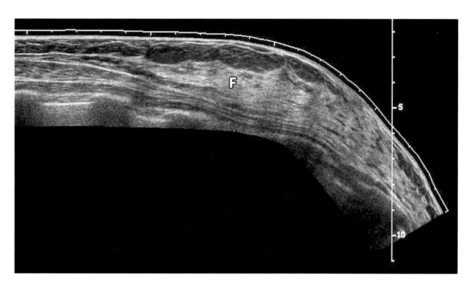

图 2-30 均质背景回声——纤维腺体型。纤维腺体层（F）位于皮下脂肪和胸肌、胸肌筋膜之间，较强回声的腺体层与脂肪层有明显区别

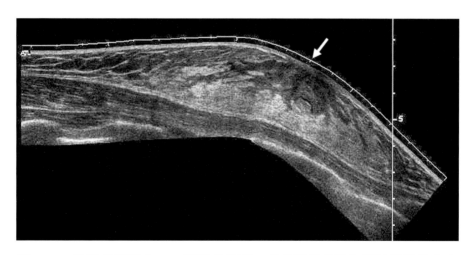

图 2-31 均质背景回声——纤维腺体型。青春期的乳腺与男性乳腺发育症相似，在乳头的正后方可见低回声组织（箭头）。因为这些年轻的患者通常不进行乳腺 X 线摄影，一定注意不要把乳头后方的乳芽误认为异常结构的而建议活检。对这个年龄组的患者来说，这种表现应该认为是正常的。如果行手术切除，乳房将不再发育

乳腺超声

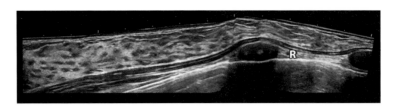

图 2-32 均质背景回声——纤维腺体型。在一薄层脂肪下方是均匀的纤维腺体回声层，其内可见低回声的导管。R 示肋骨

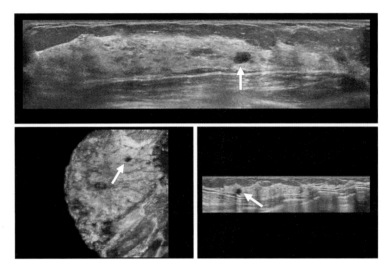

图 2-33 均质背景回声——纤维腺体型。本图上方为采用 14 ～ 5MHz 14.5cm 线阵探头全自动采集的图像（外侧位），左下和右下分别为冠状面和纵切面的重建图像，在各个视图上均可见左侧乳房的纤维腺体层存在一个小囊肿（箭头）。纤维腺体层的表层可见一薄层脂肪

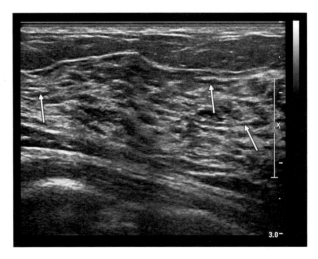

图 2-34 均质背景回声——纤维腺体型。手持探头（17 ～ 5MHz 线阵探头）扫描的影像表现与上方自动扫描的图像类似，但细节更丰富。右侧乳房腋尾部遍布低回声的线状导管（箭头）

乳腺超声

A. 组织构成

3. c. 不均质背景回声

不均质背景可以是局限性，也可以是弥漫性。其特点为多发小片回声增强和减低区域混杂。脂肪小叶和腺体的交界处可能产生声影。多见于年轻人和乳腺 X 线摄影上表现为不均质致密实质的乳腺。尽管这种乳腺构成是否影响和怎么影响超声敏感性有待研究，但是临床实践提示一些小的病变可能会被不均质背景所掩盖。一些技术的手法可能会有助于解决这种困境，避免进行不必要的活检。

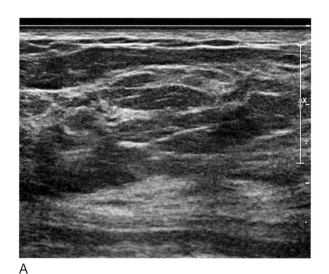

A

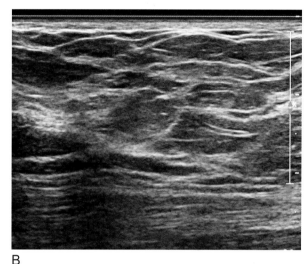

B

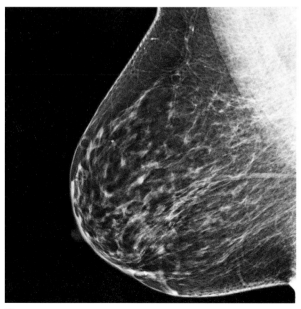

C

图 2-35　不均质背景回声。与前面例子中均匀一致的腺体层不同（图 2-30 至图 2-34），本例表现为不均质的脂肪与纤维腺体回声混合背景，图 A 和图 B 分别为左乳 10：00 和 12：00 扫查所得图像。图 C 为其对应的乳腺 X 线摄影，这位 57 岁女性的斜位片提示乳腺内散在纤维腺体密度

B. 肿块

肿块是三维的空间占位。使用二维超声扫查，肿块应该在两个不同切面上同时可见。使用容积超声的话应该在三个切面上可见。通过两个或多个切面和实时扫描，应该可以将肿块与正常的解剖结构如肋骨或脂肪小叶区分开。

B. 肿块

1. 形状（shape）

a. 卵圆形（oval）

指肿块表现为椭圆形或卵形（可能包括 2 或 3 个波浪样起伏，即平缓分叶或大分叶）。

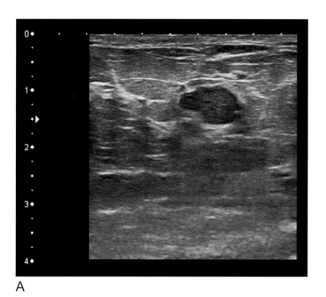
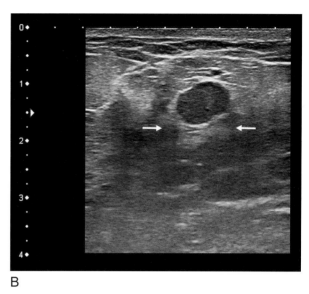

A

B

图 2-36 形态：卵圆形。图 A 和图 B 为一位 32 岁女性的乳腺放射状和反放射状扫描图像。图中可见一个边缘不清晰、方向（肿块的长轴）平行于皮肤的卵圆形肿块。在其曲线边缘可见折射的侧壁折射声影（箭头），B 图尤其明显。增加探头的压力、轻微改变患者体位或探测角度可以减小这种效应。上述图像特点提示为良性病变。患者要求进行超声引导下活检。病理示纤维瘤样改变、硬化性腺病和钙化

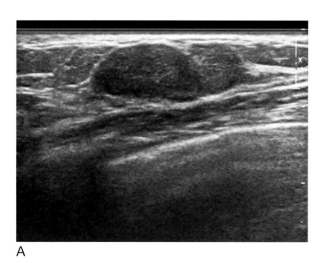
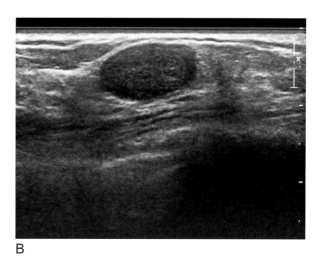

A

B

图 2-37 形状：卵圆形。垂直两个切面显示两个相邻的、连续椭圆形、边缘清晰、与皮肤平行的肿块。组织病理学：纤维腺瘤

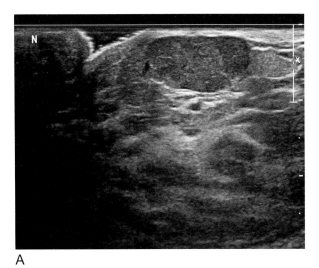

A

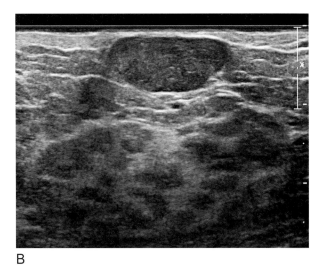

B

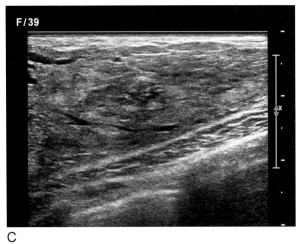

C

图 2-38　形状：卵圆形。两个垂直的切面（A 和 B）显示一位 28 岁孕晚期的女性的乳腺，这个可触及的肿块超声表现与图 2-26 中的良性肿块类似。哺乳结束后 6 个月的超声（C）提示肿块消失。病理：泌乳腺瘤或妊娠期乳腺小叶增生

B. 肿块

1. 形状

b. 圆形（round）

圆形指肿块具有球状外形。它的前后径与横径相等。只有在垂直的两个切面上均为圆形才能称之为圆形肿块。圆形肿块在乳腺超声中并不常见。

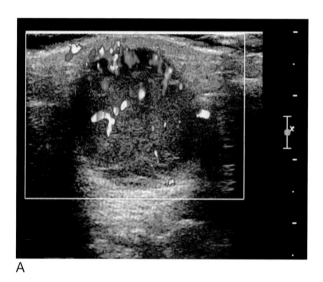
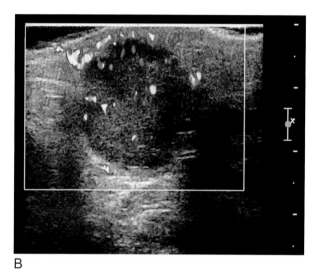

A   B

图 2-39　形状：圆形。 食管癌的腋窝淋巴结转移。这位女性同时患有乳腺癌，上图为两个垂直切面的彩色血流图像（A 和 B）。肿块是圆形的、边缘清晰的，后方回声增强。整个淋巴结内和前缘可见血流信号。此淋巴结完全被转移癌替代，失去了原有的肾形和淋巴结门

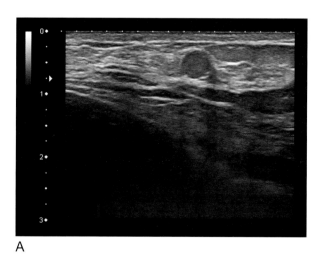
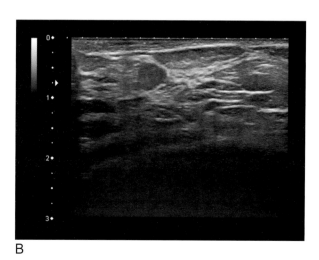

A   B

图 2-40　形状：圆形。 本例为一位 37 岁携带致病性乳腺癌易感基因 2（BRCA2）突变和乳腺假体的患者。MRI 增强扫描提示可疑肿块。对应的超声提示体积较小、圆形、边缘清晰的肿块：A 为反放射状切面；B 为放射状切面。病理：导管内乳头状瘤

B. 肿块

1. 形状

c. 不规则形（irregular）

指病变形状既不是圆形也不是卵圆形。

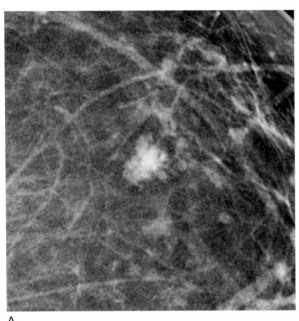

A

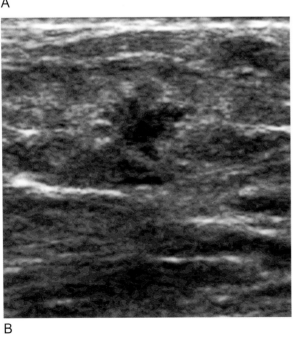

B

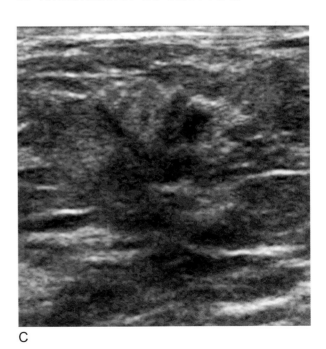

C

图 **2-41** 形状：不规则形。本例为一不规则形肿块的点加压 X 线摄影图像（A），和两个垂直切面的超声图像（B 和 C）。该肿块主要表现为形状不规则、边界不清晰、方向不平行于皮肤。组织病理学提示良性病变、高风险：复杂的硬化性病变（切除活检病理学恶性级别未提高）

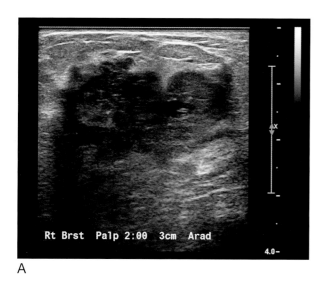
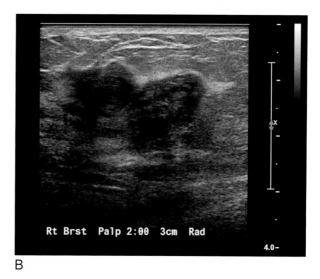

A
B

图 2-42　形状：不规则形。图示一位 49 岁女性的巨大乳腺肿块，最大径 4cm。其形状不规则，边缘不清晰，方向平行于皮肤（A 和 B）。组织病理学：浸润性导管癌，3 级

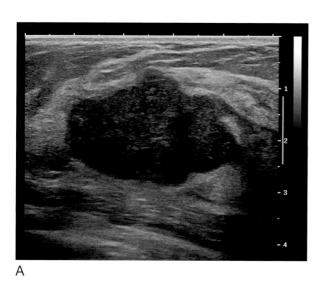
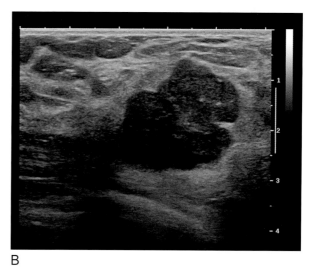

A
B

图 2-43　形状：不规则形。图示为一位 42 岁女性乳腺，可见一个形状不规则肿块，其内有微小钙化。肿块边缘不清晰，长轴与皮肤平行（A）。在这种高分化肿瘤病例中，肿块后方回声增强并不少见，如图 B 中清晰可见。组织病理学：浸润性导管癌，3 级

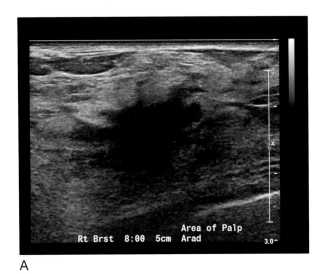

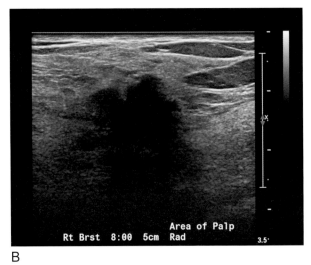

图 2-44 **形状：不规则形**。本例为一位 35 岁合并 1 型糖尿病的女性患者，反放射状扫描（A）可见一个毛刺状边缘的肿块，形状不规则，方向平行于皮肤，边缘不清晰（B）。BI-RADS® 评估为 4C 类——高度可疑恶性。对这个病例来说，即使这个病人为青少年发病的胰岛素依赖性糖尿病患者，依然需要行组织活检。组织病理学：糖尿病性乳腺病

B. 肿块

2. 方向（orientation）

这个肿块特征为超声特有。方向的定义以皮肤线为参考。斜行肿块主要根据其长轴判断是平行还是不平行。平行或"宽大于高"的方向为大多数良性肿块的特征，特别是纤维腺瘤。不过，很多癌也可表现为此方向。方向并不能独立作为评价肿块恶性可能的特征。

a. 平行（曾称为"宽大于高"或"水平方向"）（parallel）

肿块长轴平行于皮肤线。稍有倾斜也可认为是平行方向。

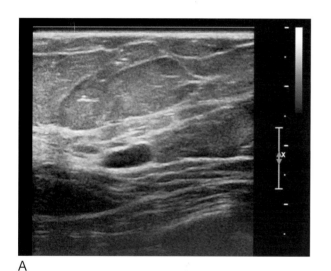

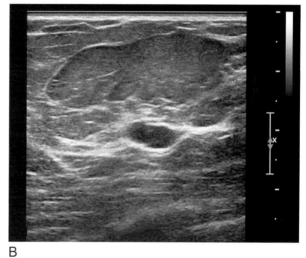

A   B

图 2-45 方向：平行。放射状（A）和反放射状（B）切面显示脂肪型乳腺内一薄层纤维腺体中可见一个平行的肿块，卵圆形、边缘清晰，符合良性肿瘤的所有标准。病理：39 岁患者的纤维腺瘤

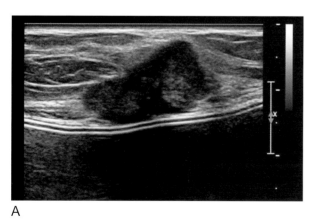

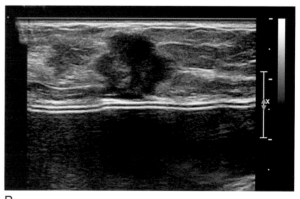

A   B

图 2-46 方向：平行。肿块的长轴平行于皮肤（A）。但短轴切面（B）中方向明显不平行与皮肤。该患者 46 岁，有生理盐水假体。描述肿块方向时，应该主要参考其最长轴。该肿块形状不规则，边缘不清晰，位于假体纤维包膜的前方。肿块内簇状分布的斑点状回声为钙化。组织病理学：浸润性导管癌，2 级

乳腺超声

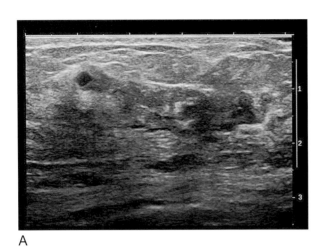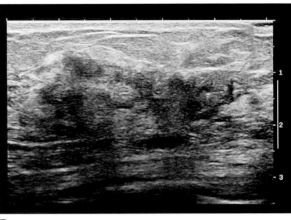

A　　　　　　　　　　　　　　　　　　　B

图 2-47　方向：平行。52 岁患者，垂直的两个切面（A 和 B）可见一平行肿块，不规则形，边缘不清晰（模糊）。肿瘤在乳腺的纤维腺体层内延伸，部分可见后方声影，另外一部分则无后方回声改变。组织病理学：浸润性癌（导管和小叶癌）

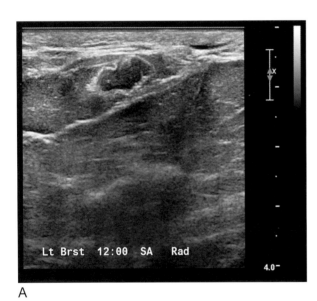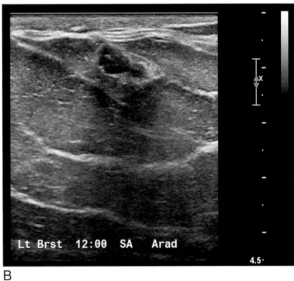

A　　　　　　　　　　　　　　　　　　　B

图 2-48　方向：平行。两个垂直切面（A 和 B）示倾斜的肿块，其长轴更倾向于平行方向。倾斜可能是由于靠近乳头和乳房定点。肿块外有晕环，内有钙化。其边缘不清晰（微分叶），考虑其性质可疑（4 类）。周围组织以脂肪为主，有后方声影。组织病理学：结节状硬化性腺病

B. 肿块

2. 方向

B. 不平行（not parallel）

肿块长轴与皮肤不平行。即前后径或垂直径大于横径或水平径。这些肿块也可与皮肤线呈一定斜度。圆形肿块的方向定义为不平行。

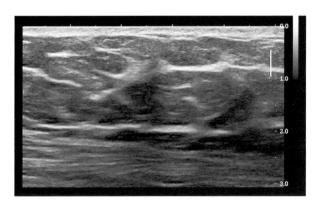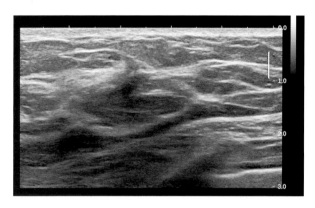

图 2-49 方向：不平行。浸润性导管癌（箭头），位于脂肪为主的乳腺维腺体层内，方向与皮肤不平行

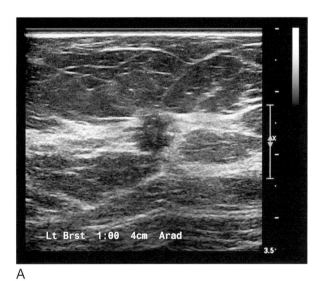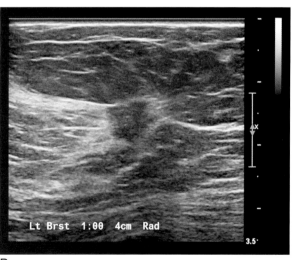

A　　　　　　　　　　　　　　　B

图 2-50 方向：不平行。在反放射状切面（A）上，这个等回声肿块的长轴与皮肤表面不平行，但在（B）图中长、短径是相等的；因此该肿块是不平行的。浸润性导管癌，2 级，在两个垂直切面占据了纤维腺体的全层

B. 肿块

3. 边缘（margin）

边缘（margin）指病灶的界限或边界。边缘的描述，和形状描述词一样，是鉴别肿块良恶性的重要参数。

a. 清晰（circumscribed）（曾被称为"well-defined"或"sharply defined"）

边缘清晰指边界明确，病变与周围组织有明显区别。超声描述为边缘清晰的肿块，其全部的边界都必须是清楚的。大部分边缘清晰的病变形状为圆形或卵圆形。

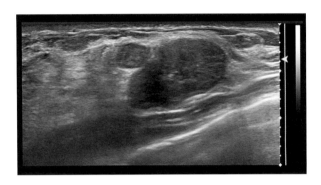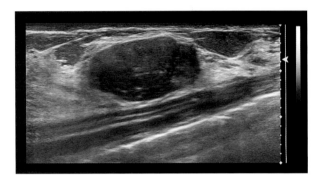

图 2-51 边缘：清晰。32 岁女性，纤维腺体层可见两个卵圆形、平行的、边缘清晰的肿块，其中一个较小、更为表浅。组织构成为均质回声背景回声。组织病理学：纤维腺瘤

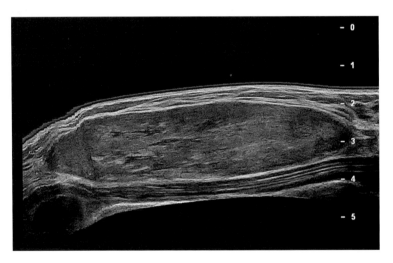

图 2-52 边缘：清晰。28 岁女性，可见卵圆形、平行的良性肿块，为巨大纤维腺瘤（巨大纤维腺瘤定义为最大径大于5cm）。扩展视野可见肿块的全貌，显示其大小超过 9cm

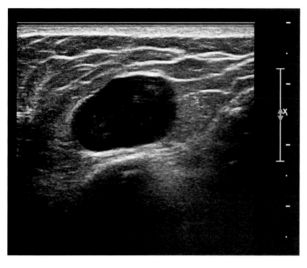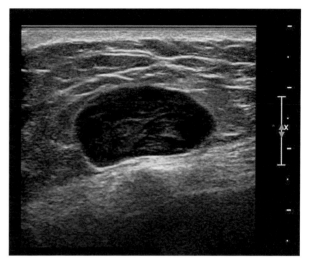

图 2-53　**边缘：清晰。** 可见卵圆形、平行的、边缘清晰的肿块，为平滑肌肉瘤。对于良性表现的肿块，临床病史对于确定是否需要活检是至关重要的

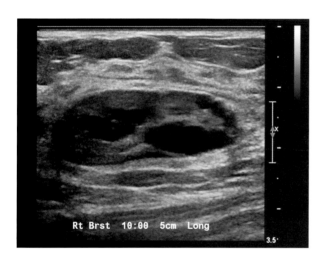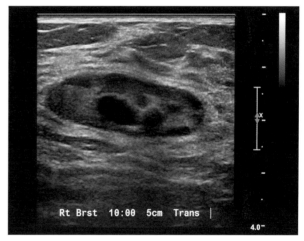

图 2-54　**边缘：清晰。** 39 岁女性，极其致密的纤维腺体组织中可见囊实性混合回声的肿块。BI-RADS®评估为可疑——低度可疑（4A 类），恶性可能性为 2% ～ 10%。组织病理学：假血管瘤性间质增生（PASH），部分囊壁为良性上皮增生和大汗腺化生。含有囊肿的复合性纤维腺瘤也可有这种表现

B. 肿块

3. 边缘

b. 不清晰（not circumscribed）

只要肿块边缘某一部分为不清晰，其边缘特征就应该被定义为不清晰。不清晰的边缘特征进一步可分为**模糊**、**成角**、**微分叶**和**毛刺状**，或者其中几种组合。"不规则"仅用于描述肿块的形状特征，不再用于描述边缘。

i. 模糊（indistinct）

指肿块全部或部分边缘与周围组织之间没有清晰分界。模糊的边界很难准确勾画，边缘不清晰是其主要特征。本版中描述词"模糊"包括回声晕（曾称为"晕环"），因为超声上很难区分模糊的边缘与高回声的晕环。

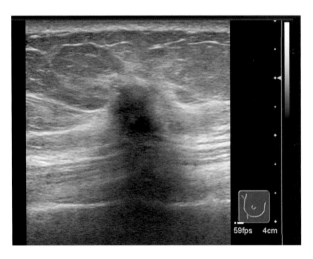 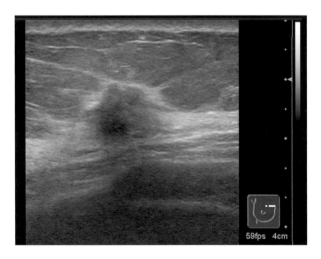

图 2-55 边缘：**不清晰**，模糊。肿块与周围组织分界不清晰，其边缘特征主要为**模糊**，部分表现为成角和毛刺状。低回声、形状不规则、不平行于皮肤。病理：浸润性导管癌，2 级

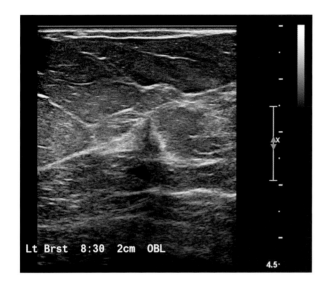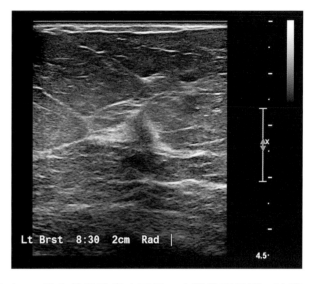

图 2-56 边缘：不清晰，模糊。两个垂直切面提示这个 65 岁女性的乳房中可见一个形状不规则、边缘模糊、不平行的肿块。病理：浸润性导管癌和导管内癌，2 级

B. 肿块

3. 边缘

b. 不清晰

ii. 成角（angular）

指全部或部分边缘有锐利角度，通常是锐角。边缘不清晰是其最显著的特征。

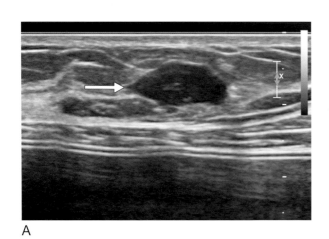

A

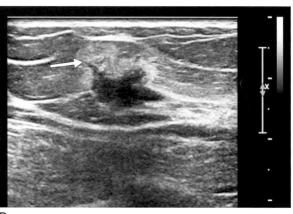

B

图 2-57 **边缘：不清晰，成角。** 39 岁女性，有隆乳史，有可触及肿块。两个垂直的切面超声图像显示一个部分边缘不清晰的肿块。该肿块为卵圆形、平行于皮肤，但其分类不应该评估为良性可能性大，理由如下：A 图中边缘为成角（箭头），B 图中边缘为成角且有高回声的晕环（箭头），都表现为边缘不清晰特征。病理：浸润性导管癌，3 级

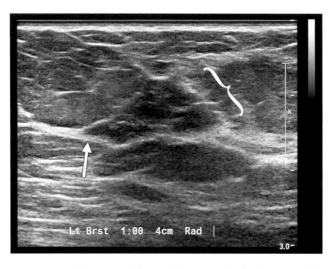

图 2-58 **边缘：不清晰，成角。** 64 岁患者，可见伴有囊性成分的不均质肿块，边缘特征为**成角**（箭头）和**微分叶**（花括号）。超声分类应为可疑——高度可疑（4C 类）。病理：浸润性导管癌

B. 肿块

3. 边缘

b. 不清晰

iii. 微分叶（microlobulated）

指肿块边缘有微小的波浪起伏，边缘不清晰是其最显著的特征。

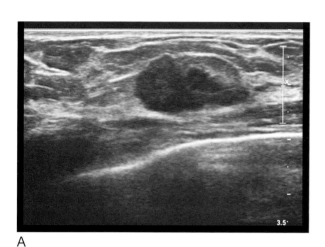

A

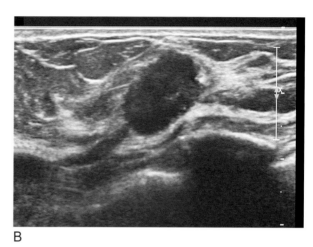

B

图 2-59 边缘：不清晰，微分叶。56 岁女性，可见一个**边缘不清晰**（微分叶）的肿块。病理：浸润性导管癌，3 级

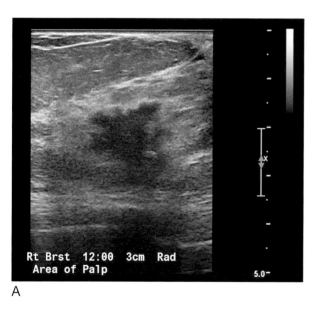

A

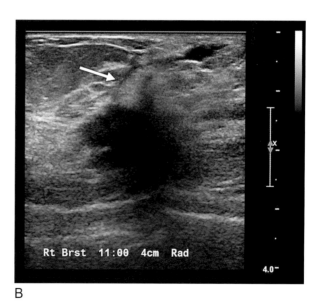

B

图 2-60 边缘：不清晰，微分叶。61 岁女性纤维腺体层可见一个癌。肿块前部边边缘特点为**不清晰**，包括**微分叶**（A）和**成角**（B），其前方有导管内蔓延（箭头）。病理：浸润性导管癌伴微乳头结构，3 级

B. 肿块

3. 边缘

b. 不清晰

iv. 毛刺状（spiculated）

指边缘有以肿块为中心的放射状细线，常提示恶性，边缘不清晰是其最显著的特征。

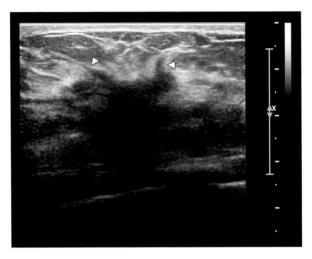

图 2-61 边缘：不清晰，毛刺状。37 岁女性，左乳可扪及增厚区。可见一个**毛刺状**（三角）、**模糊**边缘的肿物，平行于皮肤，伴有后方声影和周围高回声晕环。病理：浸润性小叶癌，2 级

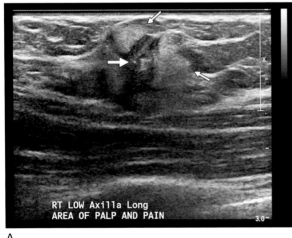

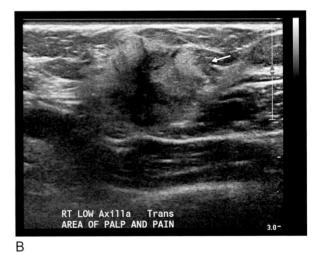

图 2-62—边缘：不清晰，毛刺状。31 岁女性，右侧腋窝可触及一痛性肿块。超声显示肿块形状不规则，不平行于皮肤。注意其前方边缘为**毛刺状**（B）。肿块内部可见单发钙化（A，粗箭头），中央为低回声，周边可见高回声的晕环（A 和 B，细箭头）。病理：浸润性导管癌，3 级

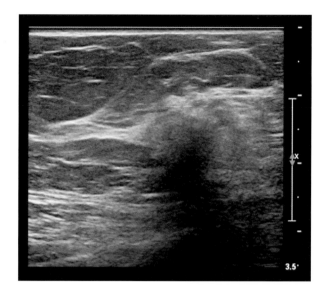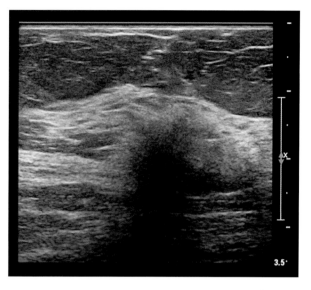

图 2-63 边缘：不清晰，毛刺状。低回声肿块伴后方声影，前方可见短毛刺。病理：浸润性小叶癌，3 级

B. 肿块

4. 回声类型（echo pattern）

以乳腺脂肪为基准，大多数乳腺良性肿瘤均为低回声肿块。尽管许多高回声的肿块的确是良性的，但根据边缘特征作出良性诊断可靠性相对更高。虽然回声类型是评估乳腺肿块良恶性的重要补充，但单凭回声类型作出诊断的特异性较低。

a. 无回声（anechoic）

表现为无内部回声。

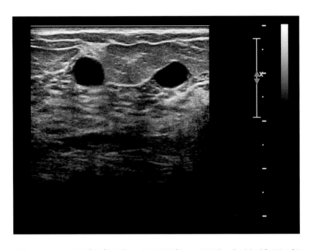

图 2-64　回声类型：无回声。两个小的单纯囊肿，边缘清晰，**无回声**，后方回声增强。影像诊断为良性（2 类）

B. 肿块

4. 回声类型

b. 高回声（hyperechoic）

回声比脂肪更高，或与纤维腺体组织相近。

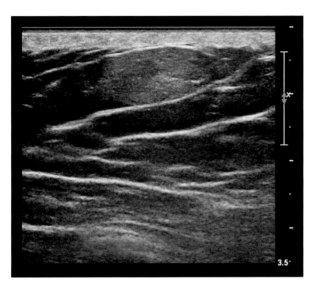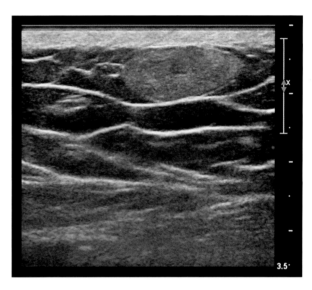

图 2-65 回声类型：高回声。脂肪小叶内的脂肪瘤，表现为边缘清晰、卵圆形、平行的高回声肿块。脂肪瘤回声比脂肪小叶高。浅表的纤维腺瘤可能有类似表现，但乳腺 X 线摄影上纤维腺瘤表现为水样密度，而脂肪瘤则为含脂肪密度，差别显著

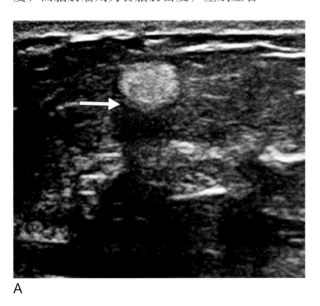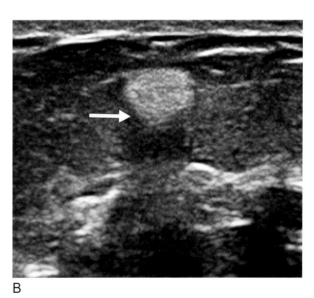

A   B

图 2-66 回声类型：高回声。皮下脂肪层可见一个小的卵圆形、平行的高回声肿块，伴有后方声影。两个切面均显示其边缘似乎是模糊的（箭头，A 和 B）。最终的分类为可疑——低度可疑（4A 类），恶性可能性为 2% ~ 10%。病理：血管瘤

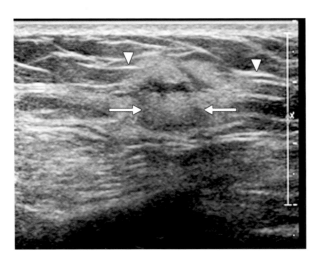

图 2-67 回声类型：高回声。可见一个形状不规则、边缘模糊（箭头）伴有结构扭曲（三角）的高回声、无回声混合的肿块。病理：浸润性导管癌

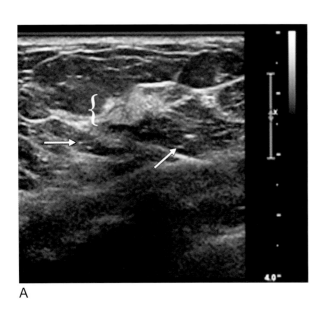

A

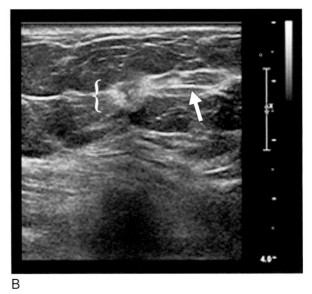

B

图 2-68 回声类型：高回声。75 岁女性乳腺 X 线筛查发现的癌，超声特点和上例类似，但更小：脂肪包围不清晰的高回声区，其内包含弧形的低回声区（花括号）。肿块内部和周围（A）可见钙化（细箭头）。因为这个肿块较小，导致其周围结构扭曲伴肿块右侧 Cooper 韧带僵直（B，粗箭头）。病理：浸润性癌伴导管内癌，2 级

B. 肿块

4. 回声类型

c. 囊实性混合回声（complex cystic and solid）

指包含无回声（囊性或液体）和高回声（实性）成分的肿块。

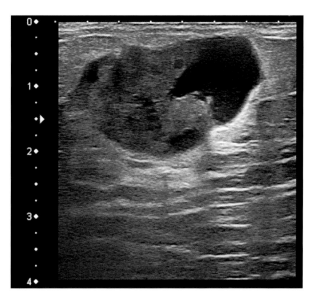

图 2-69 回声类型：囊实性混合回声。部分囊性、部分实性的肿块，分类应为可疑——重度可疑（4B 类），恶性可能性为 10% ~ 50%，有明确外科介入史除外，如单纯囊肿抽吸后的血块。病理：囊内乳头状瘤

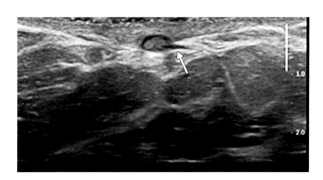

图 2-70 回声类型：囊实性混合回声。32 岁女性，右乳溢液。乳头后方可见**囊实性混合回声**肿物，中央为卵圆形高回声成分，周围为无回声晕，非常像淋巴结。但其右侧边缘可见线性延伸的导管（箭头），其分类归为可疑（4 类）。病理：导管内乳头状瘤

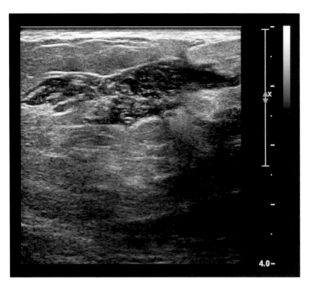
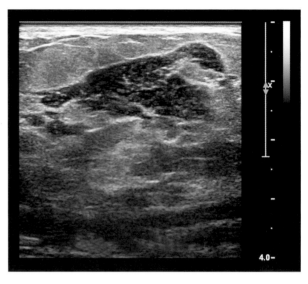

图 2-71 回声类型：囊实性混合回声。19 岁女性，可见形状不规则、平行于皮肤的肿物，其囊性区伴有分隔。空芯针活检病理：慢性肉芽肿性脓肿

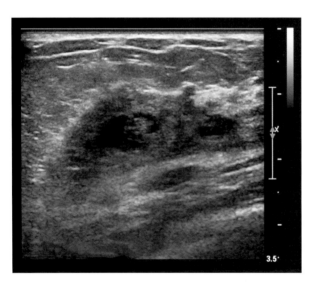
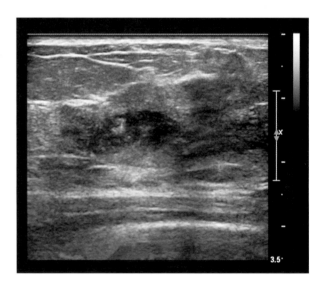

图 2-72 回声类型：囊实性混合回声。55 岁女性，有类风湿关节炎病史，左乳 1：00 可扪及肿物。细针抽出少量脓液，空芯针活检提示为慢性炎症

B. 肿块

4. 回声类型

d. 低回声（hypoechoic）

所谓"低回声"是相对皮下脂肪而言。低回声肿块回声比脂肪低，特征为整个肿块为低水平的回声（如复杂囊肿和纤维腺瘤）。

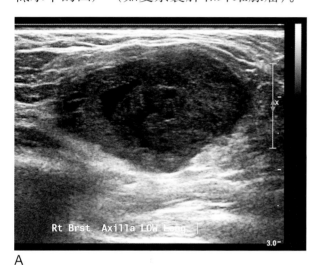

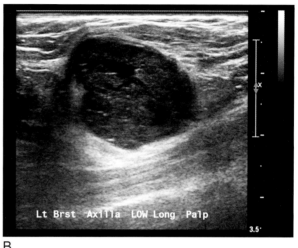

A   B

图 2-73 回声类型：**低回声**。32 岁女性，孕 37 周，左乳腋尾部可扪及肿块。两个垂直切面可见卵圆形、平行于皮肤的肿块（A 和 B），与其前方的皮下脂肪相比其回声类型为**低回声**。该肿物边缘清晰，这通常是良性边线，但因为是一个**新发的**可触及肿物，因而是一个增大的实性肿块，所以并评估为可疑（4类）。病理：浸润性导管癌，3 级

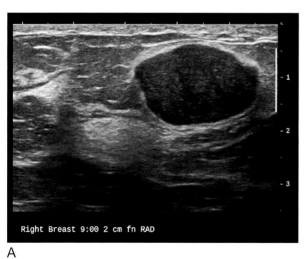

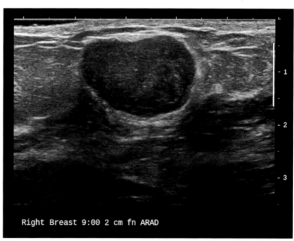

A   B

图 2-74 回声类型：**低回声**。放射状（A）和反放射状（B）切面显示一个卵圆形、边缘清晰、平行的肿块。与皮下脂肪比较可以看出其回声类型。超声引导的活检病理显示为纤维上皮性病变，切除活检提示为纤维腺瘤

B. 肿块

4. 回声类型

e. 等回声（isoechoic）

等回声被定义为回声于皮下脂肪相同。等回声肿块相对难以发现，尤其是当其位于脂肪小叶中时。这可能会降低超声的敏感性，特别在筛查时，因为筛查性超声检查时并不知道肿块的存在和位置。

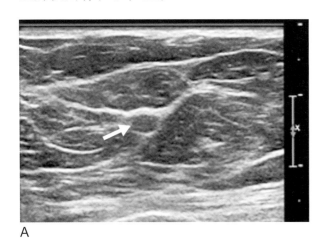
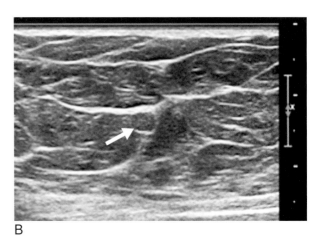

A   B

图 2-75 回声类型：等回声。两个垂直切面显示脂肪背景中可见一个小的等回声肿块（A 和 B，箭头）。该肿块是基线筛查性乳腺 X 线检查发现的，患者被召回进行补充超声检查。BI-RADS® 分为是 3 类，良性可能性大。该患者要求活检。病理：浸润性导管癌伴黏液癌表现，1 级

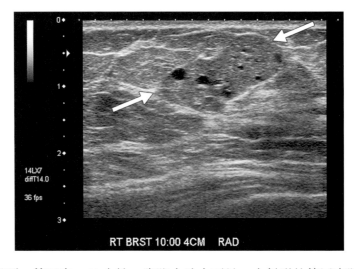

图 2-76 回声类型：等回声。44 女性，脂肪小叶内可见一个斜形的等回声肿块（箭头）。肿块内有小囊肿。良性的复杂纤维腺瘤不必切除。如果病理报告提示纤维上皮性病变，则有分叶状肿瘤可能，此时应建议手术切除。病理：纤维腺瘤伴有纤维囊性改变包括硬化性腺病、大汗腺化生、微囊肿、无非典型增生的导管上皮增生（复杂纤维腺瘤）

B. 肿块

4. 回声类型

f. 不均回声（heterogeneous）

指实性肿块内部包含多种回声类型。回声不均在纤维腺瘤和癌中均不少见，因而其鉴别良恶性的价值较小。成团出现的多种回声混合应警惕恶性可能，特别是当肿块边缘不清晰、形状不规则时。

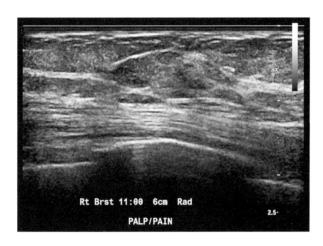

图 2-77　回声类型：不均回声。75 岁女性新发可触及的同性肿块，超声显示其为边缘清晰、卵圆形、平行的**不均回声**肿块。考虑到这是一个老年女性，肿物为**新发**且为实性，其分类应为可疑（4 类）。病理：低级别间叶来源肿瘤，伴有导管周围间质增生和黏液样变

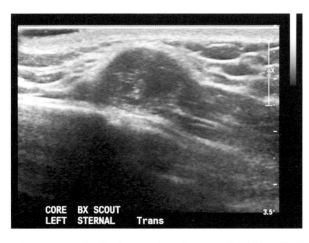 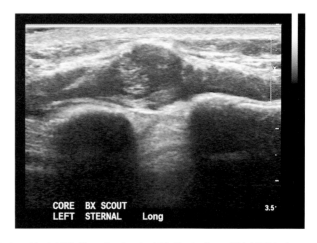

图 2-78　回声类型：不均回声。43 岁男性，胸骨前方可扪及肿物。超声显示肿块突出于其被覆组织，但不伴结构扭曲。空芯针活检病理：颗粒细胞瘤

B. 肿块

5. 后方回声（posterior features）

后方回声特征反映了肿块相对于周围组织的声波衰减特点。后方衰减（声影）和增强是肿块的附加特征，多数情况下是次要诊断指标，而非主要诊断指标。

a. 后方回声无改变（no posterior features）

指肿块深方无声影或回声增强，肿块正后方的回声与相同深度的其他组织无差异。

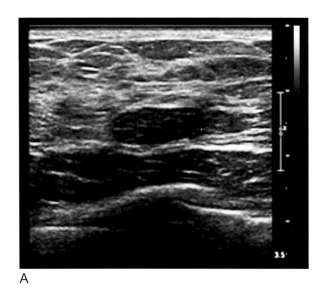
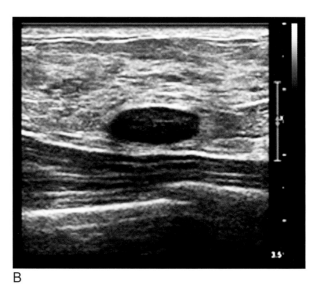

A   B

图 2-79　后方回声：后方回声无改变。35 岁女性，紧邻胸肌的纤维腺体组织内可见一纤维腺瘤。尽管紧邻胸肌可能导致后方回声增强和声影不易被发现，但从反放射状（A）和放射状切面（B）均可清晰显示该良性肿块无后方回声改变

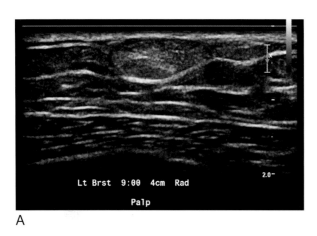
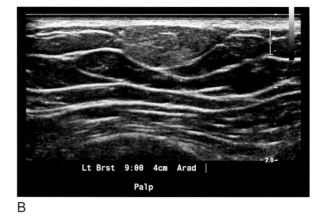

A   B

图 2-80　后方回声：后方回声无改变。67 岁男性，可见一个高回声、边缘清晰的卵圆形肿块（A，B）。高回声、边缘清晰是脂肪瘤的典型特征。在女性患者中，可以利用 X 线摄影将脂肪密度的脂肪瘤与软组织影和水样密度的纤维腺瘤鉴别开。纤维腺瘤和其他小叶病变在男性患者中并不常见

B. 肿块

5. 后方回声

b. 后方回声增强（enhancement）

声波穿过肿块未受阻挡则表现为后方回声增强。后方回声增强指肿块深方出现强回声（白色）的柱状区域。后方回声增强是诊断囊肿的标准之一。均质的实性病变，包括高级别的癌，也可能出现回声增强。

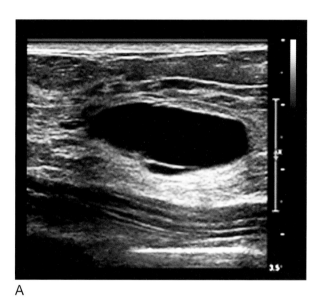
A

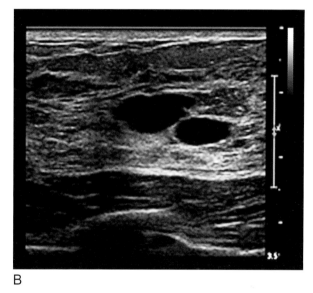
B

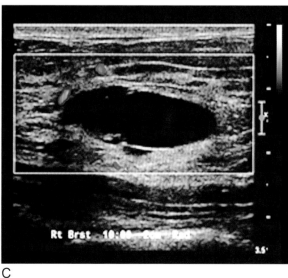
C

图 2-81 后方回声：后方回声增强。单纯囊肿的诊断标准包括：形状为卵圆形或圆形（圆形不常见）、无回声、边缘清晰、**后方回声增强**。本例示单纯囊肿伴有分隔（A）和一簇囊肿（B）。彩色多普勒显示其无血流信号（C）。囊肿周边有可能有血流。借助多普勒可以明确囊肿内部无血流，明确其含液体本质。不过，需要优化多普勒参数以提高其准确性（见图像质量章节，176 页）

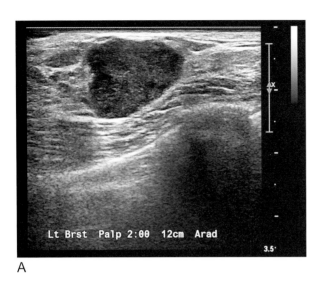
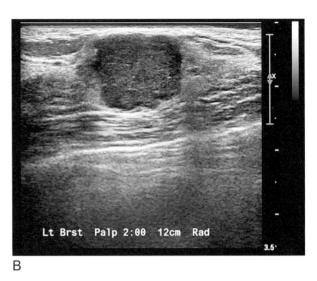

A   B

图 2-82 **后方回声：后方回声增强。**28 岁女性可触及肿块，超声显示形状不规则（A），边缘不清晰（模糊）。肿块**后方回声增强**。分类为可疑——高度可疑（4C 类）。病理：浸润性导管癌，3 级

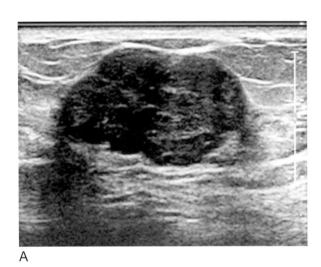
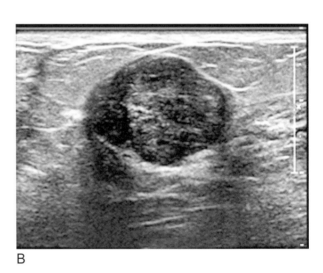

A   B

图 2-83 **后方回声：后方回声增强。**放射状和反放射状切面显示一个卵圆形、边缘清晰、平行的肿块，伴有**后方回声增强**。肿块以低回声为主，回声不均匀，但其形状、边缘和方向均符合良性表现。病理：纤维腺瘤

乳腺超声

B. 肿块

5. 后方回声

c. 声影（shadowing）

声影是声波被衰减的结果。超声图像上表现为肿块后方的暗区。在弧形肿块的边缘，声波速度突然改变形成较细的声影。这种折射导致的边缘声影没有临床意义，应该与中央的声影区分开，后者是肿块的特性。

声影和纤维化有关，伴或者不伴癌。术后瘢痕、纤维化性乳腺病以及伴或不伴周边组织反应的癌都可能出现声影。大钙化也可能使声波衰减。和肿块不平行方向（高大于宽）类似，声影这一征象出现时有一定鉴别价值，而不出现声影则并无明确鉴别意义。因为很多癌的后方回声可以是增强的，也可以无明显改变，特别在分化较好时。

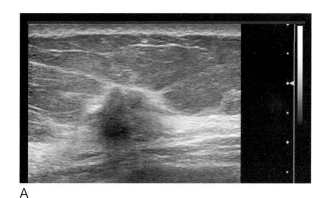

A

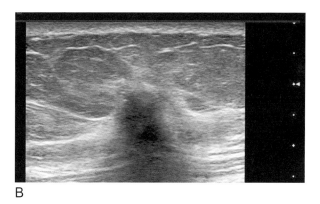

B

图 2-84　后方回声：声影。56 岁女性，可见一个形状不规则低回声肿块，其边缘为毛刺状、模糊和成角，伴有**声影**。病理：浸润性导管癌

乳腺超声

乳
腺
超
声

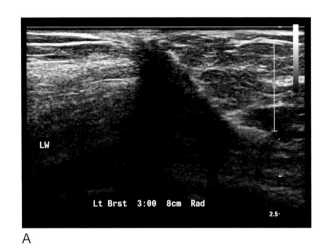
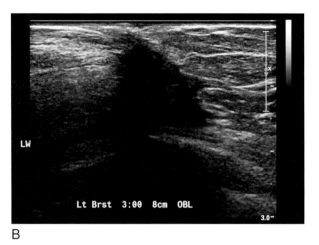

A   B

图 2-85 后方回声：声影。 64 岁女性，11 年前曾因为浸润性癌行保乳术和放疗，术后瘢痕表现为形状不规则的毛刺状肿块，伴有明显的**后方声影**。注意两个切面上肿块的整个后部都被声影掩盖，仅斜位可见部分胸壁（B）。需要与既往检查和术前乳腺 X 线摄影进行比较方能作出准确诊断。分类为 2 类：良性

B. 肿块

5. 后方回声

d. 后方混合性改变（combined pattern）

某些病变可能有多种后方回声特征。比如，含有大钙化的纤维腺瘤未钙化区域后方表现为回声增强，而钙化后方表现为声影。混合性改变还可见于某些进展性的病变。例如保乳术后血肿，早期表现为后方回声增强，随着液体吸收和瘢痕化，纤维化特征越来越明显，可以出现毛刺状的边缘和后方声影。

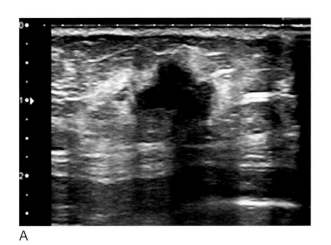
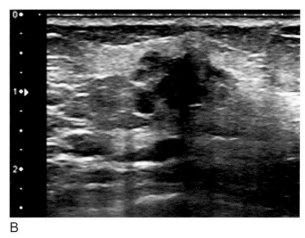

图 2-86　后方回声：后方混合性改变。后方部分声影，部分无改变。肿块形状不规则（A），边缘模糊，低回声。病理：浸润性导管癌

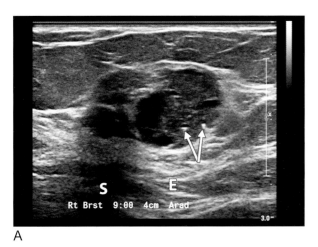
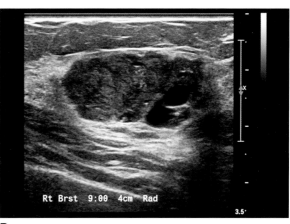

图 2-87　后方回声：后方混合性改变。49 岁女性，可触及肿块。图 A 可见后方声影（S）和增强（E），反放射状切面示卵圆形、边缘清晰的囊实性混合回声肿块，肿块内部可见钙化（箭头）。放射状切面（长轴切面）（B）上声影没有回声增强明显。探头角度和压力也可以影响后方回声特征。空芯针活检标本病理：纤维上皮性病变

乳腺超声

乳
腺
超
声

C. 钙化（calaifications）

与乳腺 X 线摄影相比，超声不易特征性显示钙化。钙化在超声上可表现为强回声光点，在肿块内部时更明显。目前应用的高频率、高分辨率探头可以很好的显示导管内钙化，特别当其较为表浅时。腺体内聚集的团簇状钙化在超声上可以显示，并可以在超声引导下活检。

X 线发现的微小钙化可能不会导致声衰减，在超声上可能仅表现为强回声光点而不伴声影，有些时候与噪声不易鉴别。聚集的微钙化和大钙化可能导致声衰减和声影。

C. 钙化

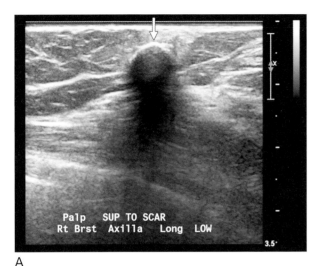

A

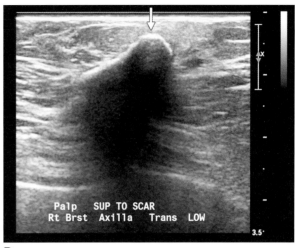

B

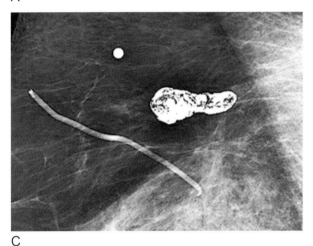

C

图 2-88　钙化。61 岁女性，5 年前因浸润性癌伴导管内癌（1 级）行保乳术和放疗，手术部位形成营养不良性**钙化**。X 线上腋尾部可见典型良性营养不良性钙化，超声上钙化弧形的前缘（A 和 B，箭头）符合其环形形状特征

C. 钙化

1. 肿块内钙化（calcifications in a mass）

超声可以很好地显示肿块内钙化，但其形态特征显示效果不如乳腺 X 线摄影。高回声的钙化点在低回声肿块内比在一团纤维腺体结构中更明显。除非微小钙化聚集地非常紧密或者每个钙化都较为粗大，一般不会引起声波衰减。

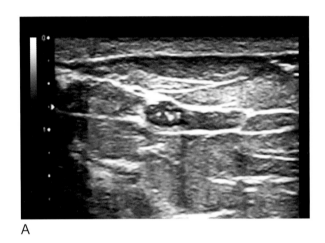

A

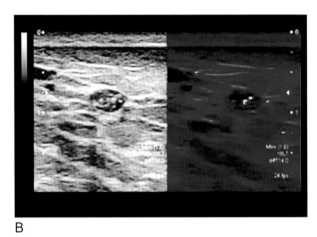

B

图 2-89　肿块内钙化。 脂肪型乳腺中可见一个纤维腺瘤，内含大小不一的**钙化**。这些钙化颗粒较小，没有引起后方回声衰减和声影（A 和 B）。图 B 右侧为采用钙化增强程序获得的图像，不过灰阶图像中钙化点显示得更清楚

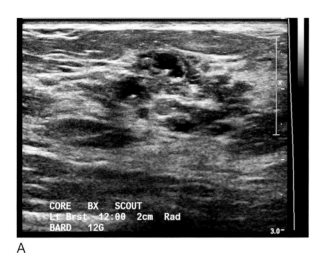

A

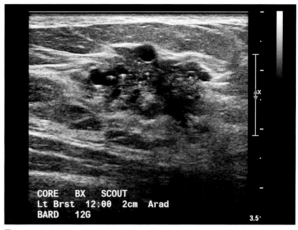

B

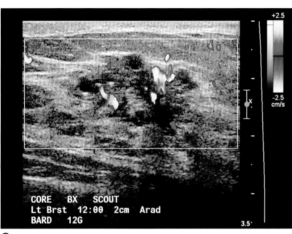

C

图 2-90　肿块内钙化。两个垂直切面中（A 和 B）可见一个形状不规则、边缘模糊的囊实性混合回声肿块，内部可见钙化。彩色多普勒（C）显示内部可见血流分布。空芯针穿刺活检病理：硬化性腺病和放射状瘢痕（切除活检病理学恶性级别未提高）

C. 钙化

2. 肿块外钙化（calcifications outside of a mass）

与肿块内部钙化相比，超声不易显示脂肪或纤维腺体组织内钙化。某些时候，比如聚集的钙化与周围组织回声明显不同或导致 Cooper 韧带或胸肌筋膜回声中断时，钙化则可以被发现。微小钙化在声束中占很小一部分，因而其后方多无声影。当聚集的钙化点数目足够多时，超声也可以在检查时发现他们。

不论在肿块内还是肿块外，只要超声可以很好地显示钙化，就可以利用超声引导进行经皮穿刺活检，首选真空辅助活检。钙化活检标本必须经标本 X 线摄影证实。应该在活检位置标记夹，术后行 CC 位和 90°侧位 X 线摄影确定其位置。

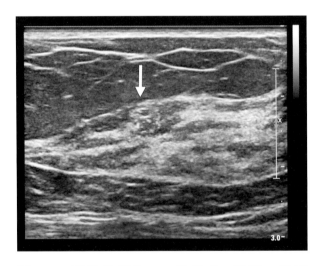

图 2-91　肿块外钙化。53 岁患者，乳腺 X 线摄影发现钙化，拟利用超声检查寻找钙化所在的肿块。超声检查在钙化（箭头）周围未见明确肿块。X 线分类为可疑（4B 类），因为超声下可见，所以采用超声引导经皮穿刺活检。病理：广泛的腺病

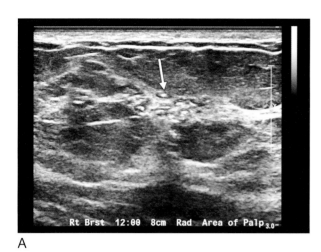

A

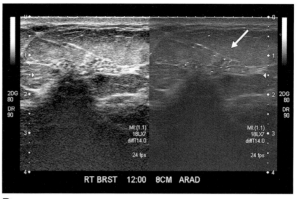

B

图 2-92 **肿块外钙化。**33 岁女性，右乳可扪及增厚区，乳腺 X 线摄影提示线状分布的细小多形性钙化。放射状切面（A）提示纤维腺体层可见钙化。图 B 中，右侧是利用钙化增强程序获得的图像，可以看到线样分布的钙化（箭头）。尽管超声不能像 X 线那样分辨钙化的形态和范围，但超声显示一部分钙化即可以帮助引导经皮穿刺活检。病理：导管原位癌伴微浸润，3 级

C. 钙化

3. 导管内钙化（intraductal calcifications）

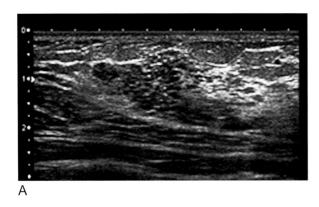 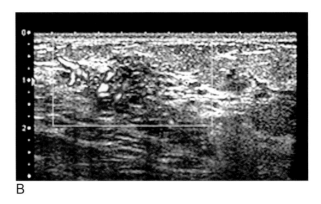

A   B

图 2-93 导管内钙化。强回声光点周围有小的暗区为导管内钙化的表现（A）。多普勒超声（B）显示包含扩张导管和钙化的区域内有血流信号。导管内钙化应考虑恶性可能

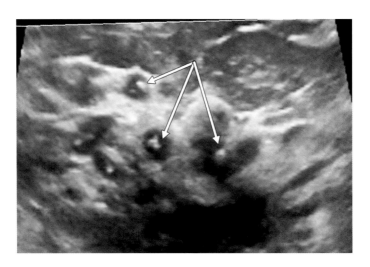

图 2-94 导管内钙化。形状不规则低回声肿块上方可见导管内钙化（箭头），这是浸润性导管癌伴广泛导管内蔓延。本例图像是通过全乳超声采集获得的冠状切面，**导管内钙化**和结构扭曲显示得更明显

D. 相关征象（associated features）

　　肿块对周围组织的效应包括：结构扭曲，可能表现为肿块周围组织受压；浸润性病变导致周围组织层次变少；Cooper 韧带僵直或增厚；导管变形；高回声的晕环。这些相关征象在乳腺 X 线摄影中均被归为"结构扭曲"，而在磁共振中被归为非肿块征象。其他征象还包括乳房水肿和皮肤增厚，原因包括：炎性乳癌、放疗、乳腺炎以及系统畸形疾病，如心力衰竭。彩色血流多普勒、能量多普勒表现和组织硬度特征也归为相关征象。

乳
腺
超
声

D. 相关征象

1. 结构扭曲（architectural distortion）

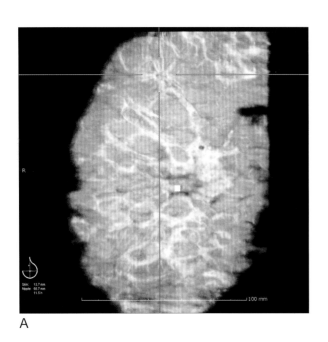

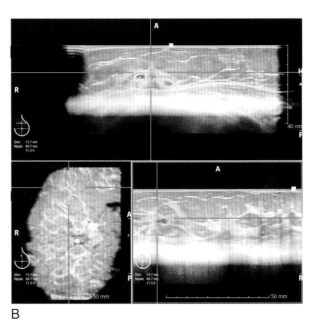

A

B

图 2-95　结构扭曲。 图 A 为全乳超声冠状位重建图像，十字线标记处为左乳 11：00，可见一个周边有毛刺的小低回声肿块。图 B 中上、左下和右下图分别为横断面、冠状面和矢状面，十字线标记对应小肿块位置。本例乳房组织构成为脂肪型，冠状面右上角的黑洞是探头与皮肤接触不良造成的。病理：浸润性导管，2 级

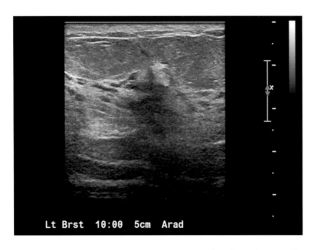

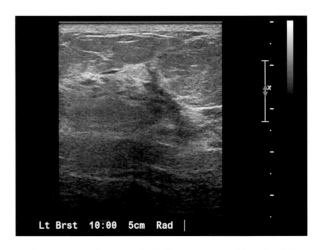

图 2-96　结构扭曲。 56 岁女性，主诉左乳内上象限红肿疼痛。超声提示纤维腺体层可见一低回声肿块，向前方脂肪内延伸，使周边导管结构扭曲。临床考虑乳腺炎或炎性乳癌可能。空芯针穿刺活检病理：急性乳腺炎。该患者无皮肤擦伤、蜘蛛叮咬、创伤、佩带乳环及乳腺手术病史，其急性乳腺炎原因不确定

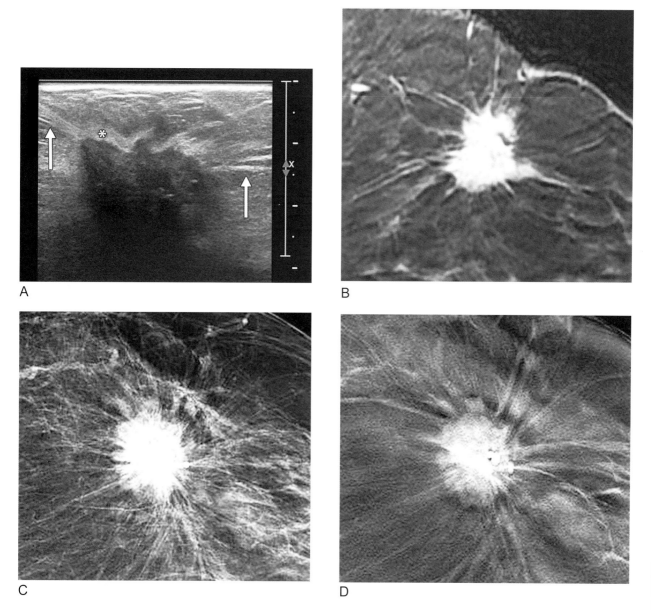

A

B

C

D

图 2-97　结构扭曲。60 岁女性，超声（A）可见一形状不规则、毛刺状边缘伴有强回声晕（星号）、平行于皮肤、伴有后方声影的肿块。**结构扭曲**表现为 Cooper 韧带僵直（A，箭头）。磁共振矢状位（B）、二维 X 线 CC 位（C）和断层 X 线（D）均显示一个毛刺状肿块伴有结构扭曲。病理：浸润性导管癌，2 级

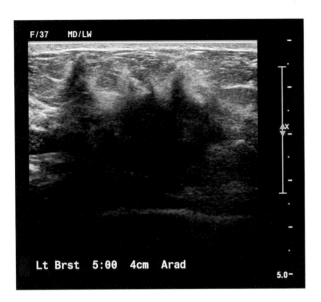
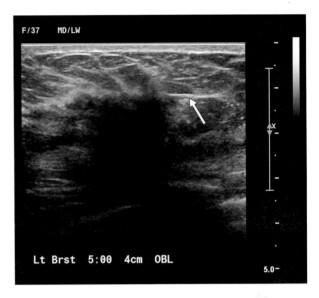

图 2-98　结构扭曲。本例为一浸润性小叶癌（2 级）病例，图中可见所有**结构扭曲**表现。两个垂直切面显示位于腺体层，侵及前方脂肪，伴有周边 Cooper 韧带（箭头）僵直、短缩。和很多浸润性小叶癌类似，该肿块的方向是与皮肤平行的，并伴有成角的凸起和向前方腺体和脂肪层蔓延的强回声晕环。本例超声表现与图 2-97 的混合型浸润性导管癌和小叶癌表现类似

D. 相关征象

2. 导管改变（duct changes）

正常情况下导管如树枝般平滑、规则、逐级地分叉，从乳头到外周实质管径逐渐缩小。导管异常表现包括导管囊状扩张、导管口径和（或）分叉异常、导管与恶性肿块相连以及导管内肿块、栓子或沉积物。

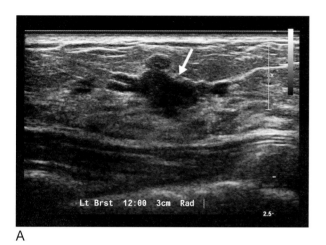 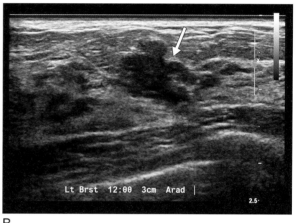

A   B

图2-99 **导管改变**。34岁女性，乳头溢液。放射状切面（A）和反放射状切面（B）提示左乳12：00方向乳头后方3cm可见**导管改变**表现为不规则导管囊状扩张（箭头）。病理：导管内乳头状瘤，无非典型增生

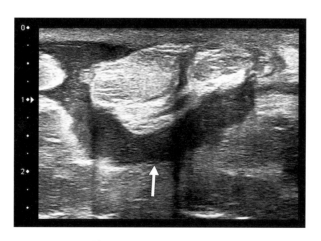

图2-100 **导管改变**。19岁女性，一个月前摘除乳环，左乳脓性溢液。超声可见以单个导管不规则扩张（箭头）为主要表现的**导管改变**。从导管内抽出脓液，并给予有效抗菌药物治疗

乳
腺
超
声

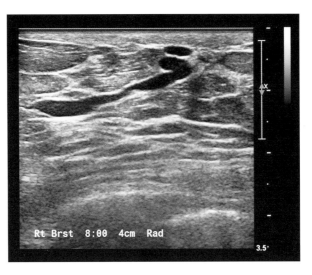

图 2-101 **导管改变**。64 岁患者，筛查性乳腺 X 线摄影可见单发导管扩张。超声可见光滑扩张的导管内充满无回声液体。对比 10 年前外院 X 线检查显示该扩张导管无明显变化。评估为良性（2 类）

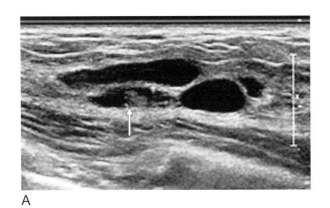

A

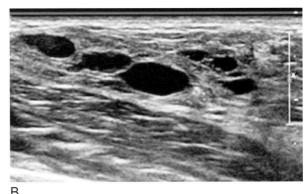

B

图 2-102 **导管改变**。35 岁有很强乳腺癌家族史的女性患者，基线筛查性乳腺 X 线摄影提示一侧乳房多条扩张导管。在知晓其乳腺为致密型之后，患者要求进行补充性超声筛查。超声同样发现多条扩张导管（A 和 B），导管内可见高回声物质（箭头）。评估分类为可疑，超声引导穿刺活检病理诊断为黏液样病变（MLL）。切除活检发现导管原位癌伴非典型导管上皮增生

D. 相关征象

3. 皮肤改变（skin changes）

a. 皮肤增厚（skin thickening）

皮肤增厚可以是局限性或弥漫性的。一般将厚度＞2mm定义皮肤增厚。但在乳晕区或下皱襞，正常皮肤可以厚达4mm。

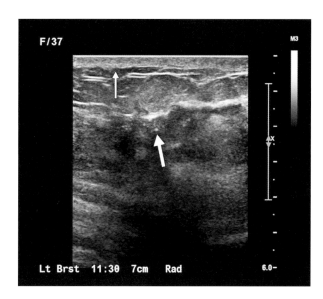

图2-103　皮肤改变：皮肤增厚。超声显示乳房上部中央皮肤厚达5mm（细箭头）。下方较大的肿块形状不规则、边缘不清晰、平行与皮肤、伴有后方声影。肿块前部可见团簇状强回声光点（粗箭头），为钙化。评估为恶性可能性大（5类）。病理：浸润性和导管内癌伴脉管癌栓

乳腺超声

D. 相关征象

3. 皮肤改变

b. 皮肤回缩（skin retraction）

指皮肤表面凹陷、不平或呈被牵拉样表现。

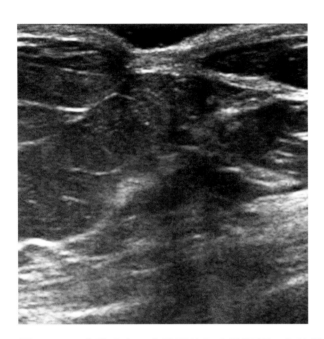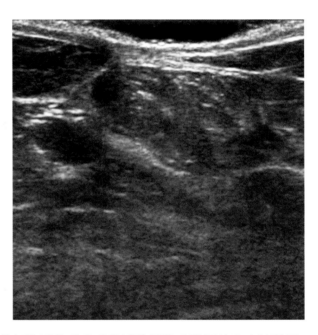

图 2-104 皮肤改变：**皮肤回缩**和**皮肤增厚**。良性肿物切除活检手术后的活检部位**皮肤回缩**和**皮肤增厚**

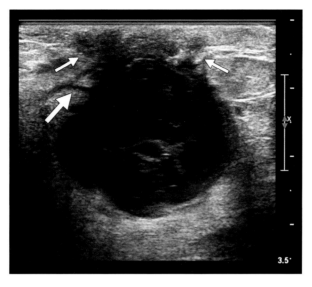

图 2-105　皮肤改变：皮肤回缩和皮肤增厚。脓肿上方可见低回声的皮肤，呈现 V 形**皮肤回缩**和**皮肤增厚**（细箭头）。下方圆形的炎性肿块部分边缘清晰，部分边缘呈毛刺状（粗箭头）

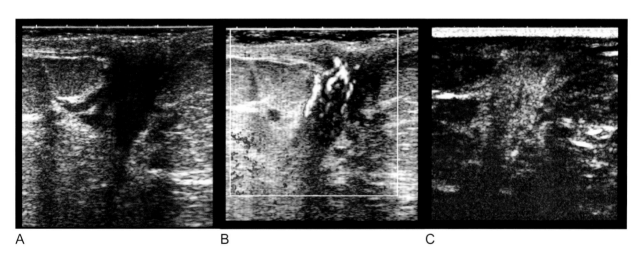

图 2-106　皮肤改变：皮肤回缩和皮肤增厚。灰阶超声（A）提示一个小的低回声浸润性导管癌上方可见**皮肤回缩**和**皮肤增厚**。彩色多普勒（B）提示肿物富含血管，超声造影（C）显示注射造影剂后回声明显增强

D. 相关征象

4. 水肿（edema）

水肿表现为周围组织回声增强和呈现网格状（扩张的淋巴管或组织液形成低回声的网格线）。明显的皮肤增厚和水肿常常是炎性乳癌、乳腺炎以及系统性疾病如心衰的主要表现。

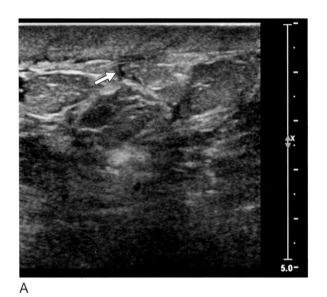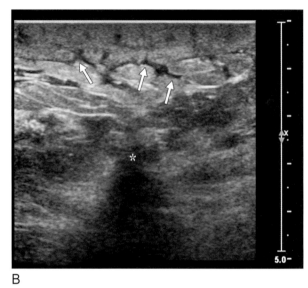

A   B

图 2-107 水肿。可见于炎性乳癌。本例显示炎性乳癌伴随有水肿表现，表现为周围组织回声增强，内有不规则低回声网状线。另可见皮肤增厚。另还可见一个形状不规则的低回声肿块（B，星号），后方伴声影

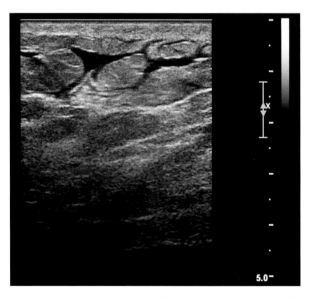

图 2-108 水肿。炎性乳癌，皮下脂肪内网格状分布的扩张淋巴管或组织液提示组织水肿

D. 相关征象

5. 血流（vascularity）

一个肿块或病变的血供丰富与否应该以对侧乳房的正常区域或同侧乳房未累及区域为参照。血流供应模式并不能提示特定诊断。能量和彩色血流多普勒对技术参数依赖性很大，不能单独以血供作为诊断依据。恶性病变血流可以不丰富，而某型良性病变如乳头状瘤和炎性病变却可能有丰富的血供。

a. 无血流（absent）

囊肿是最常见的无血流病变。某些实性肿块同样可以是少血流或无血流的。但是，不恰当参数设定如彩色多普勒的灵敏度设置（脉冲重复频率应设定为低流速）可能会抑制血流信号，从而得出病变无血流的错误结论。另外，探头压迫力度过大也会使小血管闭塞，因此进行彩色或能量多普勒扫描时，应避免施加较大压力。

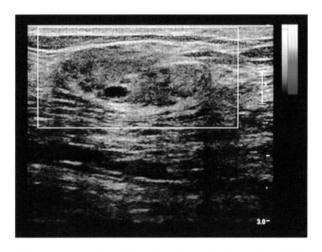

图 2-109　血流：无血流。这个良性表现的实性肿块边缘清晰、卵圆形、内部回声不均，包含有小囊肿，**无血流**信号。它有增大趋势，因此建议行活检。其无血流特点并不能改变根据肿块形态特征作出的诊断。病理：假血管瘤样间质增生（PASH）

D. 相关征象

5. 血流

b. 内部血流（internal vascularity）

指血管位于肿块内部。血管可能穿过肿块的边缘，也可以有序或无需地存在于肿块内部。异常血流也可见于无肿块的乳腺组织中。

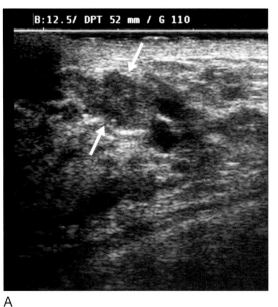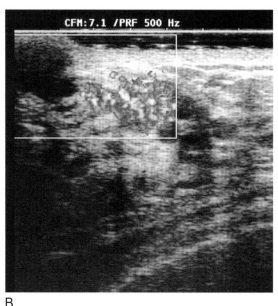

A   B

图 2-110   血流：内部血流。普通超声（A）可见一个显著扩张的导管（箭头），其内高回声向图像左上角的乳头方向延伸。无压力的、准确设定脉冲重复频率（PRF）的彩色多普勒（B）扫描明确了这是一个血流供应丰富且模式异常的导管内实性肿块。病理：浸润性和导管内癌

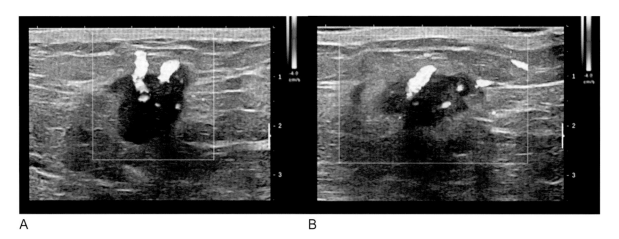

A   B

图 2-111   血流：内部血流。血管从肿瘤外穿过肿瘤边缘供应肿瘤（A 和 B）。病理：浸润性导管癌，3 级

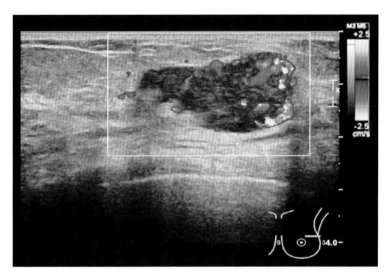

图 2-112 血流：内部血流。这是一个浸润性导管癌（3 级）病例，具有混乱无序血流模式

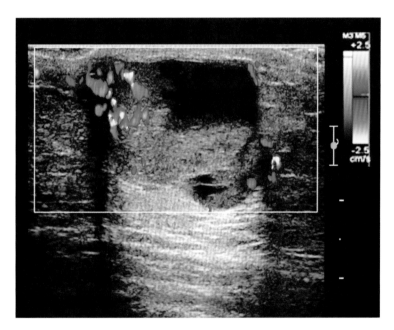

图 2-113 血流：内部血流。57 岁男性，超声可见一个囊实性混合回声肿块，实性部分可见聚集成团的血流信号，血管无序地穿过边缘进入病变。利用低回声成分内可见血流信号这一特征可以将其与复杂囊肿内的沉积物或血栓鉴别开。病理：囊内乳头状癌

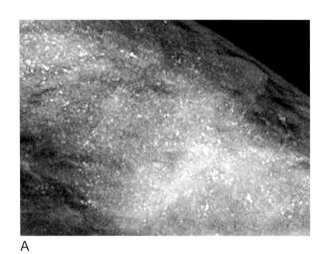

A

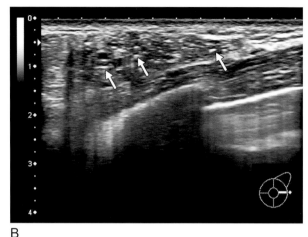

B

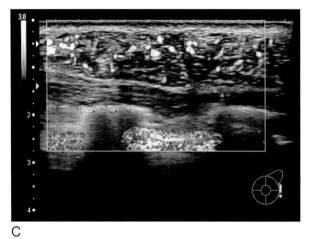

C

图 2-114　血流：内部血流。X 线示弥漫钙化为表现的导管内癌（A）。B 示超声表现（箭头）。能量多普勒示该区域血流丰富（C）

D. 相关征象

5. 血流（vascularity）

c. 边缘血流（vessels in rim）

血管可见于肿瘤边缘，在肿块周围形成一个完整或不完整的环。

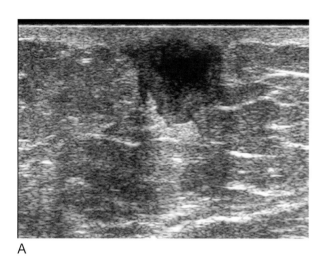

A

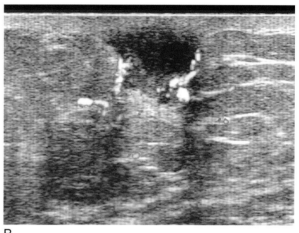

B

图 2-115 **血流：边缘血流**。男性患者的乳晕后脓肿。B 型超声显示一个形状不规则的囊实性混合回声肿块（A）。彩超（B）提示肿块**边缘血流**及周边组织中的血流信号

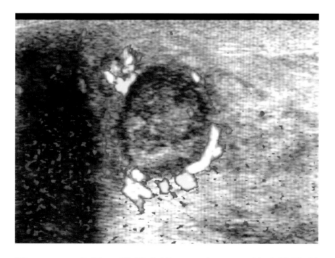

图 2-116 **血流：边缘血流**。一个 6mm 的边缘清晰的肿块，伴有边缘和周围组织中血流信号。诊断：脓肿

D. 相关征象

6. 弹性成像（elasticity assessment）

一般认为癌及其周围组织更硬，而良性病变质地更软。但其标准之间存在交叉，应该将其与更重要的形态特征放到一起综合考虑。目前单行成像技术包括应变弹性成像或剪切波弹性成像，不同硬度检测方法的预测价值是目前的研究热点。最近 FDA 批准将 m/s 和 kPa 作为剪切波弹性成像的硬度单位。随着研究的进展，本节中某些 BI-RADS® 描述词可能会被明确，某些可能会被弃用，也可能加入其他新词。统一彩色尺度可能有助于减少误诊。适用于所有方法和一起系统的描述词包括：质软，质中，质硬。

必须强调的是：形状、边缘和回声类型等特征对于肿块良恶性的预测价值远超软硬度。诊断时，弹性成像结果不能凌驾于更具有预测价值的形态特征之上。将弹性成像纳入术语词典主要是因为大部分现代超声仪器均具有该功能，有必要明确弹性成像相关的描述词和定义。将其纳入本词典并非是对其临床价值的认可，请读者不要误解。

D. 相关征象

6. 弹性成像

a. 质软（soft）

目前对于弹性成像的颜色标识尚未统一，尽管多数机器默认蓝色代表软，但另外一些厂家则使用红色或其他颜色代表软。多数情况下，灰阶系统中白色代表软。切记，检查之前必须确定色彩或灰阶与软硬度的对应关系。

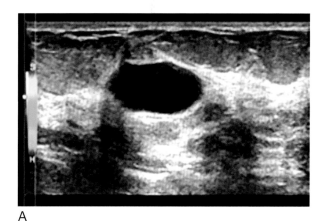

A

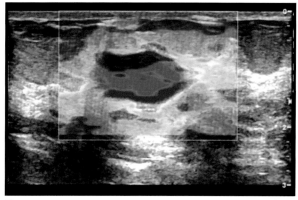

B

图 2-117 弹性成像：质软。单纯囊肿：B 型超声（A）可见单纯囊肿的四条标准：无回声、卵圆形、边缘清晰伴后方回声增强。某些机器上剪切波弹性成像（B）单纯囊肿表现为三层分层结构。本例使用彩色标识，红色代表软，蓝色代表硬

D. 相关征象

6. 弹性成像

b. 质中（intermediate）

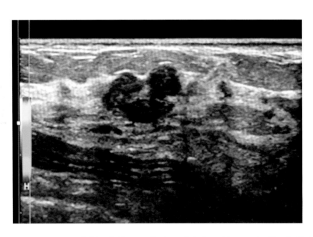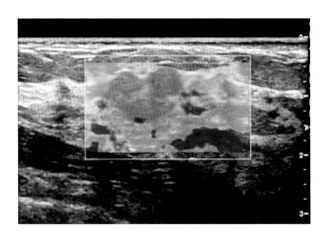

图 2-118 弹性成像：质中。图中可见一个分叶状纤维腺瘤，内部回声不均。剪切波弹性成像显示质地中等。本例中，红色代表软，蓝色表示硬。因为软硬度标识不同意，有必要确定每个机器对应的彩色标识（左图）

D. 相关征象

6. 弹性成像

c. 质硬 (hard)

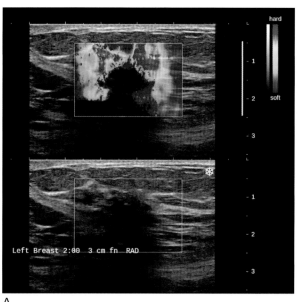 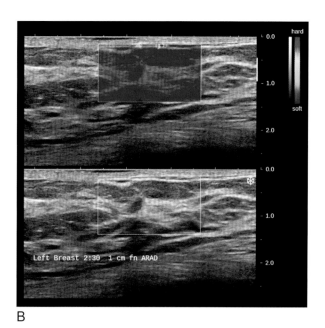

A

B

图 2-119　弹性成像：质硬。图中红色代表硬，蓝色表示软。左乳可见两处浸润性小叶癌，较大者质硬（A），较小者质软。下方灰阶超声图像显示两个病灶形态均有可疑表现。两个病灶在乳腺 X 线摄影和磁共振上同样被评估为可疑（未提供）。谨记：不要因为质软而忽略其形态学特征，特别是当两种或三种检查均提示可疑时

乳腺超声

乳腺超声

E. 特殊征象（special cases）

指那些独特特征的诊断或有特别意义的征象。

1. 单纯囊肿（simple cyst）

乳腺囊性病变的诊断和处理详见指导章节。单纯囊肿的诊断有四条标准：边缘清晰、圆形或卵圆形、无回声、后方回声增强。同时具备上述四条标准，即可以做出单纯囊肿诊断，是典型良性病变。

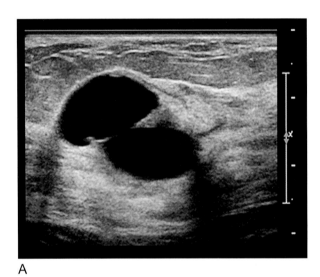

A

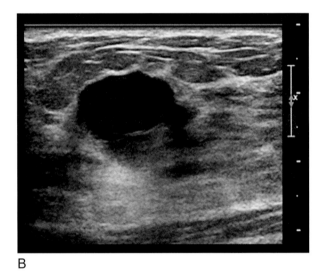

B

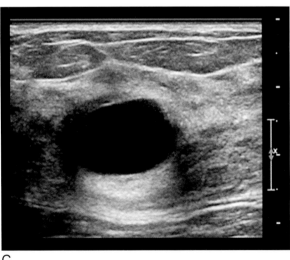

C

图 2-120　特殊征象：单纯囊肿。放射状切面（A）示两个边缘清晰的无回声肿物，一浅一深。图（B）为表浅者的反放射状切面图像，图（C）为较深者的反放射状切面图像。当多个囊肿像本例这样聚集在一起时，有可能不在统一平面上，导致边缘不锐利。测量前壁到皮肤的距离可以帮助区分不同的囊肿

E. 特殊征象

2. 簇状微囊肿（clustered microcysts）

簇状微囊肿由一簇大小 < 2 ~ 3mm 的无回声肿块组成，其内可见厚度 < 0.5mm 的薄层分隔，无实性成分。因为囊肿聚集可能形成微分叶状边缘，不应将边缘特征描述为模糊。簇状微囊肿相关的病变包括纤维囊性变和大汗腺化生。

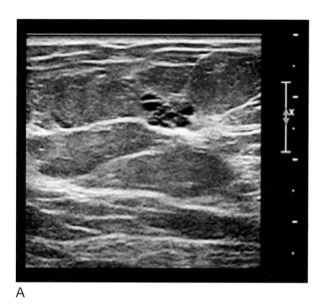
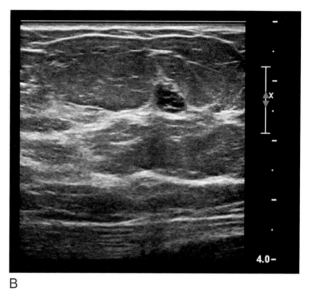

A   B

图 2-121　特殊征象：簇状微囊肿。 放射状（A）和反放射状（B）切面可见一簇小囊肿（**簇状微囊肿**）。所有小囊肿内均未见实性成分。如果肿块临床不可触及，可评估为 3 良性可能性大（3 类）。如果经过观察无明显变化，则可以降级为良性（2 类）

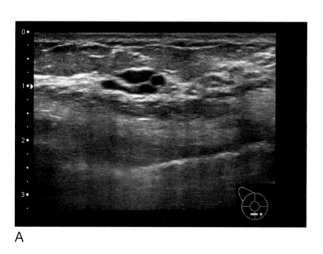
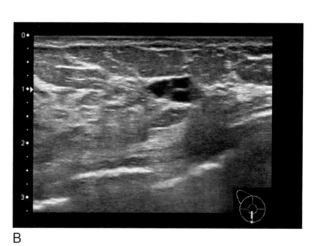

A   B

图 2-122　特殊征象：簇状微囊肿。 可见小叶内导管和腺泡的扩张。**簇状微囊肿**一般可评估为良性可能性大（3 类）或良性（2 类）。如果出现边界模糊或包含实性成分等可疑特征，应评估为 BI-RADS® 4 类，建议行组织活检，特别是当肿块是新发的或出现在绝经后患者中

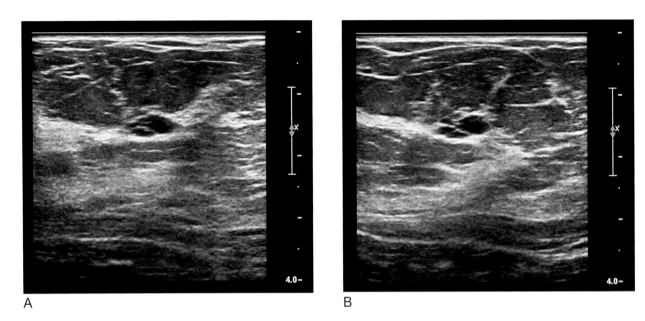

A   B

图 2-123　特殊征象：簇状微囊肿。44 岁女性，有双乳多发单纯和复杂囊肿（未提供图像）病史，补充超声筛查发现一簇**簇状微囊肿**（A 和 B）。因为其囊肿为双乳多发，所以可以评估为良性（2 类）

E. 特殊征象

3. 复杂囊肿（complicated cyst）

　　指含有沉积物的囊肿，常表现为均匀一致的低水平回声，无实性成分，囊壁常不易分辨。实时扫描时其内部回声可能分层，液面可随体位变化缓慢变化，其内部回声点可能回随体位改变而出现闪烁现象。

> **注意**：如果复杂囊肿包含实性成分（包括附壁结节），其诊断应变为"**囊实性回声**"肿块。过去版本中未强调这个鉴别点，结果导致复杂囊肿和囊实性回声肿块两个征象易于混淆。

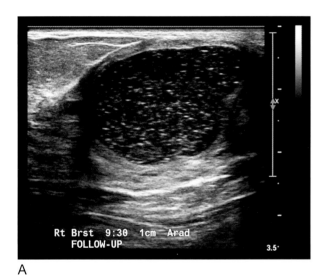
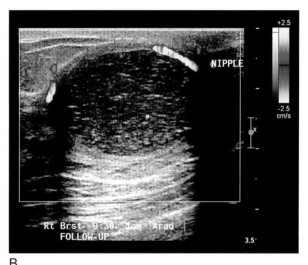

A　　　　　　　　　　　　　　　　　　　　B

图 2-124　复杂囊肿。56 岁女性，乳头旁可扪及肿块。超声提示其内部含有低水平回声（A），除此之外均符合单纯囊肿的诊断标准。注意图（B）中的边缘血流

E. 特殊征象

4. 皮肤内或皮肤表面肿块（mass in or on skin）

此类肿块临床上常较明显，包括皮脂腺囊肿、表皮样囊肿、瘢痕疙瘩、痣、粉刺、神经纤维瘤以及副乳头。少数情况下，皮肤内肿块可能是转移，特别是是在乳房切除瘢痕周围，这种情况下，原发肿瘤治疗的信息对诊断有帮助。比较重要的一点是需要识别皮肤与乳腺的分界，明确肿块至少一部分是在皮肤的两层回声之间。

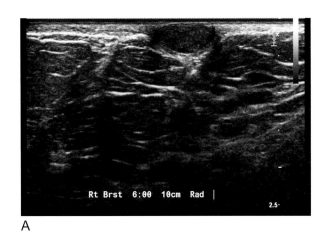
A

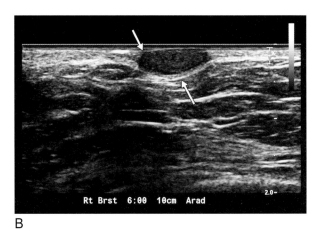
B

图 2-125　皮肤内或皮肤表面肿块。皮肤两层回声之间可见皮脂腺囊肿（A 和 B）。包围肿块的两层皮肤回声在图（B，箭头）中更明显。借助耦合剂或水囊，偶尔可以显示囊肿的脂质内容物破出皮肤的管道

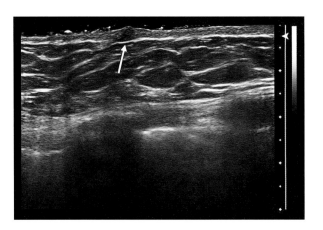

图 2-126　皮肤内或皮肤表面肿块。副乳头（箭头）可发生于自腋窝至腹股沟的乳线上任何一点

E. 特殊征象

5. 异物包括假体（foreign body including implants）

异物包括标记夹、线圈、定位导丝、导管鞘、注射或泄露的硅胶、外上引入的金属或玻璃以及假体。病史有助于确定异物的存在和性质。泄露到腺体内的硅胶在超声上可呈现"暴风雪"征，这是高回声肿块后方结构被声影遮挡的结果。泄露或渗出的硅胶也可以沿淋巴管流动并驻留在淋巴结，形成类似表现。

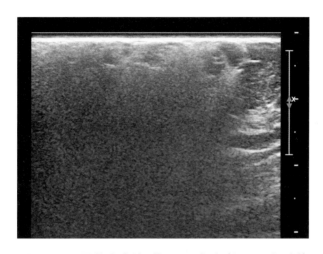

图 2-127　异物包括假体。 39 岁患者，20 岁时曾注射游离硅胶。1 年后发现乳房肿块，自觉肿块无明显变化。超声显示明显的声衰减，也被称作"暴风雪"征或噪声

乳腺超声

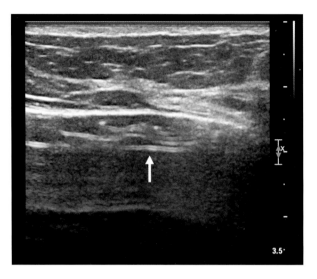

图 2-128　异物包括假体。55 岁女性，30 年前曾放置腺体后方硅胶假体。该患者因为腺体内异常（未包含在图像中）而行超声检查，放射状切面可见多层皱褶的假体包膜回声（"扶梯征"），提示假体包膜内破裂（箭头）。这是一种良性表现，BI-RADS® 2 类，但应该在报告中提及

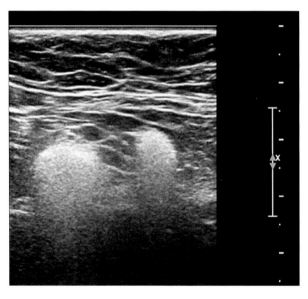

图 2-129　异物包括假体。胸肌内淋巴结摄取硅胶的表现。因为之前放置硅胶假体病史明确，所以无需任何有创操作即可明确硅胶泄露的诊断

E. 特殊征象

6. 乳房内淋巴结（lymph nodes-intramammary）

　　表现为边缘清楚的卵圆形肿块，常呈肾性，包含脂质淋巴结门。淋巴结可见于乳房任何位置，但常见于外上象限（特别是腋尾），因为越靠近腋窝的淋巴结越大。一般正常的乳房内淋巴结大小自 3 ~ 4mm 到约 1cm 不等。位于乳房内或腋窝的淋巴结有明显的特征而易于分辨：低回声皮质包绕强回声的脂质淋巴结门。具有上述典型特征的乳房内淋巴结应考虑为典型良性病变。

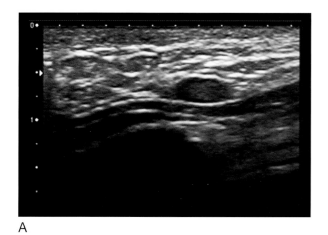
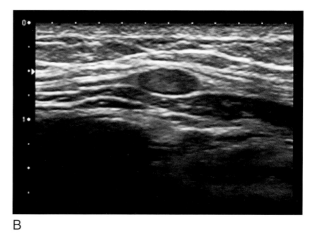

A　　　　　　　　　　　　　　　　B

图 2-130　乳房内淋巴结。磁共振上显示为增强的小卵圆形肿块，考虑为乳房内淋巴结，对应的超声检查证实了该诊断。两个垂直切面上均可见低回声的皮质和强回声淋巴结门

E. 特殊征象

7. 腋窝淋巴结（lymph nodes-axillary）

应该重视肿大的腋窝淋巴结，结合临床病史和其他检查作出正确的判断，特别是新发或与以前检查相比明显增大或变圆的淋巴结。目前尚没有统一的径线标准，正常的腋窝淋巴结长径可以大 2cm，包含有高回声的脂质淋巴结门。有些时候尽管淋巴结远大于 2cm，如果其形态符合菲薄的皮质环绕大块淋巴结脂肪门特征，则仍然认为是正常淋巴结。淋巴结门消失或受压的淋巴结可能是异常的。皮质的局限增厚和皮质回声改变提示转移可能。目前尚没有特异性的超声表现可用于鉴别转移性淋巴结和反应性淋巴结。而淋巴结的数目和大小存在个体差异，双侧对比可有助于鉴别。

以下是描述淋巴结可能用到的超声参数：

a. 大小

b. 形状

    i. 卵圆形

    ii. 圆形

    iii. 不规则形

c. 皮质增厚

    i. 均匀、向心性增厚：声波入射角度不同可能导致对皮质增厚的判断不同，向心性和局灶增厚均是如此。动态扫查有助于鉴别真正的皮质增厚。

    ii. 局灶增厚

d. 边缘

    i. 清晰

    ii. 不清晰

e. 淋巴结门受压或消失

    需注意，存在淋巴结门并意味着可以排除转移，转移可以表现为压迫或取代淋巴结门。整个淋巴结被肿瘤吞噬过程可能是渐进性的，可以通过定期检查明确。但实践中正常淋巴结常常不被记录，因而定期检查很难与之前的图像进行比较。另外一方面，X 线上淋巴结直径增大也值得关注，应该考虑活检。这种情况下，比较 X 线上的淋巴结大小时应该选择相同或相似的投照体位进行测量。

乳腺超声

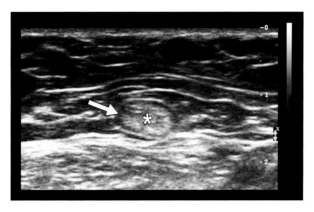

图 2-131 腋窝淋巴结。图中可见良性小腋窝淋巴结，具有菲薄的皮质（箭头）和饱满的脂质淋巴结门（星号）

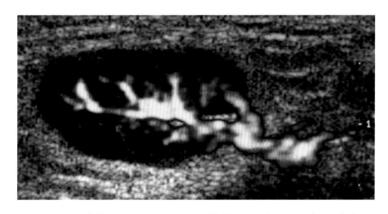

图 2-132 腋窝淋巴结。能量多普勒显示良性反应性腋窝淋巴结内部丰富的血流信号。图中可见血管自淋巴结门进入淋巴结，逐级分支进入皮质

乳腺超声

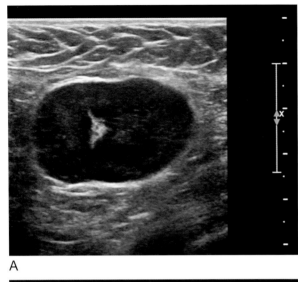

A

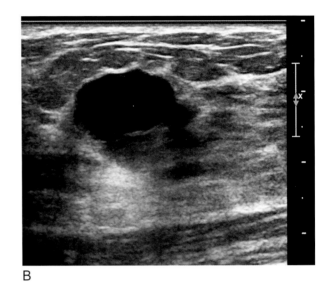

B

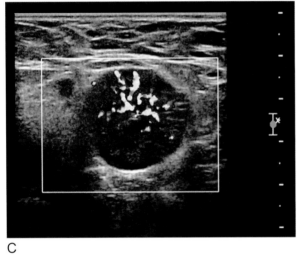

C

图 2-133　腋窝淋巴结。42 岁女性，患有浸润性导管癌（3 级），两个垂直切面显示同侧皮质极度增厚淋巴结门受压的**腋窝淋巴结**（A 和 B）。彩色多普勒可见皮质血流信号（C）

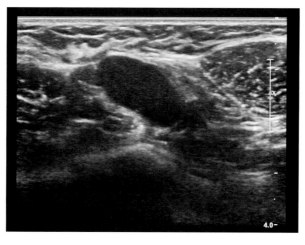

图 2-134 腋窝淋巴结。腋窝淋巴结完全被浸润性导管癌的转移灶所取代。淋巴结门消失。该淋巴结仍保持其肾样外形和正常大小

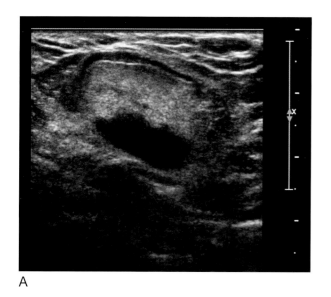

A

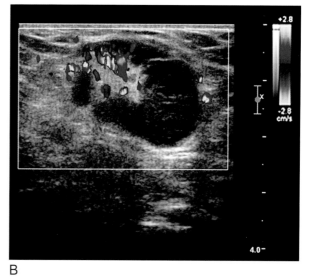

B

图 2-135 腋窝淋巴结。B 型超声显示转移的腋窝淋巴结（A）。彩色多普勒（B）提示偏心的局灶皮质增厚导致大片淋巴结门受压，这种局灶转移导致皮质回声降低，但无血流信号

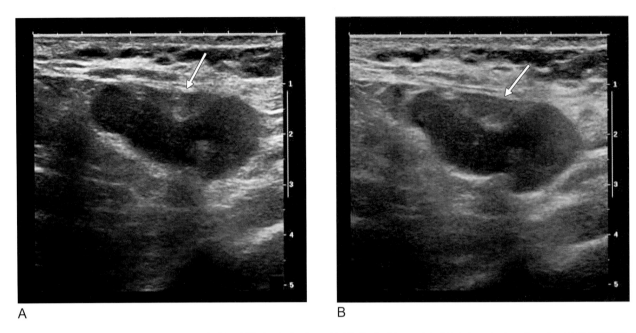

A　　　　　　　　　　　　　　　　　　　　B

图 2-136　腋窝淋巴结。女性浸润性导管癌腋窝淋巴结转移患者。两个超声切面（A 和 B）显示**腋窝淋巴结**皮质增厚，仅在其前方残留少量淋巴结门（箭头）

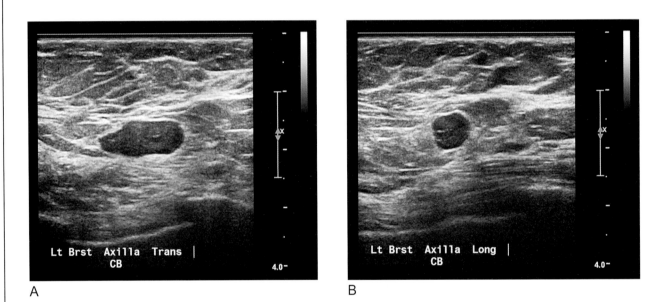

A　　　　　　　　　　　　　　　　　　　　B

图 2-137　腋窝淋巴结。43 岁女性，刚刚被诊断为浸润性导管癌 2 级伴导管原位癌 3 级。**腋窝淋巴结**空芯针穿刺活检证实腋窝转移。注意图中淋巴结门和其肾形外形均已消失。这种淋巴结可能会被误诊为良性表现的肿块，如腋尾部纤维腺瘤

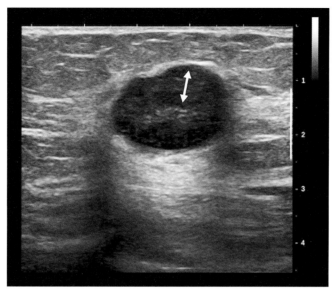

图 2-138 腋窝淋巴结。淋巴结门受到明显增厚皮质（双向箭头）转移灶压迫。**腋窝淋巴结**空芯针穿刺病理：完全被浸润性导管癌（3 级）取代

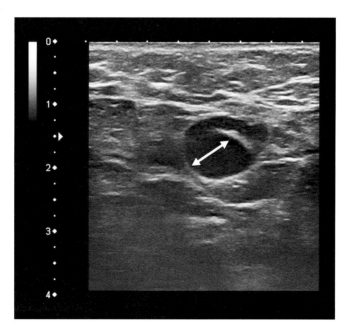

图 2-139 腋窝淋巴结。**腋窝淋巴结**后部的皮质明显增厚（双向箭头），挤压前部的淋巴结门使其呈扁新月形。病理：浸润性导管癌（3 级）转移

乳腺超声

E. 特殊征象

8. 血管异常（vascular abnormalities）

a. 动静脉畸形/假性血管瘤（Arteriovenous Malformations/Pseudoaneurysms，AVMs）

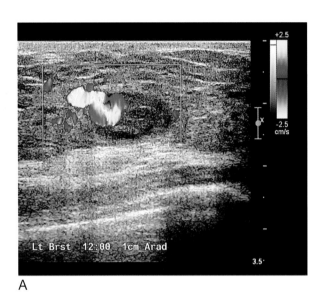
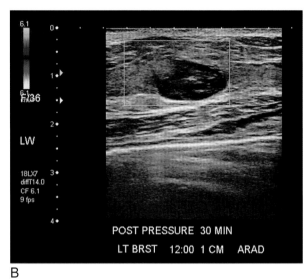

A   B

图 2-140　血管异常：动静脉畸形 / 假性血管瘤。立体定位下对微钙化进行真空辅助活检后出现一个罕见的并发症：假性血管瘤（A）。局部压迫 30 分钟后，可见血栓形成（B）。该患者后续未出现其他问题

E. 特殊征象

8. 血管异常

b. 胸腹壁血栓性静脉炎（mondor disease）

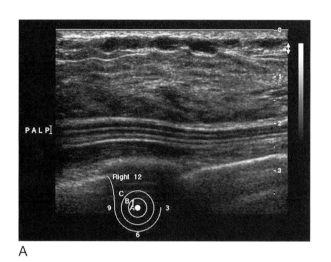 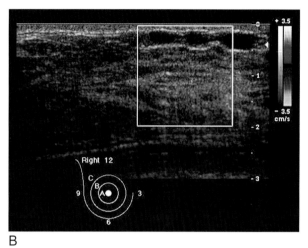

A   B

图 2-141 血管异常：胸腹壁血栓性静脉炎。 23 岁女性，主诉右侧腋尾痛性条索。超声显示其原因是皮下的胸外侧浅静脉血栓形成（A）。彩色多普勒（B）显示血管内基本无血流信号，证实了该诊断。**胸腹壁血栓性静脉炎**是自限性疾病，不需要抗凝治疗

乳腺超声

E. 特殊征象

乳
腺
超
声

9. 术后积液（postsurgical fluid collection）

手术后唯一的典型良性改变是积液，特别是术后血清肿（完全囊性，但有时含有血液成分，动态扫描可见移动）。其他术后改变，特别是瘢痕组织，常呈现可疑的超声征象，如后方声影、低回声性、不规则形状、偶有毛刺状边缘以及结构扭曲。了解之前的手术治疗病史，观察超声异常处是否有明显的手术瘢痕，以及在切口位置放置体表标记并拍摄切线位 X 线并与超声对照均是避免不必要活检的有效手段。作出诊断时还应该综合考虑肿瘤的病理类型、切缘状态、放化疗等因素。随访中注意与之前的影像对比是保证诊断准确性的关键。

术后瘢痕通常会随时间发生变化，逐渐收缩出现不规则的边缘和毛刺。这种渐进性的变化在 X 线摄影上更明显，因为术后 X 线检查比超声更频繁（译者注：我国国内情况可能并非如此）。术后常见的水肿和皮肤增厚的程度和范围会逐渐缩小，其 X 线和超声表现均较明显，结合病史可以明确为良性。超声对其他术后改变的诊断效能不如 X 线，包括几乎所有类型的脂肪坏死。因为脂肪坏死在 X 线上表现为单发或多发、钙化或无钙化的油样囊肿（超声上则不然），这是典型的良性征象。因此，当超声上发现某些征象提示脂肪坏死可能时，应该结合同期 X 线检查综合考虑才能作出最终诊断，大多数时候通过 X 线可以直接诊断为良性（2 类），而超声则不能。

E. 特殊征象

9. 术后积液（postsurgical fluid collection）

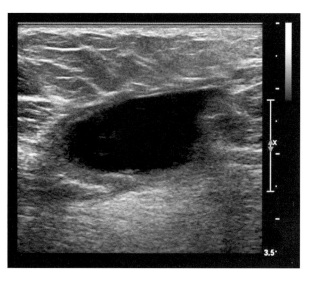
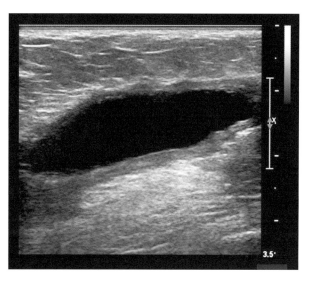

图 2-142 术后积液。 79 岁女性，导管内癌（2 级）患者。术后 6 个月超声复查提示椭圆形积液。该血清肿增厚的壁无明显临床意义

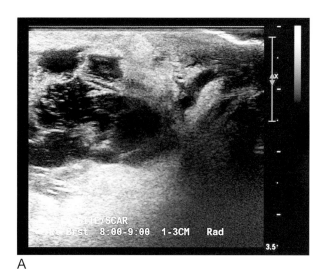
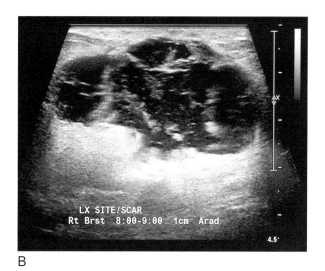

A   B

图 2-143 术后积液。 66 岁女性，曾因浸润性导管癌（3 级）接受保乳手术，切缘宽度为 10mm，但前方、后方、外侧切缘 1mm 内可见导管内癌。手术后 4 星期，矩形和梯形（A 和 B）扫描显示一个大的**术后积液**，其中的分隔和高回声区域是渗出液中血液残留物的表现，因此无需外科干预。结合病史，考虑这种术后出现积液为良性（2 类）

E. 特殊征象

10. 脂肪坏死（fat necrosis）

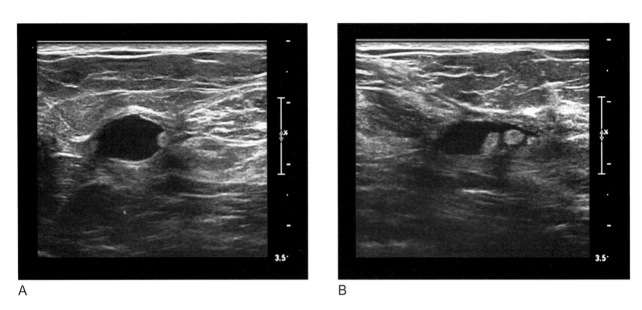

A   B

图 2-144 **脂肪坏死**。图示早期的**脂肪坏死**，表现为油样囊肿和结构扭曲（A 和 B），囊肿内可见三个高回声的脂质结节

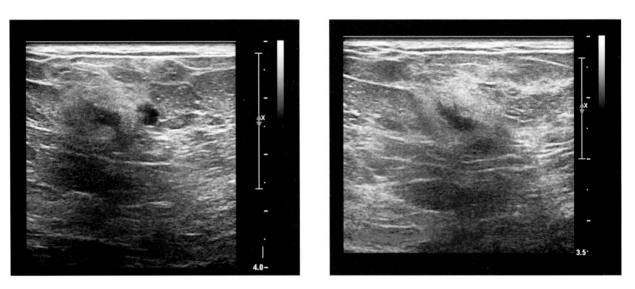

图 2-145 **脂肪坏死**。62 岁女性，右乳被车祸中弹出的气囊撞伤后 1 个月仍然充血。超声提示乳腺血肿中可见脂肪坏死。评估为 3 类，良性可能性大。该患者 6 个月后返院复查，体检、X 线和超声异常均已消失（未提供图像）

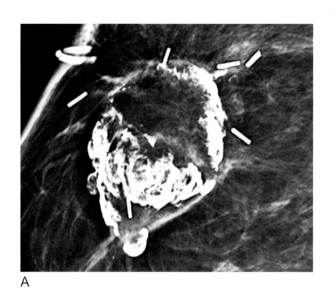

A

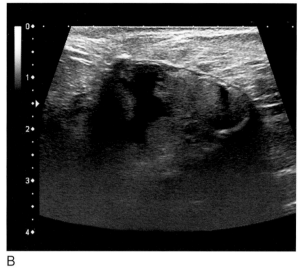

B

图 2-146　脂肪坏死。77 岁患者，5 年前因浸润性癌（1 级）行保乳手术，术后放置球囊导管行术中部分乳腺放疗。切线位点压迫 X 线未见明确复发征象。X 线（典型良性）（A）上脂肪坏死中油样囊肿周围的环形钙化在超声上伴有后方声影（B），皮肤上可见 V 形切口

III. 报告系统

A. 报告结构

报告应尽量简洁明了，建议采用表 2-2 提供的框架。最终分类和处理建议主要在本章 B 节中讨论，指南和常见问题章节亦有涉及。

应该在报告中写明检查指征、相关病史以及相关高危因素。如果希望通过超声检查来追踪特定的肿块或者可疑区域，应该特殊注明。同时应该注明曾在何时进行过随访性检查。如总论章节中标记与测量（见 188 页）部分所述，对于某一特定超声发现，在存储一整套图像后应该报告相应病变的三维径线。多发单纯囊肿或者同时存在单纯和复杂囊肿时无需报告每个肿块径线。如果某些病变曾被活检过，应注意结合其活检结果。与临床、X 线、磁共振表现相关的超声表现应该在报告中注明。对于 X 线上发现的可以异常，结合诊断性超声结果，综合考虑恶性可能性高低，给出最终的综合评估结果，给出融合的报告和处理建议（译者注：国内大多数单位超声和 X 线分别在超声科和放射科完成，融合报告的建议在中国可能较难实现）。

表2-2　报告结构

报告结构
1. 检查指征
2. 描述乳腺超声的扫描范围和技术
3. 简要描述整个乳腺的构成类型（仅筛查）
4. 清晰描述任何重要发现
5. 与其他检查对照，包括体格检查、X线摄影和磁共振
6. 综合报告
7. 评估
8. 处理建议

与 X 线和磁共振类似，坚持采用 BI-RADS® 超声术语有助于病变诊断和与临床医生以及患者沟通。另外，结构化的软件辅助的报告系统应该以 BI-RADS® 术语为基础。

基于疾病编码和保险报销考虑，可以将 2 个或更多同期进行的检查结果放入不同的章节或段落。然而，最后仍然应该给出一个综合所有检查结果的评估分类和处理建议。

1. 检查指征

应该在报告的开头部分简要记录检查的原因。乳腺超声检查最常见的指征包括对可触及肿块或 X 线、磁共振发现的异常进行确认和定性，引导介入性操作，以及作为年轻、妊娠哺乳期患者的首选检查。其他应用指征如美国放射学院（ACR）《关于乳腺超声检查的操作指南》（*The ACR Practice Guideline for the Performance of a Breast Ultrasound Examination*）所列。对于不适宜或无法接受磁共振检查的高危妇女，超声可以作为 X 线筛查的补充筛查手段。为提高 X 线致密型乳腺患者的乳腺癌检出率，某些单位利用全乳超声进行筛查。

2. 描述乳腺超声的扫描范围和技术

应该准确记录超声检查的范围和技术，如该检查是否针对某一特定位置、是否作为补充性筛查手段。因为超声是一种实时检查手段，因此必须记录超声检查者的身份（技师、技师和诊断医师、或者诊断医师）或者记录采用了全乳超声。如果采用了彩色多普勒、能量多普勒、弹性成像技术，应该记录结论相关的技术细节。

某些情况下，可能需要记录患者的检查体位（如，"采用仰卧位和侧卧位"或者"采用患者触及左侧乳房增厚的体位——坐位检查"）

全乳超声可以扫查整个乳房，获得三维图像，产生冠状面、横断面和矢状面图像，其中冠状面图像与磁共振矢状面图像非常类似。尽管这种技术的报告仍在研究中，应尽可能遵照表 2-2 和本章前面相关内容组织报告。

3. 简要描述整个乳腺的构成类型（仅筛查）

采用大视野的全乳超声扫描，很容易判断乳腺的构成类型。不过即使采用小视野的手持超声，同样可以估计其乳腺构成。前文所述的 3 个描述词，包括"均质背景回声——脂肪型""均质背景回声——纤维腺体型""不均质背景回声"（表 2-3）与 X 线摄影、磁共振的 4 个乳腺构成描述词大致对应。超声上通过乳腺的回声来确定其结构类型，其参照物为皮下脂肪。皮下脂肪为中等亮度，比强回声纤维腺体结构暗。不均质背景的乳房表现为低回声与强回声区的混合，需要通过细致的动态扫描将较小的低回声肿块与正常组织区分开。

表2-3　乳腺构成

组织构成
a．均质背景回声——脂肪型
b．均质背景回声——纤维腺体型
c．不均质背景回声

乳
腺
超
声

4. 清晰描述任何重要发现

应该采用词典术语按照临床重要性清晰描述重要的检查发现，应包括：

a. 使用形状、边缘和方向等形态描述词描述肿块的特征。应注意肿块对周围组织的影响，如结构扭曲。其他如后方回声、回声类型以及彩色多普勒或能量多普勒以及弹性成像等检查结果等征象可能对诊断有帮助，但仅需记录有关的阳性发现。特殊征象如单纯囊肿、复杂囊肿、簇状微囊肿、乳房内淋巴结及异物等可能使诊断简单化，也应该记录。和X线摄影一样，对于无症状的女性的筛查性检查报告中可以报告这些典型良性征象（评估为2类），但并非必须，如不报告则其最终评估变为阴性（1类）。

b. 对于重要的发现，应至少记录两个径线，首选3个径线，特别是在需要与之前的大小进行对比时。没有必要对每一个单纯小囊肿都进行测量和报告，如果是多发囊肿，特别双乳都有的情况下，记录最大乳房中最大囊肿的位置和径线就足够了。

测量肿块时，应该分别记录有测量卡尺和无卡尺的图像。 因为边缘特性是最重要的良恶性鉴别指标之一，特别对于小肿块，卡尺可能会掩盖边缘特征，妨碍后续诊断。

c. 应该采用一致性和重复性较好的方法记录病变的位置，如利用钟点和至乳头距离定位。当超过1个肿块或病变位于同一帧图像或位置时，分别测量其中心或前缘与皮肤之间的距离有助于区分不同的病变。这种方法对于将多个肿物中的一个挑出进行活检的情况特别有用。

在影像中心内部可能存在不同方法记录位置，但应该采用统一的策略记录随访检查中的病变位置。在某些单位，所有人均沿用初始检查的位置标记。另外一些检查者则可能在随访检查结果中报告病变最新的钟点和至乳头距离（多与体位及检查手段改变有关）。我们将在常见问题中继续讨论类似情况（见292页）。

d. 和X线检查类似，双侧多发边缘清晰的肿块常被判定为良性（2类），某一肿块具有明显不同影像表现者例外。少数情况下，诊断医生可能会选择描述所有良性表现肿块的特征。应该以列表形式按照乳房侧别分别记录其位置及大小，这样可以减少报告阅读者的困惑。如果处理建议是随访，后续检查者多数更欣赏列表方式而非大段文本描述。对于双侧影像发现，应按侧别分段描述。

5. 与其他检查对照，包括体格检查、X线摄影和磁共振

乳腺超声检查结果应该与体格检查、X线、磁共振及其他影像检查结果相对照。如果报告没有注明对比情况，则默认没有进行比较。某些报告模板包含"对照"字段，可以输入"无"。

与X线和（或）磁共振检查结果对照时，超声扫描者应该注意匹配病变的大小、位置以及周围组织的类型和分布，以免误读（超声检查发现的病变可能并非前述检查所期望检

查的病变）。对照过程中，需要考虑到超声、X线、磁共振检查的体位差异。如果超声发现对应于触诊异常或X线、磁共振检查异常，应在报告中明确指出。如果超声异常是新发现的或者无其他检查可对照，也应该在报告中注明。

如果将超声作为随访检查手段，应该报告该发现的变化情况。例如一个良性可能性大的实性肿块在6个月内增大超过20%应该考虑活检，而仅仅增大1～2mm则可能是扫描方法或患者体位不同所致。

6. 综合报告

多种检查同期进行时（同一天），首选综合不同检查给出融合报告。应该分段描述不同检查中的异常发现，最后综合检查结果，给出总体的评估和处理建议。一般情况下，当两个检查的评估结果不同时，应该根据更异常的评估结果给出最终的评估，并按照如下恶性可能性级别进行报告：1类，2类，3类，6类，0类，4类，5类（表2-4）。

上述规则的例外情况：不同检查手段对不同征象的诊断特异度不同，如果特异度更高的检查发现某一病变具有典型良性特征，则可以覆盖特异度较低检查的结果。例如X线检查发现的边界部分清晰无钙化的肿块，可能被超声证明是一个单纯囊肿。

表2-4　异常等级

BI-RADS®分类	异常程度
1	最低
2	
3	
6	
0	
4	
5	最高

7. 评估

报告末尾应该简要总结相关超声发现，采用BI-RADS® 1～6类和相关术语给出最终评估。如果将超声与同期进行的X线检查进行综合给出融合报告，其最终的评估应该反映两个检查中恶性可能性更高的类别。我们希望通过采用与BI-RADS® X线摄影章节相似的评估分类和报告语言，使超声报告更加清晰和统一。

某些情况下，报告医生可能会给出不完整评估（0类）的结果。其目的是希望结合其他检查如X线摄影，或者与既往检查进行比较，或者补充报告医生亲自操作的实时检查。

8. 处理建议

每份报告都应该包含处理建议，以决定下一步处理。处理建议可能包括与年龄相匹配的筛查策略、对良性可能性大的肿块进行监测随访、活检后每年随访 1 次以及临床处理。如果建议进行影像引导的介入操作，应该给出具体影像引导方式建议，如三维立体定位、超声或磁共振引导。

B. 评估分类

表2-5　BI-RADS®分类和处理建议

评估	处理建议	恶性可能性
0类：a.不完整的评估——需要进一步影像学检查	召回，进一步检查	N/A
1类：阴性	常规筛查	恶性可能性基本是0
2类：良性	常规筛查	恶性可能性基本是0
3类：良性可能性大	短期（6个月）随访或继续监测	恶性可能性>0，但≤2%
4类：可疑恶性	组织活检	恶性可能性>2%但≤95%
4A：低度可疑恶性		恶性可能性>2%但≤10%
4B：中度可疑恶性		恶性可能性>10%但≤50%
4C：高度可疑恶性		恶性可能性>50%但<95%
5类：恶性可能性大	组织活检	恶性可能性≥95%
6类：活检证实为恶性	临床可行时行手术切除	N/A

a. 不完整的评估

0类：需要进一步的影像学评价和（或）与之前的图像进行对照

适用于存在需要进一步检查的超声发现，主要用于筛查。附加的影像检查包括在筛查性超声的基础上进行标准的超声图像采集。如果没有采集额外的图像，而仅仅由报告医生和（或）其同事重复实时扫描，则不能包含在此类中。因为超声本质上是一种实时检查，如此规定可以避免其价值被低估。（详情参见随访和结果监测章节，见 471 页）

在某些情况下，0 类可用于诊断性超声报告。主要见于由于人员或设备原因不能同时进行诊断性乳腺 X 线摄影检查，或病人不能或不愿意等待完整的诊断性检查完成。0 类不适用于那些需要进一步的磁共振检查的病变。报告医生应该在磁共振检查之前给出最终评估和报告。

大多数情况下，如果筛查性超声检查结果不是阴性或良性，则应该将当前检查结果与既往检查进行比较。诊断医生应该根据获取既往检查的难易程度，这种对比对最终诊断的影响，决定作出合理判断是否应该积极努力取得以前的检查结果。需要注意的是，如果与既往检查对比不大可能改变超声发现的恶性可能性，那么这种对比就无关紧要。

0 类应该只用于那些必须与既往检查比较方能作出最终评估的情况。当使用 0 类等待既往检查的时候，应该有配套的流程以保证最终诊断 100% 可以在 30 天内完成（越快越好），即使最后并未获得既往的检查结果。因为没有配套流程，某些单位选择不用 0 类。如果最终拿到了既往的检查结果，应该在最初的超声报告中添加内容，包括修正的评估。从监测角度考虑，应该用修正的评估替代初始评估。

b. 完整评估——最终分类

1类：阴性

无特殊。这是正常的超声检查结果。

2类：良性

与 1 类一样，这也是一个"正常"的评估，但这里报告医生选择在报告中描述一些良性发现。例如，可以描述一个或多个单纯囊肿、乳房内淋巴结、术后积液、乳房假体、复杂囊肿或保持至少 2～3 年无变化的可疑纤维腺瘤，但其结论是无明显恶性证据。当然，医生也可以选择不描述这样的检查结果，而其评估降为阴性（1 类）。

1 类和 2 类均提示没有恶性证据，其处理建议均为常规筛查。两个分类的区别在于 2 类报告中应该描述一个或多个良性超声发现，而 1 类则不描述（即使有这样的发现）。

3类：良性可能性大（见指南章节290页）

3 类（良性可能性大）并非用于放射科医生不能确定是良性（BI-RADS® 2 类）还是可疑（BI-RADS® 第 4 类）时的中间评估，而是用于恶性可能性 > 0 但 ≤ 2% 的情况。有明确的证据显示，超声上边缘清晰、卵圆形、平行于皮肤（多为纤维腺瘤）和孤立的复杂囊肿的恶性可能性在良性可能性大（≤ 2%）范围内。对于这类病变，恰当的处理建议是短期超声随访监测 [2-4]。类似的报道也见于簇状微囊肿，但因为样本量较小，证据尚不充分 [2]。对以上三类病变之外的病变采用良性可能性大（3 类）的评估仅仅基于报告医生的个人经验，建议在观察了足够样本量的超声和临床结局后明确其恶性可能性在良性可能性大的范围内（≤ 2%）之后才这样做。

本图谱同样强调 3 类不可用于筛查，应该仅用于经过完整的诊断性影像评估之后才能应用。这种建议对于 X 线检查来说是很自然的，因为 X 线筛查是批量阅片，没有机会立即行诊断性检查。但是筛查性超声几乎都是现场判读的，因而完整的诊断性检查在患者尚在影像科时就可完成，最终可以出具综合筛查和诊断性超声发现的报告。因为诊断性超声基本上都是同时就可以完成，所以没有必要刻意强调筛查中不能应用 3 类评估。该问题在随访和结果监测章节的常见问题 #2(见 505 页) 中有详细讨论。注意，从审计角度来看，3 类评估结果中的筛查部分应被判定为阳性，一方面是因为筛查中 3 类评估在审计过程中就是这么定义的，另一方面则因为 3 类要求记录更多的诊断性图像。

3 类评估的初始随访间隔一般为 6 个月，主要针对受累的乳房。如果 6 个月后保持稳定，仍然可以评估为 3 类，并建议 6 个月后再次复查。如果仍然保持稳定，再次评估为 3 类，因为已经该病变在 1 年里保持问题，一般建议将随访间期拉长到 1 年。尽管这个间隔实际上与美国采用的常规筛查间隔（1 年）相同，但给予其 3 类的评估可以明确其仍在接受影像监测。与 X 线监测类似，如果 2 ~ 3 年保持稳定，最后的评估类别应改为良性（BI-RADS® 2 类）。如果诊断医生在经过完整的诊断性影像检查后认为某个发现没有恶性可能，也可以直接将评估类别降至 2 类。

4类：可疑

4 类用于没有典型恶性表现但又明确可疑需要活检的病变。3 类评估的恶性可能性上限为 2%，5 类下限为 95%，因此 4 类包括了 2% ~ 95% 这个较大范围的恶性可能性。因此，几乎所有建议乳房介入操作的病变都适用这一类别。正如指南章节中建议的那样，采用其推荐的截点值将 4 类细分为 4A、4B、4C 三个亚类有助于临床医生获得更加丰富的信息，采取更加细致的处理措施。BI-RADS® 评估类别和处理建议分离（第 5 版的创新，见随访和结果监测章节）同样适用于超声，评估为 2 类的单纯囊肿可以因为疼痛控制需要接受穿刺抽吸是一个例子。

5类：恶性可能性大

5 类的恶性可能性非常高（≥ 95%）。最初建立这一类别是因为在那个年代导丝定位切开活检盛行，可以没有术前活检结果即进行一期手术治疗。如今，影像引导下经皮穿刺活检已经被广泛接受，已经很少采用一期手术了。相反，现代肿瘤学几乎总是要求经皮组织活检获得病理诊断，以便拟定治疗方案，包括外科的前哨淋巴结显影和术前给予的新辅助化疗。因此，目前 5 类的主要应用于恶性可能性非常大的病变，任何非恶性的活检结果都应视为临床病理不符，应该建议再次活检（通常是真空辅助或切开）。还要注意的是，第 4 版仅仅建议 "应该给予适当处理"，而第 5 版则直接建议 "在没有临床禁忌的情况下应活检"。这种新的表述明确活检是影像医生对 5 类的处理意见，而把权衡临床禁忌的任务交给临床医生。

6类：活检证实为恶性

6类用于已经有恶性活检证据但需要在术前进行影像检查的病例。这些患者除了需要进一步处理的癌症之外无其他异常发现。

C. 报告措辞

有些时候超声可能与 X 线检查同时进行，可以出具独立超声报告，也可以将超声作为综合报告的一部分。不论如何，只要可行都应该与既往检查进行对比。在报告中应注明检查的指征，是筛查还是诊断性（针对性的）。同时，报告应该包括乳腺构成（仅筛查）的简要描述、任何相关发现以及最终评估和处理建议。任何与临床医生或患者的沟通均应记录在原始报告或报告附件中。

报告应简洁，应用词典中的术语，不需要修饰润色。术语的定义不要出现在报告文本中。报告中，在印象和相应处理建议部分之后，应该注明评估类别和数字编码。报告其他方面应遵循《ACR 诊断性影像检查沟通实践指南》（*ACR Practice Guideline for Communication of Diagnostic Imaging Findings*）。

参考文献

1. Gordon PB, Gagnon FA, Lanzkowsky L. Solid breast masses diagnosed as fibroadenoma at fine needle aspiration biopsy: acceptable rates of growth at long-term follow-up. *Radiology* 2003; 229(1):233–238.

2 Berg WA, Sechtin AG, Marques H, Zhang Z. Cystic breast lesions and the ACRIN 6666 experience. *Radiol Clin North Am* 2010; 48:931–987.

3. Berg WA, Blume JD, Cormack JB, Mendelson EB, Madsen EL. Lesion detection and characterization in a breast US phantom: results of the ACRIN 6666 Investigators. *Radiology* 2006; 239:693–702.

4. Sickles EA. Periodic mammographic follow-up of probably benign lesions: results in 3,184 consecutive cases. *Radiology* 1991(2); 179:463–468.

5. American College of Radiology. ACR practice guideline for communication of diagnostic imaging findings. (http://www.acr.org/~/media/ACR/Documents/PGTS/guidelines/Comm_Diag_Imaging.pdf). Accessed November 11, 2013.

乳腺超声

IV. 指南

　　为了提高临床实用性，并为乳腺影像研究提供统一的标准，本版图谱超声部分加入了很多实质性改变。本章节对分散在超声部分的各种改变做细致阐述和更完整的解释。以下内容是为实践提供指南，而非提供临床诊断标准。

　　回顾"随访和结果监测章节"的开始部分（见第 471 页）和"关于乳腺影像审计的常见问题"（见第 505 页）很重要，以此来全面理解筛查检查中审核定义如何影响结果（表现标准），以及从这些结果衍生出来的基准。

乳腺超声

A. 乳腺超声术语

近年来，乳腺影像临床实践有了长足进展，成为一个临床导向性更加明显的影像诊断亚专业。多种影像检查方法和介入手段为不同的诊断需求提供了完整的诊断路径。另外，数十年来采用 X 线和体格检查进行筛查的情况所改善，利用 MRI 和（或）超声进行筛查成为乳腺 X 线筛查的有益补充。各种影像引导的介入操作已经非常普及，侵入性更大、花费更多的切开活检已经过时。经皮影像引导空芯针和真空辅助活检是主流的诊断方法，采用细针抽吸细胞学的单位较少，而切开活检则更少。考虑到这些改变，本版超声图谱部分增加了一些新的章节。

仔细了解器官的正常解剖对所有影像诊断都至关重要，各种检查多半都需要常规记录正常解剖。本版图谱的 X 线和 MRI 部分更新了纤维和脂肪成分的描述，并详细讨论其应用。超声背景回声部分内容也得以扩充，并更名为组织构成。并纳入了不同组织构成的例子。与 X 线不同，诊断性超声报告不必包括组织构成。不过，在脂肪和纤维腺体组织混杂、声学界面多、伪影多的病例中，超声诊断难度加大，报告时可以注明乳房结构不均，可能导致敏感度降低。尽管还没有不同组织结构的乳房超声敏感度不同的数据，临床经验表明这可能是事实。需要进一步研究验证本版新加入的组织构成的价值。

随着激素水平的变化，女性一生可能存在很多生理性改变。年轻哺乳妇女因乳房红肿疼痛就诊怀疑乳房脓肿时，超声是首选检查手段。检查者必须清楚乳腺炎的表现与受到激素刺激而增殖的正常腺体的区别。另外还增加了哺乳后、绝经后退化性改变以及男性乳腺发育的例子。

采用传统高分辨率线阵探头和宽视野的全乳超声探头可以获得与 X 线乳腺密度表现类似的图像。全乳超声可以进行截面重建，也可以与 MRI 检查对照。其宽景成像功能可以获得不同组织构成的图像。当然，采用常用的小探头同样可以获得。

过去，很多乳腺影像检查者不愿意应用超声检查男性乳房，主要是因为男性乳腺发育的表现与癌症容易混淆，可能会导致不必要的活检。但是，很多男性因乳晕区痛性可触及的肿块就诊。多数病例通过 X 线可以确诊，但很多人期望利用超声诊断男性乳腺发育。我们在组织构成部分增加男性乳腺发育病例（类似于青春期女性的发育中的乳腺），并在相应征象描述词部分增加男性乳腺良恶性病变。

研究显示，如果扫描方法得当，采用公认的诊断标准，则手持超声也可以有与其他影像技术类似的可重复性和一致性[1]。图像质量部分新增了探头选择和体位调整等内容。应当根据每个患者的情况调整视野、焦点设置以及灰阶增益和对比度。同时应注意检查时的人体工学，选用高度适当的检查床，适当的扫描角度以及抓握舒适的探头外壳。同时提供了注释的方法，并举例说明应该或不应该如何测量肿块大小。我们通过举例说明各种图像质量不佳的扫描图像，并提出改进建议。

几乎所有示例均以正交的两个切面呈现，我们认为这样可以强调通过垂直的切面完整展示肿块的特征。应该恰当选择焦点位置，并使其清晰呈现在图像上。因为评估皮肤非常重要（一般 2mm 厚，乳晕周围和下皱襞可能会更厚），所以我们的示例图像均包含皮肤。可以借助凝胶衬垫方法使最浅表的皮肤病变处于恰当的聚焦区而更好地显示。

大多数超声机器具备减轻伪影功能。例如，空间复合成像可以减少斑点（或噪声），使图像更加平滑。多年来大多数机器均已配备复合成像功能，而多数手持式扫描均在该模式下完成。

组织谐波成像可以增加对比度，使肿块边缘更加锐利，可以将囊肿内低水平的回声去除。但是，需要注意不要采用过高的对比度，以免将低分化的浸润癌误诊为囊肿。乳腺超声图像应该显示丰富的灰阶，以展示乳腺内的不同组织结构（如皮肤、脂肪、结缔组织、纤维腺体组织和导管）。

我们对评估和处理建议部分的一些术语进行了改良。旧版将处理建议囊括在评估分类里。新版将处理建议从评估结果中独立开来，为应用于某些可能存在处理建议与评估分类不符的少数临床场景增加了灵活性。不过，除了特定场景之外，处理建议应该与评估完全相符。评估和处理的一致性是诊断合格的一个标志。不一致则可能导致临床的误解和潜在的治疗失误。乳腺 X 线摄影部分对常见的评估和处理不一致的情况做了详细探讨，读者可以参考相应章节。与超声有关的情况见本章"常见问题"部分。

FDA 的 MQSA 法案[2] 对乳腺 X 线摄影有许多指令性的要求，但对超声尚无相关规定。尽管如此，我们强烈建议尽量使用与 X 线一致的名词。正如报告结构部分所述，如果同时进行了 X 线和超声检查，应该出具综合两项检查结果的融合报告。这份报告应该基于两个检查中最可疑、最需要立即关注的征象。

对于大部分检查，超声应该和 X 线一样报告标准的临床处理建议（表 2-5，见第 280 页）。对于 BI-RADS® 4 类病变，可以如 X 线一样将其细分为 3 个亚类，但这不是必须的。亚类有助于病理医生和临床医生了解影像表现的相对可疑程度，从而做出更加个体化的治疗决策。

BI-RADS® 超声小组对术语词典的征象分析部分也做了一些修改：

- 尽管有多个描述词可用于描述不清晰的边缘，但需要注意，边缘的主要鉴别点只是清晰与否。将来的研究报告结果最好也是在清晰与否的层面。当然也可以采用"不清晰"的描述词（模糊、成角、微分叶、毛刺状）。

- 界限一词不再是主要征象（形状和边缘仍然是）。因为有回声的过渡区域（曾被称为"声晕"）可见于恶性病变和脓肿，应该注意其存在与否。另外，因为强回声的过渡带很常见，而现在认为其并无特别诊断意义，因而"界限锐利"一词已经被取消。

- 特殊征象部分包括单纯和复杂囊肿。在复杂的回声背景中，复杂囊肿和肿块可能容易被混淆，我们对此做了相应的规定。复杂囊肿代表的是含有沉积物的囊肿，提示良性可能性大。沉积物可以是蛋白质、细胞，有时含有血液或脓。复杂囊肿中的回声应该是均匀一致的低回声，没有附壁结节、厚分隔、厚壁或其他任何可疑的实性成分。囊实性肿块包括那些含有厚壁、厚分隔、囊内或附壁肿块的囊肿以及实性为主且含有囊性成分的肿块。实时扫描可以看到复杂囊肿内部的回声移动，前提是囊肿较大。如果囊肿内容物非常稠厚，也可能看不到移动。单纯和复杂囊肿最主要的区别是后者内部存在可移动的回声。不论是单纯还是复杂囊肿，边缘必须清晰，无强回声晕环。复杂囊肿可能存在液 - 液分层（直线或弯曲的分隔）。旧的名词"复杂肿块"不应该用于描述含有实性成分的"囊实性肿块"。这些病变一般评估为可疑（4 类），建议活检。

- 结构扭曲和导管改变两个描述词目前放在相关征象中。这些征象可能伴随有乳房肿块，也可能独立存在。Cooper 韧带的改变是结构扭曲的表现，现在作为结构扭曲的一种。我们强调结构扭曲是影响最后评估的重要征象。很多乳腺肿块存在于腺体内或脂肪腺体分界处，如果肿块导致组织层次模糊或导管的扭曲，也可称之为结构扭曲。

- 如果一个无回声的肿块内存在血流则说明它是实性肿块，很可能是原发乳腺癌或转移淋巴结。尽管存在血流对诊断很有帮助，但不存在血流的低回声或无回声肿块不一定是囊肿。不过，无血流可以作为边缘清晰、卵圆形、无回声的肿块判断为囊肿的一个依据。这就是为什么我们将血流作为一种次要征象而非主要征象纳入相关征象中。

- 目前大多数超声设备均配置了弹性成像功能，可以测定肿块和周围组织的硬度。其技术方法包括应变和剪切波，均可用于乳腺超声诊断评估。弹性成像结果对于病变评估和处理建议的价值尚待进一步研究。本版加入弹性成像并非单纯为了鼓励使用这一发展中的技术，主要目的是为将来的结果研究提供一个框架。尽管测定硬度的方法很多，但几乎所有方法都采用定性的彩色尺度标识或其他形式的定量测定（美国广泛采用定量）。FDA 最近批准使用 m/s 和 kPa 作为剪切波弹性成像的硬度单位。因为各个厂家的彩色或黑白尺度标识方法有所差异，为减少混淆，我们建议采用标准化的彩色显示。多数系统用蓝色表示软，红色表示黑。黑白标识可能对色盲的检查者有帮助。

- 特殊征象包括那些具有特殊病理特征的超声检查发现。单纯囊肿应符合以下标准：无回声、边缘清晰、卵圆形或圆形、薄壁且后方回声增强。偶尔会有一些 < 8mm 的单纯囊肿，鉴别十分困难，特别当他们在乳腺深部时 [4-5]。组织谐波成像可以减

少囊肿内部的回声伪影，但需要注意不要将潜在的实性肿物内真正的实性回声消除掉。某些囊肿的后方回声增强可能比较轻微，但即使是小囊肿和接近胸肌的小囊肿，如果采用多角度扫描技术（如空间复合成像）还是很容易识别的。

- 我们将假体的描述加入到特殊征象内。我们鼓励报告假体的正常或异常表现，如果留存了相关图像，应该在报告中体现 [6]。另外在特殊征象部分还举例描述了乳腺外科手术的术后表现。

B. 良性可能性大（3类）

有许多文献显示有几个特别的影像表现的恶性可能性在 0~2% 之间，可以评估为良性可能性大（即适合 3 类评估），应建议影像监测[7-10]。本版图谱罗列这几个适合判定为 3 类的影像表现。当然这些文献证据没有 X 线中的 3 类的证据确凿，甚至某些征象的证据非常少，主要是基于专家意见而非前瞻性临床研究。对于超声评估为 3 类的病变，监测方案应与 X 线一致，即在 6、12、24 个月时复查，可以考虑延长到 36 个月。

1）边缘清晰、卵圆形、平行于皮肤、回声低于脂肪、无后方回声改变或后方回声轻度增强的实性肿块。大量证据显示这类病变多为纤维腺瘤，恶性可能性 ≤ 2%[11]。不过，既往文献中关于可触及的边缘清晰、卵圆形实性肿块较强的证据主要是针对年龄小于 40 岁的患者。这部分患者发生乳腺癌的概率不大，如果将其作为主要研究人群，恶性概率较低[12-13]。如果经过一段时间随访，肿块的大小缩小，其分类应降为良性（2 类）。如果肿块消失，分类应降为阴性（1 类）。如果 6 个月直径增大超过 20% 或有其他可疑改变则应将评估调整为可疑（4 类），建议活检[14]。和 X 线一样[15]，超声上看到双侧乳腺多发的大部分边缘清晰的肿块（至少 3 个且每侧至少一个），应评估为良性，建议常规筛查即可。因为超声实质上是断层成像，采集的图像都是薄层切面，因此需要注意记录的图像中，病变边缘是完全清晰的。实时扫描有助于提高准确性和诊断效率。

2）孤立、内部均匀低回声的复杂囊肿。其恶性可能性为 4/1244（0.3%）[16-20]。在三组病人中，12% 诊断为复杂囊肿的肿块最终证实是实性的，其中 2/64（0.3%）实际是恶性的[17,19-20]。这提示孤立复杂囊肿恶性可能性在 0 ~ 2% 之间，因此 3 类是恰当的评估。正如 X 线上看到的双侧多发大部分边缘清晰的肿块一样，仅超声可见的双侧多发的复杂囊肿（至少 3 个且每侧至少一个）也可以评估为良性，建议常规随访。

3）完全由微分叶或卵圆形肿块组成的簇状微囊肿。如果完全由单纯囊肿组成，则评估应为良性（2 类）。但是对于较小或较深的微囊肿，超声诊断可靠性降低，选择影像监测更合理。多个中心的数据显示，其恶性可能性为 1/216（0.5%）[3,17,19-22]。因为研究样本量相对较小导致，判断这类病变恶性可能性 ≤ 2% 信心不足，如果研究病例数超过 500 例，则结果可能更可信。

4）强回声肿块中央可见低至无回声伴有周围组织水肿的病变符合脂肪坏死（但不能确诊）。这组超声表现的恶性可能性数据非常少，因而将其判定为良性可能性大（3 类）主要基于专家共识。不论是否可以追问到创伤或手术病史，更好的办法是结合 X 线表现进行诊断。因为：①超声所见的脂肪坏死在 X 线上应表现为油样囊肿；且② X 线上的脂肪坏死不论是否存在边缘型强化，均具有典型的良性表现。因此，几乎所有的这类病例最后都得以确诊为良性（2 类）。

5）尽管脂肪小叶边缘声影很容易识别（可以明确无病理意义），但某些在两个切面均可见的后方声影则可能存在诊断困难。仔细的实施扫描可以发现一部分相关的肿块。如果在不同切面上表现不同，或者改变探头压力或者改变声波角度后其表现不同，则可以判断为伪像。什么情况不能判定为良性？到目前为止，尚没有足以明确其恶性可能性的数据，因此将这些声影判定为良性可能性大也主要基于专家意见。但是，如果诊断医生不能确定应该判定为良性（2类）还是可疑（4类），谨慎的做法是定为可疑（4类）。

6）术后瘢痕相关的结构扭曲。临床病史非常重要，另外可以看到延伸至切口皮肤的低回声隧道。但是，这类病变的恶性可能性数据也非常少，判定为3类也主要基于专家意见。注意，如果没有与X线表现对照，不建议将初次发现的这类病变判定为3类。良性病变活检后改变在乳腺X线上诊断并不复杂。

总之，上述的6种情况中，前两类（多发实性肿块和复杂囊肿）证据最充分，第三种（簇状微囊肿）其次，其他的均为专家意见。诊断医生在采信专家意见建议对某些病变进行影像监测时必须小心，除非医生个人通过临床观察，积累足够的病例，认为某征象恶性可能性在良性可能性大预设的范围内（≤ 2%）。医生也可以等待更确切的证据之后才这样做。对于后四种不确切的情况，将来应该开展至少500例的临床病理验证，明确其恶性可能性是否≤ 2%，另外需要厘清有多大的比例可以通过同时X线检查明确诊断为良性（2类）。

C. 常见问题

1. 应该向患者推荐何种影像检查？

如果不确定，建议参考 ACR 适宜性标准（http://www.acr.org/Quality-Safety/Appropriateness-Criteria/Diagnostic/Breast-Imaging）。该标准对筛查和诊断性影像检查做出了具体建议。

2. 一个 20 多岁的女性就诊时被医生发现乳房可触及肿块，但是患者认为该肿块已存在很久。医生坚持行影像检查，检查结果提示纤维腺瘤可能。评估分类如何？必须活检吗？

这种情况对于影像医生来说会比较困难。从影像上来看，卵圆形、边缘清晰、平行于皮肤的实性肿块很可能是良性的，多为纤维腺瘤。特别是对于 20 多岁的女性，肿块的可触及性并不增加恶性可能性。正确的评估应为良性可能性大（3 类），建议影像监测，除非患者要求活检甚至切除（如果伴有周期性疼痛）。但是，即便患者拒绝影响检测，而选择活检，良性可能性大的诊断不应该改变。

3. 患者因乳房自发性血性乳头溢液接受检查，医生发现导管内肿块。我应该如何采用 BI-RADS® 术语报告？

这种情况下，除了描述肿块的钟面位置和距乳头距离之外，还应该注明肿块位于导管内。多数导管内肿块都是乳头状瘤，彩色或能量多普勒扫描从乳头至外周的导管经常可以看到血流信号。注明肿块或沉积物累及的导管长度、大小及其在导管内的位置，以及血流、钟面位置及距乳头距离，上述位置信息及可触及性是最重要的依据。大部分这类病变需要活检。一组纳入 79 例乳头溢液的报道显示其恶性可能性为 8%，但其中血性溢液患者比例不明[24]。其他可能性包括血凝块或组织碎片、导管原位癌伴或不伴浸润以及导管内乳头状癌（囊内乳头状癌）。有些不规则的肿块可能会显示导管内蔓延，这种蔓延经常提示导管原位癌成分，对于肿块本身应该描述形状、边缘、方向、后方回声以及内部回声类型，可以将导管内蔓延视为一种伴随征象。

4. 一名 52 岁有单侧乳腺癌家族史（其母亲 67 岁时诊断乳腺癌）的患者发现一个巨大的痛性乳房肿块。她的 X 线除了一个 4cm 边缘清晰的肿块（超声显示为单纯囊肿）外未见其他异常。为了缓解症状，她要求抽吸。如何恰当地给予评估和处理建议？

综合超声和 X 线表现，考虑为典型良性（单纯囊肿），因此融合报告中应将其评估为良性（2 类），审计阴性，建议常规 1 年 X 线筛查（与良性发现一致）。注意抽吸的目的不是为了诊断，而是为了缓解症状。这个案例很好地说明了几类评估 - 处理不符的情况，这些情况下评估应基于影像表现，而非基于处理计划。

5. 如果一名患者因为筛查中发现的不对称被召回，点压迫或点压迫放大相未见明确异常，是否需要超声检查？

这种情况下超声检查既无必要也不合适，因为诊断性 X 线评估已经证实筛查发现的不对称是重叠伪像（正常乳腺结构重叠），前提是这种诊断性的点压迫放大相达到诊断性检查的图像质量且可疑区域被放置在压迫板中央。因为诊断性检查未见明确异常，因此评估应为阴性（1 类），建议常规 1 年筛查。上述情况实际很常见。不对称结构指一个标准 X 线体位上可见的非钙化性病变，其中 80% 是重叠伪像[25]。

如果点压迫或点压迫放大相也显示存在局灶不对称（两个投照体位都可见的非肿块性病变），则确实应该接受针对性超声检查。多数情况下，超声显示是正常腺体或完全阴性，一般不会改变最终处理建议。这类病变应归为良性可能性大（3 类），如果之前的 X 线检查显示其已经稳定 2～3 年，则可以将其评估降为良性（2 类）。但是，这种情况下，超声的主要的价值在于可能会发现一些可疑病变，而且其中大部分是癌。

6. 超声报告时，描述肿块特征需要采用多少个描述词才能支持其诊断？对具有良性特征的肿块是否可以采用简化报告。

没有规定需要采用多少个描述词才能诊断，但边缘、形状和方向是三个判定肿块良恶性的主要特征，必须包括在内。在这些特征里，边缘清晰、卵圆形（不包括大分叶）和平行方向是良性的特征。如果有其他的表现，如边缘模糊、不规则形状或不平行的方向，则该肿块应判定为可疑而非良性。

报告应该简明扼要，太多的修饰词可能会干扰信息传递，但临床医生或其他影像医生可能更愿意看到可疑支持良性诊断的特征。注意这些关键描述词在超声报告结尾的最终评估中无需重复。

7. 在超声的随访性检查中应如何报告病变位置？

一个 42 岁的妇女在基线乳腺 X 线摄影可见一个边缘清晰的肿块。在诊断性乳腺 X 线和超声检查中，肿块被评估为良性可能性大，超声记录了肿块位置在右乳房，10：00 方向，乳头后方 5cm。6 个月后接受超声复查，超声医师告诉诊断医师该肿块是位于右乳房 11：00 方向，乳头后方 6cm，但她参照此前超声位置进行了图像标记。操作技师问诊断医生她这种做法是否正确。

有人可能会说，连续的超声监测检查应该保持位置精确一致。但是，因为手持式超声检查中患者体位和扫描角度的细微差异，很难精确重复前次检查的扫描条件。因此，钟面位置和至乳头距离可能会有些许不同。关键的是需要确定两次检查中的肿块是否是同一个。这需要通过实时扫描该肿块所在及邻近区域，确定目前所见的肿块是该区域内唯一所见。一旦确定，即可进行诊断性检查，完整记录图像，图像标记既精确按照之前检查也可以按照现在的实际位置进行。如果标记了当前的实际位置，而与之前的位置有些许出入，应该在报告里注明"此前检查可见右乳 10：00，乳头后方 5cm，此次可见该肿块位于右乳 11：00，乳头后方 6cm，这种微小差异可能是患者体位不同造成的"。因此，这种描述可以避免连续检查中病变位置细微差别引起的混淆。

8. 超声提示明确黑色素瘤转移患者的腋窝可见一个肿块。此前活检显示为腋窝淋巴结黑色素瘤转移。除了这个肿块，乳房无明显异常。此次检查恰当的评估分类是什么？

恰当评估应为良性（2 类）。采用活检证实为恶性（6 类）是不合适的，因为这个评估是为乳腺癌而设（不论浸润癌还是导管原位癌）。注意其他恶性肿瘤（淋巴瘤、白血病、肉瘤转移等）不论出现在乳房还是腋窝均不应视为乳腺癌。为了避免混淆，应该在报告里特别说明这种情况以提醒注意这种非乳腺癌恶性肿瘤。在这个案例中，报告可以注明腋窝肿块提示活检证实的黑色素瘤转移，但超声未发现乳腺癌证据。

但如果超声不但发现腋窝肿块，还发现一个边缘基本清晰、轻度模糊的乳房实性肿块，则恰当的评估应为可疑（4 类）。主要是因为乳房内肿块既可以是另一个转移灶，也可以是原发性乳腺癌，因此需要活检鉴别。

9. **0 类可以用于乳腺超声检查吗？**

一般来说，0 类不适用于诊断性超声检查。因为完整的诊断性乳腺影像检查（包括超声和 X 线）应该在患者离开影像机构之前完成。少见的情况是，因为设备或人员原因，诊断性检查难以完成或者患者想提前离开，可以给予 0 类评估。这种情况下，如果先做的是诊断性超声检查，则可以评估为检查不完整（0 类），要求患者完成检查。待患者返回完成检查后，最初的 0 类评估应更换为完整评估。

0 类确实适用于筛查性乳腺超声检查。与筛查性 X 线类似，超声筛查可能仅常规记录少量标准图像。如果后续进一步增加了图像，则筛查可判定为不完整（0 类），额外的图像构成了诊断性检查素材。这种定义不区分图像采集于另一天还是几分钟之后。

有些时候筛查和诊断性检查可能先后进行，出具两份报告并无意义，最好出具一份综合两次检查的融合报告。但是，审计中应将筛查和诊断部分分开考虑，审计阳性的筛查、审计阳性或阴性的诊断性检查的判定均依赖最终的评估分类为准。

10. **技师或诊断医生进行的双侧乳腺筛查未及异常，应如何记录图像？**

尽管对于如何记录阴性检查的图像尚无统一标准，许多提供超声筛查服务的单位按照 ACRIN6666[26] 进行。除了基本资料（患者姓名、识别号、出生日期或年龄、单位名称和位置）外，每个象限需要记录一个切面（通常为放射状切面），选择与乳头距离相等的位置（平均 4cm）。另外需记录一张乳头后方图像。可以检查腋窝，但 ACRIN6666 标准不要求扫描腋窝，也不要求记录腋窝阴性图像。如果没有可疑或观察到的异常发现，完整的实时超声检查中记录 5 张标准图像是合适的。

11. **因为男性乳腺发育可能会误诊为恶性病变，我是否应该避免应用超声检查男性患者？**

否。超声适用于大多数可触及的病变，不论男女。男性距离乳头较远位置的可触及肿块在 X 线检查之外也可以接受超声检查。男性乳腺发育多数可以触及且伴有疼痛，通过 X

线检查多数可以确诊。超声检查同样可以明确诊断（见词典的解剖讨论部分）。

与 X 线和其他对称性器官检查一样，牢记对称性原则是很重要的。如果对超声的发现是生理改变（如乳房发育）还是需要活检的异常存在疑问，检查对侧乳头后方，查看是否存在相似改变（一般较小，本例中为男性乳腺发育）。远离乳头的肿块一般位于脂肪中，X 线可以明确诊断，超声的价值主要体现在可以引导穿刺活检。

参考文献

1. Bosch AM, Kessels AG, Beets GL, et al., Interexamination variation of whole breast US. *Br. J Radiol* 2003; 76:328–31.

2. 21CFR Part 16 and 900: Mammography Quality Standards; Final Rule. Federal Register, Washington, DC: Government Printing Office, 62: No. 208; 55851-55994, October 28, 1997.

3. Berg WA, Sechtin AG, Marques H, Zhang Z. Cystic breast lesions and the ACRIN 6666 experience. *Radiol Clin North Am* 2010; 48:931–987.

4. Berg WA, Blume JD, Cormack JB, Mendelson EB, Madsen EL. Lesion detection and characterization in a breast US phantom: results of the ACRIN 6666 Investigators. *Radiology* 2006; 239:693–702.

5. Berg WA, Blume JD, Cormack JB, Mendelson EB. Operator-dependence of physician-performed whole-breast US: lesion detection and characterization. *Radiology* 2006; 241: 355–65.

6. Mendelson EB. Evaluation of the postoperative breast. *Radiol Clin North Am* 1992; 30:107–138.

7. Sickles EA. Periodic mammographic follow-up of probably benign lesions: results in 3,184 consecutive cases. *Radiology* 1991; 179:463–468.

8. Sickles EA. Nonpalpable, circumscribed, noncalcified solid breast masses: likelihood of malignancy based on lesion size and age of patient. *Radiology* 1994; 192:439–442.

9. Varas X, Leborgne JH, Leborgne F, Mezzera J, Jaumandreu S. Revisiting the mammographic follow-up of BI-RADS category 3 lesions. *AJR* 2002; 179:691–695.

10. Vizcaino I, Gadea L, Andreo L, et al. Short-term follow-up results in 795 nonpalpable probably benign lesions detected at screening mammography. *Radiology* 2001; 219:475–483.

11. Barr RG, Zheng Z, Cormack JB, Mendelson EB, Berg WA. Probably benign lesions at screening breast US in a population with elevated risk: revalence and risk of malignancy in the ACRIN 6666 Trial. *Radiology* 2013, in press. Epub Aug 20, 2013.

12. Graf O, Helbich TH, Hopf G, Graf C, Sickles EA. Probably benign breast masses at US: is follow-up an acceptable alternative to biopsy? *Radiology* 2007; 244:87–93.

13. Harvey JA, Nicholson BT, Lorusso AP, Cohen MA, Bovbjerg VE. Short-term follow-up of palpable breast lesions with benign imaging features: evaluation of 375 lesions in 320 women. *AJR* 2009; 193:1723–1730.

14. Gordon PB, Gagnon FA, Lanzkowsky L. Solid breast masses diagnosed as fibroadenoma at fine-needle aspiration biopsy: acceptable rates of growth at long-term follow-up. *Radiology* 2003; 229:233–238.

15. Leung JW, Sickles EA. Multiple bilateral masses detected on screening mammography: assessment of need for recall imaging. *AJR* 2000; 175:23–29.

乳腺超声

16. Berg W, Campassi C, Ioffe O. Cystic lesions of the breast: sonographic-pathologic correlation. *Radiology* 2003; 227:183–191.

17. Buchberger W, Niehoff A, Obrist P, DeKoekkoek-Doll P, Dunser M. Clinically and mammographically occult breast lesions: detection and classification with high-resolution sonography. *Semin Ultrasound CT MR* 2000; 21:325–336.

18. Chang YW, Kwon KH, Goo DE, Choi DL, Lee HK, Yang SB. Sonographic differentiation of benign and malignant cystic lesions of the breast. *J Ultrasound Med* 2007; 26:47–53.

19. Daly CP, Bailey JE, Klein KA, Helvie MA. Complicated breast cysts on sonography: is aspiration necessary to exclude malignancy? *Acad Radiol* 2008; 15:610–617.

20. Venta LA, Kim JP, Pelloski CE, Morrow M. Management of complex breast cysts. *AJR* 1999; 173:1331–1336.

21. Berg WA. Sonographically depicted breast clustered microcysts: is follow-up appropriate? *AJR* 2005; 185:952–959.

22. Warner JK, Kumar D, Berg WA. Apocrine metaplasia: mammographic and sonographic appearances. *AJR* 1998; 170:1375–1379.

23. Slanetz PJ, Giardino AA, McCarthy KA, et al. Previous breast biopsy for benign disease rarely complicates or alters interpretation on screening mammography. *AJR* 1998; 170:1539–1541.

24. Kim WH, Chang JM, Moon WK, Cho N, Yi A, Koo HR, et al. Intraductal mass on breast ultrasound: final outcomes and predictors of malignancy. *AJR*. 2013; 200:932–7.

25. Sickles EA. Findings at mammographic screening on only one standard projection: outcomes analysis. *Radiology* 1998; 208:471–475.

26. American College of Radiology Imaging Network. Protocol 6666, screening breast ultrasound in high-risk women. (http://www.acrin.org/TabID/153/Default.aspx). Accessed November 4, 2013.

乳腺超声

附　录

ACR BI-RADS®——乳腺超声术语分类表

为每一种分类选择最能描述其主要主要病变特征的术语，尽量保持与乳腺X线摄影术语定义和描述一致。

乳腺组织

A. 组织构成（仅用于筛查）：不均质的乳腺回声背景可能影响超声检出乳腺病变的效果（单选）

☐ 1. a. 均质背景回声——脂肪型

☐ 2. b. 均质背景回声——纤维腺体型

☐ 3. c. 不均质背景回声

影像表现

B. 肿块：肿块是一种三维占位性病变。二维扫描时，在两个不同切面都能看到；容积扫描时，在三个切面可见

1. 形状（单选）	☐ a. 卵圆形	椭圆形或卵形（可能包含2到3个波浪样起伏，如轻微分叶或大分叶）
	☐ b. 圆形	具有球状的外形
	☐ c. 不规则形	既非圆形又非卵圆形
2. 方向（单选）	☐ a. 平行	长轴平行于皮肤（宽大于高或水平方向）
	☐ b. 不平行	肿块长轴与皮肤不平行（高大于宽或垂直方向）——包括圆形
3. 边缘（多选）	☐ a. 清晰	整个边界明确锐利，病变与周围组织有明显区别
	b. 不清晰	肿块具有一个或多个下述特点：
	☐ i. 模糊	肿块与周围组织之间没有明确界限
	☐ ii. 成角	全部或部分边缘有锐利角度，通常是锐角
	☐ iii. 微分叶	肿块边缘有微小的波浪起伏
	☐ iv. 毛刺状	边缘有以肿块为中心的放射状细线
4. 回声类型	☐ a. 无回声	无内部回声
	☐ b. 强回声	回声比脂肪更高，或与纤维腺体组织相近
	☐ c. 囊实性混合回声	包含无回声（囊性或液体）和高回声（实性）成分
	☐ d. 低回声	整个肿块相对皮下脂肪呈低水平的回声（如复杂囊肿或纤维腺瘤）
	☐ e. 等回声	回声于皮下脂肪相同
	☐ f. 不均回声	实性肿块内部包含多种回声类型
5. 后方回声（单选）	☐ a. 后方回声无改变	深方无声影或回声增强
	☐ b. 后方回声增强	深方出现强回声（白色）的柱状区域

（续）

	□ c. 声影	表现为肿块后方的暗区（肿块边缘折射形成的声影没有意义）
	□ d. 后方回声混合性改变	有多种后方回声特

C. 钙化：超声识别钙化能力较差，钙化在超声上可表现为强回声光点，特别是在肿块内时（多选）

1. 肿块内钙化		强回声的钙化点在低回声肿块内比在一团纤维腺体结构中更明显（除了是聚集性钙化或单个粗大钙化，钙化一般不会导致声波衰减）
2. 肿块外钙化		钙化位于脂肪或纤维腺体组织内，不如肿块内钙化明显
3. 导管内钙化		

D. 相关特征（多选）

□ 1. 结构扭曲		
□ 2. 导管改变		包括导管囊状扩张、导管口径和（或）分叉异常、导管与恶性肿块相连以及导管内肿块、栓子或沉积物。
3. 皮肤改变	□ a. 皮肤增厚	可以是局限性或弥漫性的，厚度＞2mm（乳晕区或下皱襞可达4mm）
	□ b. 皮肤回缩	皮肤表面凹陷、不平或呈被牵拉
4. 水肿		周围组织回声增强和网格状表现（扩张的淋巴管或组织液形成低回声的网格线）
5. 血流（多选）		
	□ a. 无血流	
	□ b. 内部血流	血管位于肿块内部
	□ c. 边缘血流	血管可见于肿瘤边缘，在肿块周围形成一个完整或不完整的环
6. 弹性成像		应该将硬度与更重要的形态特征放到一起综合考虑
	□ a. 质软	
	□ b. 质中	
	□ c. 质硬	

E. 特殊征象

□ 1. 单纯囊肿		边缘清晰、圆形或卵圆形、无回声、后方回声增强
□ 2. 簇状微囊肿		由一簇大小＜2～3mm的无回声肿块组成，其内可见厚度＜0.5mm的薄层分隔，无实性成分
□ 3. 复杂囊肿		指含有沉积物的囊肿，常表现为均匀一致的低水平回声，无实性成分，囊壁常不易分辨。实时扫描时其内部回声可能分层，液面可随体位变化缓慢变化，其内部回声点可能回随体位改变而出现闪烁现象

乳腺超声

☐ 4. 皮肤内或皮肤表面肿块		此类肿块临床上常较明显，包括皮脂腺囊肿、表皮样囊肿、瘢痕疙瘩、痣、粉刺、神经纤维瘤以及副乳头
☐ 5. 异物包括假体		异物包括标记夹、线圈、定位导丝、导管鞘、注射或泄露的硅胶、外上引入的金属或玻璃以及假体
☐ 6. 乳房内淋巴结		边缘清楚的卵圆形肿块，一般呈肾性，包含脂质淋巴结门。常见于外上象限（特别是腋尾），大小一般为3～1cm
☐ 7. 腋窝淋巴结		
☐ 8. 血管异常（单选）	☐ a. 动静脉畸形假性血管瘤	
	☐ b. 胸腹壁血栓性静脉炎	
☐ 9. 术后积液		
☐ 10. 脂肪坏死		

评估分类（单选）		
不完整评估	**处理建议**	**恶性可能性**
☐ 0类：a.不完整的评估——需要进一步影像学检查	召回，进一步检查	N/A
完整评估	**处理建议**	**恶性可能性**
☐ 1类：阴性	常规筛查	恶性可能性基本是0
☐ 2类：良性	常规筛查	恶性可能性基本是0
☐ 3类：良性可能性大	短期（6个月）随访或持续监测	恶性可能性＞0但≤2%
☐ 4类：可疑恶性	组织活检	恶性可能性＞2%但≤95%
☐ 4A：低度可疑恶性		恶性可能性＞2%但≤10%
☐ 4B：中度可疑恶性		恶性可能性＞10%但≤50%
☐ 4C：高度可疑恶性		恶性可能性＞50%但＜95%
☐ 5类：恶性可能性大	组织活检	恶性可能性≥95%
☐ 6类：活检证实为恶性	临床可行时行手术切除	N/A

乳腺超声

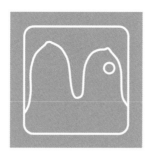

乳腺影像报告与数据系统图谱
乳腺磁共振成像

ACR BI-RADS®——Magnetic Resonance Imaging
（2013 版）

Elizabeth A. Morris，MD，主席

Christopher Comstock，MD

Carol Lee，MD

Constance D. Lehman，MD，PhD

Debra M. Ikeda，MD，副主席

Gillian M. Newstead，MD

Mitsuhiro Tozaki，MD

Nola Hylton，PhD

Thomas H. Helbich，MD

Christiane Kuhl，MD

Debra L. Monticciolo，MD

Mitchell D. Schnall，MD，PhD

Judith A. Wolfman，MD

译者（按姓名汉语拼音排序）：

程　琳　杨后圃　张冬洁

乳腺磁共振成像

序

2013 版 BI-RADS® 图谱磁共振成像（MRI）部分是之前版本的扩展。该版 BI-RADS® 图谱中包含乳腺 X 线摄影、乳腺超声和乳腺 MRI 三个部分。由于往往存在三种影像手段使用各自相对独立的专业术语对同一种或者相似的病变特征进行描述，在这一版本编写过程中在三种影像检查中尽可能地提供统一的术语。如果一个描述词可以在乳腺乳腺 X 线摄影和乳腺 MRI 中对同一种病变特征进行描述，委员会则要求尽量使用统一的描述词。每一个特征描述词汇均有一副图像配以文字说明。乳腺 MRI 术语词典囊括了对各种形态学特征的定义和图解段落、乳腺 MRI 检查技术方面的注释以及对动态曲线的说明。词典的目的是使乳腺 MRI 报告的语言标准化，以便于临床工作者更好地理解乳腺 MRI 检查结果，有利于对病人的进一步处理，使 MRI 术语统一有助于研究者在不同研究之间进行比较。

随着乳腺 MRI 技术的发展，其专业术语也出现了很多改变。可以理解的是，随着更好的术语被确定，原有的术语一部分被增补，有的则被删除。此外，还出现了一些新的概念，例如"背景实质强化"。术语被进一步明确，并且针对管理、质量、审核、指导等方面也增加了相应章节。新增了"非强化征象"和对假体的描述与评估。

目前 FDA 尚未强制要求进行 MRI 审计。不过美国放射学院（ACR）认证了一套乳腺 MRI 的认证程序（http: /www.acr.org/Quality-Safety/Accreditation/BreastMRI），审计结果有助于每一位影像医生在实践中改进。在这一版中，对乳腺乳腺 X 线摄影、超声、MRI 的审计步骤将在一个新的章节"随访和结果监测"中进行描述。为便于不同影像检查之间进行交叉比较，在可行的前提下，本图谱中针对各种乳腺影像检查所设计的审计程序是统一的。

追求对结构特征或（和）动力学特征描述的一致性是非常重要的，这样从乳腺 MRI 得到的研究数据才具备可比性，才可以通过 MRI 评估支持对其他检查技术的诊断价值和实用性评价。此外，一致的报告、一致的建议将有助于与临床医生交流影像发现和结果，同时也可促进对影像中心的审计。乳腺 MRI 审计指南详见新增的"随访和结果监测"部分。

国际 MRI 专家团队合作创建了乳腺 MRI 分级系统并对其进行了验证，由此产生了 2003 版的 ACR BI-RADS®——MRI。在 2013 版中，我们依旧纳入了很多国际专家提供的信息，这些采用不同成像规范和不同参数、设备、造影剂选择的研究结果产生了很有价值的观点。选择用于示教的图像来源广泛，用以记录各种不同的成像规范。在示例的下方，ACR BI-RADS®——MRI 中用来描述影像学特征的专业术语会以图例的形式予以说明。许多图像会显示不止一个特征，但是主要被说明的特征会用大写（译者注：译文用字体加粗显示）显示，例如"SPICULATED，rim-enhancing，irregular mass"（**毛刺状**、边缘强化的不规则形肿块）。在可能的情况下会附有病理学诊断。

BI-RADS®——MRI 的主要目的是日常临床使用，是为了使有指导价值且不含糊的乳腺影像报告成为可能。委员会希望可以在形态学和动态成像技术上不断取得进步，因此，我们欢迎使用者们提供任何意见和建议，并将这些书面反馈给 ACR。但是，在发表评论和建议之前，请先访问 ACR BI-RADS® 的常见问题网页（http://www.acr.org/ ~ /media/ACR/Documents/PDF/QualitySafety/Resources/BIRADSFAQs.pdf），其内容为委员会已通过的对已提交的意见和建议的官方回复。

乳腺影像报告与数据系统委员会
美国放射学院
1891 Preston White Drive，Reston，Virginia 20191
E-Mail：BI-RADS@acr.org

Elizabeth A. Morris，MD.
BI-RADS® MRI 分会主席

简　介

在临床实践中应用ACR BI-RADS®——MRI 术语

乳腺 MRI 正在不断发展，我们期望技术的进步使采集速度更快、空间分辨率更高、获得生理图像更便捷以及使新的影像显示方式成为现实。本版的 BI-RADS®-MRI 代表着当前的技术水平，但是我们期望乳腺 MRI 术语词典是一个"充满活力"的文件，会随着新序列或者新技术的应用不断得到更新和改进。

ACR BI-RADS®-MRI 主要包括以下五个部分以及附录：

Ⅰ：临床信息与采集参数
Ⅱ：乳腺影像术语词典——MRI
Ⅲ：报告系统
Ⅳ：假体评估
Ⅴ：指南
附录：BI-RADS®——MRI 术语分类表

以下为各部分的简要概括：

Ⅰ：临床信息与采集参数

患者的临床病史有利于更全面的影像判读，需要写明患者的检查目的。检查时影像信息的采集参数必须列于报告并且应符合 ACR 指南。

Ⅱ：乳腺影像术语词典——MRI

乳腺 MRI 专业术语已基本成形，报告中使用的描述性词汇是基于 ACR BI-RADS®——MRI 词典委员会建议使用的特定词汇或定义。这些词汇包括了相当全面的病变分类，但是，如果描述者建议进行有意义的实质性改动，则可以向 ACR BI-RADS®——MRI 词典委员会提交其建议备审，经过委员会审核之后被接受的词汇改动，会出现在随后的内容更新中。

委员会强调，乳腺 MRI 的阅片需建立在"乳腺是三维的实体，而乳腺 MRI 的每一个图像片段是这个三维实体的部分呈现"这一基础上。多平面重建和 3D 图像对阅片有帮助。

尽管本书里的大部分示例是基于图像的形态学特征，但委员会强调，病变的动态增强信息也十分重要。动态增强数据对病变的定性可以提供至关重要的信息，可能有助于决定如何合理地处理患者。

Ⅲ：报告系统

报告系统的设计旨在为图像分析和出具报告提供一个有条理的方法。

Ⅳ：假体评估

乳腺 MRI 对假体的检查用于判断假体是否完整，如果发生破裂，进一步观察是囊内破裂还是囊外破裂。

V：指南

由于在实践之前仍然存在一些不确定的领域和无法预知的问题，一些没有在文本中提到，但是可能或者已经在实践中遇到的情况，通过本章节可以得到相应的指导。"指南"章节包含了对新旧版本图谱的改动及其原因。同整个 ACR BI-RADS® 一样，"指南"章节是充满活力和动态的，其内容的不断更新和扩充得益于该领域的每一位工作者向委员会提出问题、观察与发现以供探讨。

附录

附录包含了一个简单的核对表格，通过表格可以便捷地用 BI-RADS® 词汇记录 MRI 检查结果。表格也包含了 BI-RADS® 评估体系。

参考文献

1. Ikeda DM, Hylton NM, Kinkel K et al. Development, standardization, and testing of a lexicon for reporting contrast-enhanced breast magnetic resonance imaging studies. *J Magn Reson Imaging* 2001 Jun;13(6):889–95.

乳腺磁共振成像

修订记录

日期	页码	章节	修订内容
12/31/2013	-	-	原版
11/14/2014	120	-	图3-252是轴位图像：说明文字错误
			图3-253是矢状位图像：说明文字错误

乳腺磁共振成像

Ⅰ. 临床信息与采集参数

A. 临床病史

一些重要的临床信息可以影响乳腺 MRI 图像的分析，阅读乳腺图像应当以回答临床问题为目的。这些临床问题如乳房肿块、乳头溢液、乳房局限增厚或其他乳房症状应当被报告。此外，任何活检或外科手术史、活检的日期以及活检的病理结果，均应当在报告中体现。一些其他因素，如是否接受雌激素替代治疗、检查处于月经周期中的时段、是否在接受抗激素治疗、是否有放射治疗史等，若它们影响到对病变评估时应当予以报告。乳腺癌高危患者筛查时包括家族史在内的乳腺癌危险因素应当在报告中列出。

B. 与既往检查比较

既往乳腺 MRI 检查的影像学发现需要在报告中标明，如病变是否稳定、新发、发生改变或者新的检查未将其包括在内等等。这些都是很重要的信息，很可能会影响病人的处理决策。同其他检查相似，倘若病变处于稳定的状态，则倾向于考虑良性病变。MRI 以外其他一些乳腺影像检查的结果也很重要，尤其是当 MRI 检查是由于该检查发现异常后才申请时。报告中应当包括既往影像检查的日期和检查类型。

C. 对报告检查技术的建议

由于磁场强度、乳腺线圈规格、脉冲序列以及其他扫描参数会有很大不同，进行对比增强乳腺 MRI 扫描尚无一个标准的方法。然而，无论采用何种成像技术，乳腺 MRI 检查必须应用专门的乳腺线圈。在报告中需要描述脉冲序列参数，包括脉冲序列的类型、T1 或 T2 权重、是否应用脂肪抑制等。还需要包括进行的是右、左还是双乳扫描，扫描的方位与层面，以及其他相关的脉冲序列特征（http: //www.acr.org/ ～ /media/ACR/Documents/Accreditation/BreastMRI/Requirements.pdf）。

报告中需要描述注射造影剂的方法。包括所使用的造影剂、剂量及注射的方式。推荐使用自动注射装置。动态扫描需要报告的参数包括增强后采集的期数及扫描序列的时间间隔。

如果进行图像后处理，应当被提及图像处理的方法。这包括数字减影、最大密度投影或表层渲染成像、血流动力学分析的方法或者其他技术。

由于活动、金属夹或脂肪抑制失败所产生的显著图像伪影应该在报告中提及。任何与造影剂注射相关的问题，以及在进行非运动校正的动态增强扫描时病人运动而出现显著伪影，均应在报告中体现。

总之，大多数乳腺 MRI 检查的大多数成像技术因素都趋于一致，报告中能够使用标准化用语。

D. 乳腺MRI术语

乳腺 MRI 术语工作组最初是 1999 年在 Debra M．Ikeda，MD 和 Nola M．Hylton，PhD 指导下成立的。尽管最初在编写这些术语时受到乳腺 MRI 实践条件的限制，工作组对病变的定义和描述足以代表当时的检查水平，其工作文档现在用起来仍然比较全面。大部分术语和描述可满足影像医生对病变的定义和描述。近 10 年来，大量 MRI 方面的经验得以积累，第 1 版编写的那些乳腺 MRI 词典仍然足够准确。不过，目前对于多数乳腺 MRI 检查而言，需要单独描述正常乳腺组织的背景实质强化（BPE）。尽管以前就已经意识到这种增强征象的存在，但以前将其描述放在在"非肿块样增强"标题之下，现在已经不再采用这种描述方式。

1. 背景实质强化

a．水平

由于乳腺 MRI 必须采用造影剂增强，乳腺的腺体实质可以显示强化征象。按照程度可以将背景实质强化（background parenchymal enhancement，BPE）分为极少（minimal）、轻度（mild）、中度（moderate）或重度（marked）。BPE 适用于描述正常腺体组织的强化，以及评估在大约 90 秒时出现的第一期增强后图像（乳腺癌也常常在这个时间点发现）。在之后的时间点，BPE 常呈渐进性强化，在延迟显像中可能会涉及更大范围的腺体组织。一般情况下，BPE 描述随着时间推移渐进性强化。然而，即使采用快速成像技术，显著的、快速强化依然可能出现在第一期增强后图像中。

BPE 的出现受月经周期或绝经状态的影响不大。BPE 并不一定与乳腺腺体的量直接相关。极其致密型的乳腺也许表现出微弱或者甚至无 BPE。反之，散在腺体密度的乳腺却有可能表现为显著的 BPE。BPE 的评价着重于腺体组织量的多少，而非整个乳房的体积。然而，多数情况下，乳腺腺体致密的年轻患者更倾向于表现出 BPE。

最初认为 MRI 上的 BPE 与乳腺 X 线摄影上的腺体致密相似，因为它降低了强化病灶的显著性，从而可能掩盖潜在的可疑甚至可能是恶性的病灶。但是在临床实践过程中，这一推论并未被证实，乳腺癌病灶的发现并未受到 BPE 的影响。一些研究显示，BPE 程度越高，MRI 召回比例越高，但恶性病灶的检出率并未降低。乳腺 MRI 报告需要包括对 BPE 的描述。

一般而言，对绝经前妇女来说，乳腺 BPE 在月经黄体期的最为明显。因此，对于择期的检查（例如高危筛查），应当尽可能地安排患者在月经周期的早期进行检查，以最大限度地降低 BPE 的影响。即使安排患者在月经周期中的最佳时间进行检查，仍然有可能出现实质背景增强的情况，这时需要用到 BPE 这一术语。对于已经诊断乳腺癌，为了疾病分期而进行 MRI 检查的患者，则不必强调其检查时的月经周期时段和月经状态。

我们已经了解到，其他 BPE 描述需要进一步研究才能考虑将其纳入 BPE 描述词。

b. 对称与不对称性强化

对称性增强描述的是左右乳房表现出的镜像样强化，是一种良性表现。是否出现一处乳腺的优势强化取决于乳腺血供的分布。例如，外上象限优势增强和外上象限、下方乳腺同时增强都是比较常见的（以前称为"片状增强"）。

不对称增强是非肿块样强化进一步修饰语，描述双乳扫描时一侧乳房较另一侧乳房更显著的强化。不对称强化可能是良性的，也可能提示恶性病变。

2. 点状病变

"点"状病变是小而孤立的强化灶，通常小于 5mm，因为太小而难以用某个特定的形态特征来定性，并且强化之前的平扫没有对应异常。MRI 检查时经常会看到点状强化，需要结合临床上对其进行评估。多点病变代表一种 BPE 的模式：广泛散在分布的微小强化点之间间隔以正常的非强化乳腺组织。按照前面的说法，这应被看做是 BPE 的一种方式而孤立的多点强化。

尽管乳腺 MRI 术语词典中将病变分为"点状病灶"和"肿块"，两者均有各自的定义。但是在临床工作中会发现这两个术语间实际上是相延续的，临床中会碰到介于两种定义之间的情况，发现的病灶特征介于"点"和"肿块"之间。遇到这种情况时，医生应当首先决定将该病变归为点状强化还是肿块。

一个"点状"也许代表良性病变，也许代表恶性病变。对一个"点状强化"进行评估时，以下几种特征提示恶性可能：孤立的或者明显突出于组织背景、没有脂质核心、廓清型增强曲线、与既往检查相比是新发的或进展的病灶。以下几种特征预示良性可能：非孤立性病灶、液体高信号序列呈高信号、可能存在脂核、持续强化、与既往检查相比稳定的病灶或在基线检查中同时存在的病灶。

随着 MRI 技术的发展，越来越少的病变用"点状病变"来表示，更多的病灶归于"肿块"的范畴。

3. 肿块

肿块是三维立体、有空间占位效应的结构，轮廓向外凸出，推挤或不推挤周围正常组织或者以其他方式影响周围正常组织。最好在空间分辨率足够高，足以评估肿物的形状和边缘时，通过分析肿物的形态学特征来判断肿物的良恶性。肿物的边缘、内部结构以及强化方式在高分辨率下更易于分辨。对病变进行观察不仅要在增强之前和增强之后，还应结合其他的相关序列（例如 T2 加权来评估囊肿性病变）。此外，对于一些病例，三维重建非常有助于评估异常病灶。

a．肿块形状/边缘

肿块的形状和边缘被用于鉴别良性和恶性乳腺病变。肿块形状可以是卵圆形（包括分叶状）、圆形和不规则形。肿块的边缘可以是清晰的或者不清晰的（不规则、毛刺状）。若一个肿块同时具有不规则的形状和边缘，MRI 的报告中需要描述成一个"形状不规则且边缘不规则的肿块"而不是仅描述成"不规则的不规则肿块"。尽管存在特例，大多数情况下，边缘清晰的肿块倾向于良性病变，边界不清的肿块倾向于恶性病变。边缘的分析有赖于空间分辨率的高低，因为不规则边缘的肿块在低空间分辨率扫描的图像上可能显示为相对光滑。与乳腺 X 线摄影相比，一些小乳癌，即使在高分辨率 MRI 图像上也可能表现为边缘清晰的肿块。乳腺 X 线摄影有着极高的空间分辨率，目前的临床应用中尚无与之匹敌的核磁仪器。边缘和形态分析应当在增强扫描后的第一期图像上进行，以避免造影剂洗脱后或周围正常组织渐进性强化影响病变分析。

延迟显像时对肿块边缘进行分析，对临床诊断很有帮助，因为在延迟显像时肿块的边缘会逐渐模糊，"模糊"的边缘可以考虑作为描述这种情况的术语，但目前没有足够的数据支持将"模糊"作为一个描述边缘的术语。我们期待有更有力数据支持的新术语的产生。

b．内部强化特征

肿块内部可以是均匀性或不均质强化。均匀强化是融合性和均一性的强化。不均质强化是指不均匀性强化，内部有多个不均匀的信号强度区域。特殊的肿块强化类型包括边缘强化和内部暗分隔。

均匀性强化提示良性病变。然而，空间分辨率可能限制了对小病变的评估。体积较小的癌可能在 MRI 上表现为均匀性强化。不均质强化是恶性病变的特征，特别是出现边缘强化时。

如果在形态学和动态增强的特征也符合纤维腺瘤表现时，不强化的内部暗分隔提示纤维腺瘤。无强化的暗分隔并非能确诊良性病变的特征性表现，也可见于一些恶性病变。无强化的肿块，同时具有良性病变的形态学特征，几乎都是良性的。

实性肿块伴边缘强化是一种可疑恶性的病变。囊肿可疑表现为周边强化，但 T2WI 呈高信号提示它为囊肿。脂肪坏死可以表现为边缘增强和中心低于周围脂肪的低信号，根据病人特殊的病史和乳腺 X 线摄影，以及非抑脂序列证实中心的脂肪成分，常常能够获得诊断。脂肪坏死的低信号往往被描述成"黑洞"。在判断边缘强化病变的性质时，囊肿和脂肪坏死这两种病变在表现出边缘强化时可能构成潜在的假阳性，此时常易被认为是乳腺癌的典型表现。

4. 非肿块样强化

如果强化既不是点状也不是肿块样，则可归类为非肿块样强化（non-mass enhancement, NME）。NME 指强化的区域不是一个肿块，可以扩展为一个或大或小的区域，其内部的强化特征与周围的正常乳腺实质不一样。

a. 分布

非肿块样强化分布类型包括局灶、线样、段样、区域、多区域或弥漫强化。

局灶强化是乳腺的一块有限范围内的局限异常强化，不超过乳腺一个象限范围并且在单一的导管系统中。

线样强化指强化呈线状，相对应一个导管，这种分布方式是可疑恶性的。

段样强化指呈三角形或锥形的强化，顶点是乳头、导管及其分支。这种病变有可能是癌症。

区域强化包含了较单一导管系统更为广泛的区域，可以呈地图样，缺乏外凸的边缘，区域性强化占据至少一个象限。

多区域强化用来描述至少两片更大范围的强化，以正常腺体或脂肪组织分隔。

弥漫强化描述的是分布散在、广泛而均匀、表现类似、占据整个乳房腺体组织的强化。

区域强化、多发区域强化以及弥漫强化更倾向于良性病变，例如乳腺增生性病变，但也可见于多中心性乳腺癌。

b. 内部强化模式

局灶、线样、段样、区域、多区域、弥漫强化可以被进一步描述为均匀性、不均质、集簇状或成簇环状强化。集簇状强化指的是鹅卵石样的多发增强点的聚集，偶见融合。集簇状强化提示恶性。目前我们还在等待关于成簇环样强化的数据。

5. 动态增强曲线评估

异常的强化指在对比增强扫描中信号强度高于周围正常乳腺实质背景。对异常强化的评估应当在增强扫描后的第一期、高分辨率的图像上进行，因为这时在异常组织中的增强信号最强，与乳腺实质背景的强化相比最为显著。

一般而言，动态成像技术指的是在注射造影剂之后的一段时间里监测组织中造影剂的摄取和消退，获得一系列动态的测量值。造影剂的摄取和消退速率取决于组织的灌注、毛细血管渗透、血流容积、造影剂分布容积以及其他局部解剖生理学方面的因素。肿瘤的特点为高密度、高血管通透性、相对较快的血流流速，同时伴有高度的微观异质性。因此，在磁共振上，相对于正常的乳腺组织，肿瘤的强化速度更快，强度更强。那么获得组织的动态增强参数，将有助于诊断乳腺肿瘤，并鉴别乳腺良恶性病变。

a．动态增强分析

逐像素增强信号强度的动态分析可以获得病变随时间的增强速率。通常用时间 - 信号强度曲线（time intensity curve，TIC）来描述此动态参数。渗透性高的组织具有较好的灌注，表现为在推注造影剂之后快速地强化然后在 4 ~ 5min 时快速地消退。TIC 可以通过手动测量来获得，在病变内最为可疑的增强区域，勾画至少包含三个像素的感兴趣区（region-of-interest，RIO），跟踪测量感兴趣区内注射造影剂后 5 ~ 10min 的信号强度变化，形成时间 - 信号强度曲线。目前经常用自动化的 CAD 系统来计算动态增强信息，能够生成系列图表和彩图。

b．高级动态增强成像/参数成像

借助于计算机分析工具，可以逐个像素分析态增强参数而产生参数图像。利用参数图像可以描述整个病变内部甚至整个乳腺内的血流变化。进行参数分析时，影像医生可以自己设定增强的阈值，这样参数成像可以反映组织整体在设定阈值之上的增强情况，通常阈值设定为信号强度 50% ~ 100% 之间。用颜色编码来使描述增强扫描的延迟相可以简化诊断。渗透性高的组织具有较好的灌注，表现为快速地强化然后在造影剂注射后 4 ~ 5min 快速地消退。很多良性的病变表现为持续增强的曲线，而恶性病变表现为"流出型"曲线。但在良性与恶性之间存在重叠的部分。

信号强度（signal intensity，SI）上升是相对于基线 / 背景的信号强度值而言，并非是对造影剂浓度或者病变区灌注的定量测量：

$$[\,(SI_{post}\text{-}SI_{pre})\,/\,SI_{pre}\,]\,\times 100\%$$

SI_{pre}= 基线信号强度；SI_{post}= 增强后信号强度

根据信号强度曲线做出准确诊断有赖于采用可预测的造影剂推注技术和根据患者的体重计算造影剂剂量。

尽管目前对 TIC 进行分析是最为普遍的对 MRI 动态增强分析方法，但这种方法仍然存在一些不足。增强强度不仅仅取决于造影剂的浓度，还与其他参数有关，例如初始 T1 加权成像（注射造影剂之前的组织 T1 相）和设备参数（如偏转角、RF 脉冲类型等）。此外，通常没有对动脉灌注功能的校正。因此，增强强化的最大值以及测量的造影剂摄取和消退的速率不仅仅与局部病变内血管的本身特性有关，还与系统参数有关，例如注射造影剂剂量、心输出量以及设备参数等。后面会对于校正这些数据的定量的方法进行讨论。尽管这些都有导致误差甚至错误的潜在风险，TIC 半定量分析对乳腺癌仍然有着非常高的敏感度，以及比较高的特异度。

　　c．TIC在诊断方面的用途

　　有三种常见的曲线类型，他们较多的依赖于曲线的形状，而对强化的绝对值依赖较小。大部分分析依靠 CAD 程序进行，并根据这些动态参数分配不同色块从而生成彩色分布图。目前在各个设备生产商之间尚无统一的彩图标准，因此所有的彩色动态增强示意图都附加有一个颜色注释。总之，恶性病变在增强扫描的初期快速强化，在延迟期消退。然而，在动态增强分析方面，良性和恶性病变之间仍然存在重叠，因此在利用 MRI 评估病灶时不应仅仅依赖于这些颜色。

　　如果采用手动制图，一般在病灶范围内会选取一个或多个感兴趣区，应该在报告中注明强化程度最高的像素。

　　TIC 可以分为三个主要的形状，反映强化早期和延迟期的特征。增强早期的强化模式反映注射造影剂后最初的 2 分钟或直至强化程度开始减弱时，延迟期强化发生在 2 分钟之后或强化已经开始减弱，通常能够描绘出强化曲线的类型。

　　强化初期的增强由增强后获得的第一期信号强度与增强之前的强度对比而获得。增强强度小于 50% 为"缓慢"，50% ~ 100% 为"中等"，大于 100% 为"快速"。

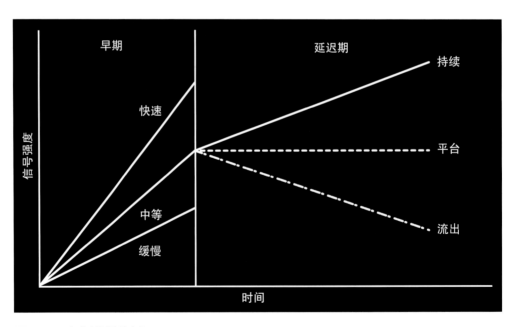

图 3-1　动态增强分析

　　延迟期的增强分为三种主要类型："渐增型"曲线描述的是在增强后期强化随时间渐进性增强。"平台型"曲线在达到曲线峰值后信号强度保持不变，通常在图像增强 2 ~ 3min

之后。"流出型"曲线表现为强化在达到峰值之后信号强度逐渐降低。一般情况下，在延迟期，渐增型的强度较初始期相比 ≥ 10%。平台型的强度与初始期持平。流出型的强度较初始期相比 ≤ 10%。然而，在用动态曲线描述病变时，良性和恶性病变之间存在交叉。一个大致规律是，多数良性病变具有渐增型曲线，多数恶性病变具有流出型曲线。平台型曲线既可见于良性病变，也可以见于恶性病变。对动态增强的定义和解释仍然在不断进展和扩充，我们在这里描述的是具有代表性的参考。

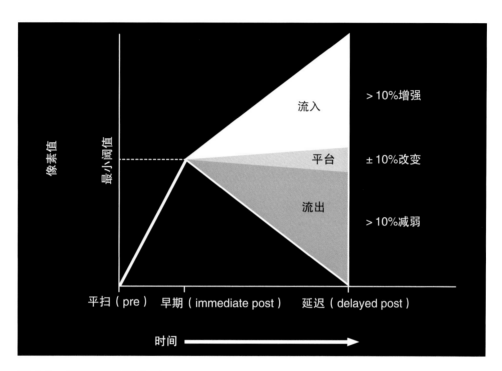

图 3-2 增强延迟期分析

可以对延迟期进行逐个像素编码。如果一个像素的信号强度增强（渐增）或者减弱（流出）大于 10%，不同的颜色会分配到不同像素上。如果在任一方向的信号强度变化未超过 10%，将会被另一种不同的颜色。在这个图例中延迟期显像已经进行颜色编码，蓝色代表渐增型，绿色代表平台型，红色代表流出型。

动态增强分析对形态学上具有良性表现的病变帮助最大，因为增强曲线会影响到决定是否对该良性表现的病变进行活检。另一方面，对具有可疑恶性形态特征的病变，无论动态增强结果如何，都应该进行活检。需要强调的是，动态分析只是对病变进行理解的一个方面，对病变的处理不能仅仅依靠动态增强分析特点来决定。

以上描述的半定量方法普遍用于常规的临床实践。然而，还存在确定的定量参数，与组织的本质特性紧密相关而相对独立于图像的采集方法。最常用的用来计算这些参数的方法基于对二室模型的应用或者其他更加复杂的模型来描述造影剂在组织中的摄取和消退。如果造影剂的浓度（随时间变化）和动脉注入功能可以被精确的估计，用这些方法导出的方程可以用于匹配数据，进而提取与组织的灌注 / 血管通透性和其解剖生理学特性直接相关的定量参数：

K_{trans}：取决于灌注和血管通透性以及造影剂的分布容积。较高的 K_{trans} 值（> 0.25 min^{-1}）与恶性相关，但是良性病变如纤维腺瘤也可以具有较高的 K_{trans} 值。

K_{ep}：反映灌注和血管通透性。较高的 K_{ep} 值（> 1.0 min^{-1}）与恶性病变相关。K_{ep} 值在具有较高时间分辨率的图像上尤其具有诊断价值。

V_e：造影剂分布容积。这一参数与细胞密度以及细胞膜的完整性密切相关。

V_b：当达到相对较高的信噪比时，血液容积可以利用扩展的二室模型来计算。高血液容量是浸润癌的一项指标。

AUC：造影剂浓度 - 时间曲线的"曲线下面积"与灌注和血管通透性有关。

AIF：在局部"动脉灌注效应"可以测量的情况下，与 AIF 相关的参数（例如延迟和弥散）可以反映肿瘤解剖和生理的重要的信息，尤其是细胞间隙压力。

原则上来说，对这些参数的精确计算使得我们可以对血流动力学进行定量描述，但是获得的计算会受到系统和随机误差的影响。是否可以将一种或几种定量方法应当应用于临床工作中目前尚未获得共识。

6. 弥散加权成像

越来越多的证据表明，乳腺 MRI 的特异性可以通过应用弥散加权成像（DWI）、磁共振波谱（MRS）[1-2] 等先进的成像技术来提高。DWI 和 MRS 可以用于解决一些临床问题，例如监测癌灶对治疗的反应，提高对病灶诊断的准确性（区分良性和恶性，减少不必要的活检）。目前，这两种技术仍处于研究阶段，有待进一步考察。

DWI 技术的原理是乳腺内不同组织之间的水分子交换（弥散）差异。正常组织和病变组织的弥散速率存在差异。DWI 可以通过计算乳腺组织内水弥散获得表观弥散系数（ADC）来量化。以往的研究显示良性病变和恶性病变有着不同的 ADC 值，但是有时良性病变会与恶性病变表现相似。进一步对乳腺的 ADC 进行评估，并对乳腺的 ADC 值进行标准化是非常困难的。尽管存在种种限制，DWI 具有成为一种有用工具的潜能，我们期待足够的临床数据。

7. 磁共振光谱

在进行乳腺 MRI 检查时，进行磁共振光谱（MRS）分析可以获得关于乳腺病变的化学成分的信息。由于 MRS 的初步研究取得了满意的成果，越来越多的研究组在乳腺 MRI 中加入氢原子（[1]H）分析。

^{1}H-MRS 分析基于这一事实：含胆碱复合物（tCho）的共振通常出现于恶性病变中，

而不出现在良性病变和正常组织中。体外实验发现，众多不同的胆碱复合物产生 tCho 共振的化学位移为 3.2ppm。然而，在体内，这些复合物难以分离，因此，比较简便的方法是将 3.2 PPm 作为单个共振。

研究显示，在癌症病灶中胆碱峰升高，其具体机制尚不清楚。一种理论认为升高的胆碱峰预示着更加活跃的细胞增殖，因为在肿瘤组织中构成胆碱峰的最主要成分是磷酸胆碱（一种细胞膜的前体）。因此，增加的胆碱预示着肿瘤组织中细胞复制所带来的细胞膜更新。

尽管目前对机制的认识尚不完整，一些研究组已经成功地证实，在临床上，胆碱可以用于恶性病变的一项诊断指标，前提是设备达到 1.5T 或者更高[3]。还有一些研究组观察到化疗之后的胆碱峰值下降甚至消失[4]。这些研究结果令人鼓舞，随着技术的不断进步，临床实践的不断提升，MRS 有可能在乳腺癌的探测与管理等方面成为一个有效的手段。

8. 总体评估

乳腺 MRI 报告需要包括对重要发现的简练描述，以及放射诊断医师在分析所有图像和临床信息的基础上评估的最终印象。与 BI-RADS® 乳腺 X 摄影词典类似，一个最终评估需要按照以下几种印象来描述。评估的结果分为以下几类：

0 类：不完整评估——需要进一步检查

1 类：阴性

2 类：良性

3 类：良性可能性大

4 类：可疑恶性

5 类：恶性可能性大

6 类：活检证实的恶性病变

如果双侧乳房的情况相同且明确，报告给出单一的最终评估分类即可。如果在每一侧乳房中存在不同的多个发现，报告中则要分别针对每个乳房做出最终的总体评价。

如果在一份乳腺影像报告中包含了多种影像检查，最终的评价要反映出总体的建议。

最终的评价不包括对假体的分析。

参考文献

1. Bartella L, Morris EA, Dershaw DD, et al. Proton MR spectroscopywith choline peak as malignancy marker improves positive predictive value for breast cancer diagnosis:preliminary study. *Radiology* 2006;239:686–92.

2. Partridge SC, DeMartini WB, Kurland BF, Eby PR, White SW, Lehman CD. Quantitative diffusion-weighted imaging as an adjunct to conventional breast MRI for improved positive predictive value. *AJR* 2009;193:1716–22.

3. Meisamy S, Bolan PJ, Baker EJ, et al. Neoadjuvant chemotherapy of locally advanced breast cancer: predicting response with in vivo (1)H MR spectroscopy — a pilot study at 4T. *Radiology* 2004;233:424–31.

4. Tozaki M, Sakamoto W, Oyama Y, Maruyama K, Fukuma E. Predicting pathological response to neoadjuvant chemotherapy in breast cancer with quantitative 1H MR spectroscopy using the external standard method. *J Magn Reson Imaging* 2010;31:895–902.

乳腺磁共振成像

II. 乳腺影像术语词典——MRI

表3-1　BI-RADS®乳腺MRI术语一览表

乳腺组织	术语	
A. 纤维腺体组织量（FGT）	1. a. 几乎全部为脂肪 2. b. 散在分布的纤维腺体组织 3. c. 不均匀分布的纤维腺体组织 4. d. 致密纤维腺体组织	
B. 背景实质强化（BPE）	1. 水平	a. 极少 b. 轻度 c. 中度 d. 重度
	2. 对称或不对称	a. 对称 b. 不对称
影像表现	术语	
C. 点状病变		
D. 肿块	1. 形状	a. 卵圆形 b. 圆形 c. 不规则形
	2. 边缘	a. 清晰 b. 不清晰 　i. 不规则 　ii. 毛刺状
	3. 内部强化特征	a. 均匀 b. 不均质 c. 边缘强化 d. 内部暗分隔
E. 非肿块样强化（NME）	1. 分布	a. 局灶 b. 线样 c. 段样 d. 区域 e. 多发区域 f. 弥漫
	2. 内部强化模式	a. 均匀 b. 不均质 c. 集簇状 d. 成簇环状

F．乳房内淋巴结		
G．皮肤病变		
H．非强化征象	1．T1W平扫导管样高信号 2．囊肿 3．术后积液（血肿/血清肿） 4．治疗后皮肤增厚和小梁增厚 5．不强化的肿块 6．结构扭曲 7．异物、定位夹等导致的信号缺失	
I．相关征象	1．乳头回缩	
	2．乳头受侵	
	3．皮肤回缩	
	4．皮肤增厚	
	5．皮肤受侵	a．直接侵犯 b．炎性乳癌
	6．腋窝淋巴结肿大	
	7．胸肌受侵	
	8．胸壁受侵	
	9．结构扭曲	
J．含脂肪病变	1．淋巴结	a．正常 b．不正常
	2．脂肪坏死	
	3．错构瘤	
	4．术后含脂肪的血肿/血清肿	
K．病变位置	1．位置 2．深度	
L．动态增强曲线评估 信号-强度曲线	1．早期	a．缓慢 b．中等 c．快速
	2．延迟期	a．渐增型 b．平台型 c．流出型
M．假体	1．假体材料和腔型	a．盐水 b．硅胶 　i．完整 　ii．破裂 c．其他植入材料 d．腔型

2. 假体位置	a. 腺体后
	b. 胸肌后
3. 假体外形异常	a. 局部膨出
4. 硅胶假体囊内异常	a. 放射状皱褶
	b. 包膜下线
	c. 锁眼征（泪滴、绳套）
	d. 意面征
5. 囊外硅胶	a. 乳腺内
	b. 淋巴结内
6. 水滴	
7. 假体周围液体	

A. 纤维腺体组织量

一般在抑脂或未抑脂的 T1W 序列上评估纤维腺体组织量（FGT）。

1. a. 几乎全部为脂肪

2. b. 散在分布的纤维腺体组织

3. c. 不均匀分布的纤维腺体组织

4. d. 致密纤维腺体组织

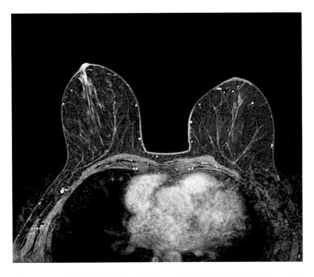

图 3-1　纤维腺体组织量：几乎全部为脂肪。抑脂 T1W 序列

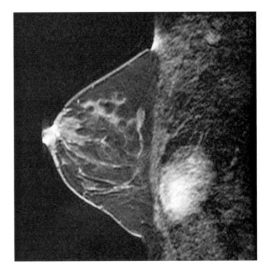

图 3-2　纤维腺体组织量：散在分布的纤维腺体组织。抑脂 T1W 序列

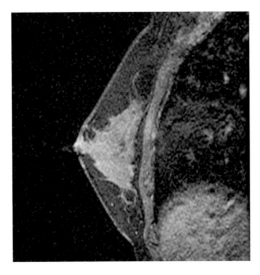

图 3-3　纤维腺体组织量：不均匀分布的纤维腺体组织。抑脂 T1W 序列

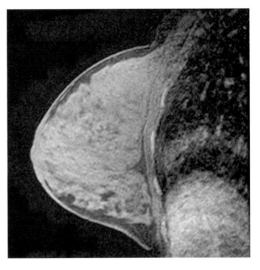

图 3-4　纤维腺体组织量：致密纤维腺体组织。抑脂 T1W 序列

American College of Radiology

B. 背景实质强化（BPE）

1. 水平（level）

a. 极少（minimal）

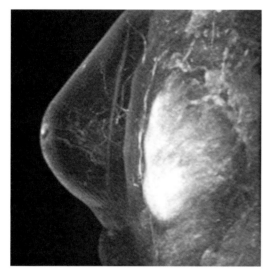

图 3-5 水平：极少。抑脂 T1W 增强后最大密度投影（MIP）图像

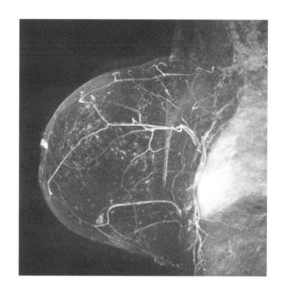

图 3-6 水平：极少。MIP 减影。抑脂 T1W 增强后图像

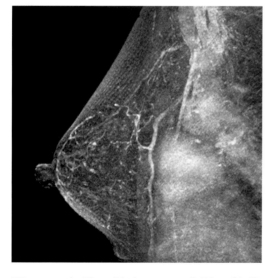

图 3-7 水平：极少。MIP 减影。抑脂 T1W 增强后图像

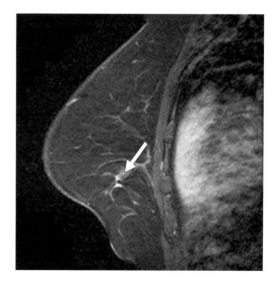

图 3-8 水平：极少。抑脂 T1W 增强后图像。注意下方的定位夹伪影（箭头）

B. 背景实质强化

1. 水平

   b. 轻度（mild）

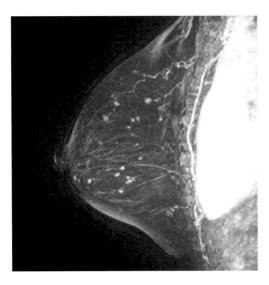

图 3-9　水平：轻度。MIP 减影。抑脂 T1W 增强后图像

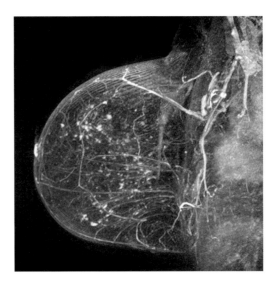

图 3-10　水平：轻度。MIP 减影。抑脂 T1W 增强后图像

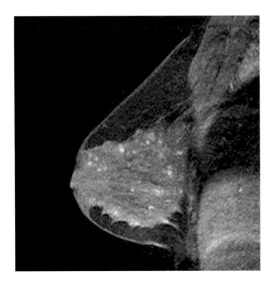

图 3-11　水平：轻度。抑脂 T1W 增强后第一期图像

乳腺磁共振成像

B. 背景实质强化

1. 水平

c．中度（moderate）

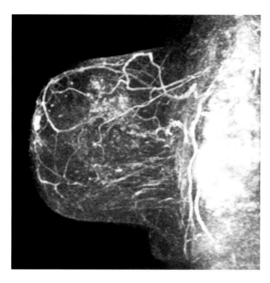

图 3-12 水平：中度。MIP 减影。抑脂 T1W 增强后图像

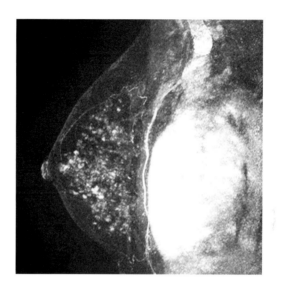

图 3-13 水平：中度。MIP 减影。抑脂 T1W 增强后图像

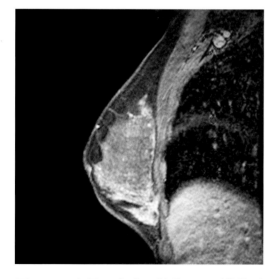

图 3-14 水平：中度。抑脂 T1W 增强后第一期图像

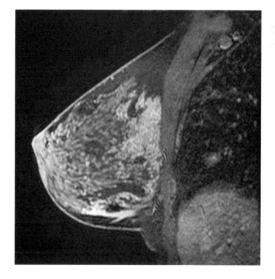

图 3-15 水平：中度。抑脂 T1W 增强后第一期图像

乳
腺
磁
共
振
成
像

B. 背景实质强化（BPE）

1. 水平

d. 重度（marked）

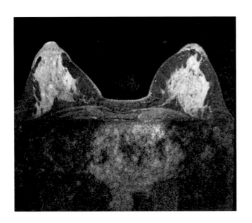

图 3-16　水平：重度。抑脂 T1W 增强后图像

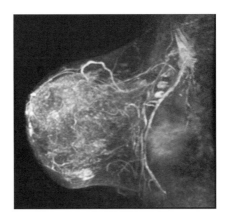

图 3-17　水平：重度。抑脂 T1W 增强后 MIP 减影图像

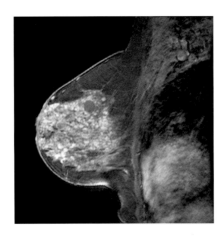

图 3-18　水平：重度。抑脂 T1W 增强后第一期图像

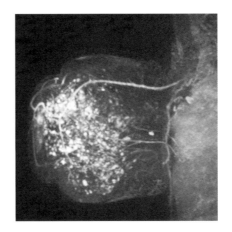

图 3-19　水平：中度。抑脂 T1W 增强后图像

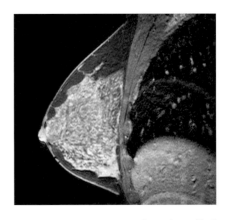

图 3-20　水平：重度。抑脂 T1W 增强后第一期图像

乳腺磁共振成像

B. 背景实质强化

2. 对称或不对称（symmetric or asymmetric）

双侧扫描时需报告。

a. 对称（symmetric）

对称指双侧乳房均出现强化。乳腺血供的分布可能特点导致双侧乳房的镜面样对称强化。例如，外上象限和下方乳腺的优势增强是比较常见的（以前称为"片状增强"）。

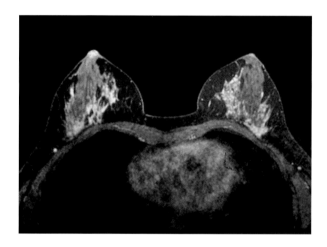 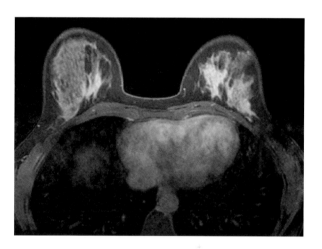

图 3-21　对称或不对称：对称。中度 BPE。抑脂 T1W 增强后图像

图 3-22　对称或不对称：对称。中度 BPE。抑脂 T1W 增强后图像

乳腺磁共振成像

B. 背景实质强化

乙. 对称或不对称

双侧扫描时需报告。

a. 不对称（asymmetric）

不对称指一侧乳房强化强于对侧，这种现象可见于放疗后乳房，放疗侧乳房 BPE 弱于未放疗乳房。必须谨慎评估强化的不对称性，因为这可能反映某些病理过程。

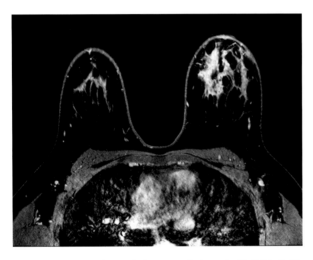

图 3-23 对称或不对称：不对称。左乳乳腺炎导致强化程度升高。抑脂 T1W 增强后图像

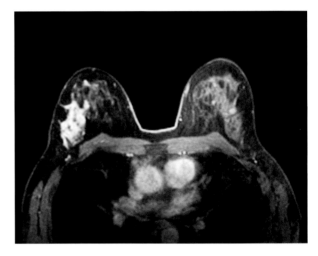

图 3-24 对称或不对称：不对称。右乳外侧强化程度升高。抑脂 T1W 增强后图像。病理：导管原位癌

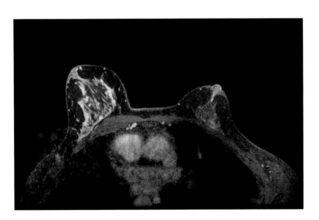

图 3-25 对称或不对称：不对称。右乳中度 BPE。左乳极少 BPE，保乳放疗后。抑脂 T1W 增强后图像

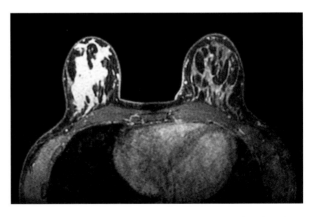

图 3-26 对称或不对称：不对称。右乳区域强化。广泛的小叶原位癌和浸润性小叶癌。抑脂 T1W 增强后图像

乳腺磁共振成像

C. 点状病变（focus）

　　点状病变是点状的强化灶，因为太小而难以用某个特定的形态特征来定性，并且强化之前的平扫没有对应异常。点状病变没有占位效应，也不是肿块，但与周围腺体的增强截然不同。一般来说，其大小均在几毫米，但不建议采用严格的大小标准，因为 < 5mm 的乳腺癌在磁共振上是可以看到的。多点病变代表一种背景实质强化（BPE）的模式：广泛散在分布的微小强化点之间间隔以正常的非强化乳腺组织。

　　具有下述特征的点状病变倾向于良性：

- T2W 序列高信号
- 脂质核心
- 渐增型曲线
- 与既往检查对比是稳定的

　　具有下述特征的点状病变倾向于恶性：

- T2W 序列非高信号
- 无脂质核心
- 流出型曲线
- 与既往检查对比变大或新发

　　如果点状病变表现为不规则形状、不清晰的边缘或者具有内部增强特征，应将其归为肿块。

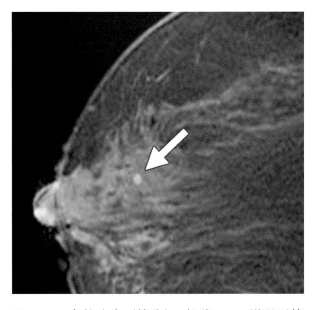 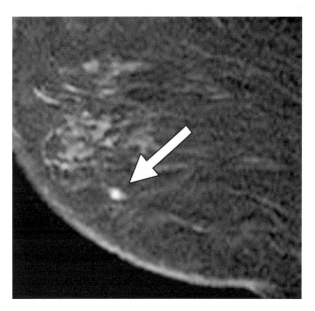

图 3-27　点状病变（箭头）。抑脂 T1W 增强后第一期图像。较之前检查无变化。无病理结果

图 3-28　点状病变（箭头）。抑脂 T1W 增强后第一期图像。较之前检查无变化。无病理结果

乳
腺
磁
共
振
成
像

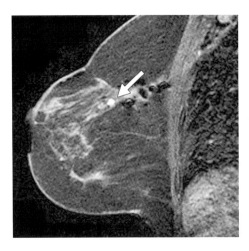

图 3-29 点状病变。位于保乳手术区前方（箭头）。抑脂 T1W 增强后第一期图像。MR 引导的真空辅助活检提示非典型导管上皮增生（ADH）。手术切除提示为导管原位癌

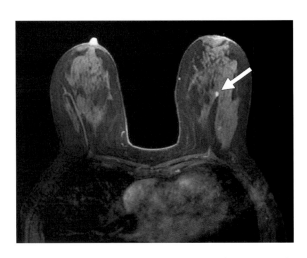

图 3-30 点状病变。孤立点状病变。抑脂 T1W 增强后第一期图像。病理：小叶管原位癌（箭头）

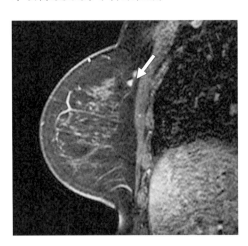

图 3-31 点状病变（箭头）。抑脂 T1W 增强后第一期图像

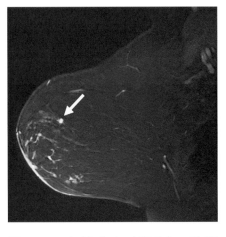

图 3-32 点状病变（箭头）。抑脂 T1W 增强后第一期图像

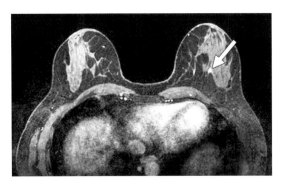

图 3-33 点状病变。左乳（箭头）。抑脂 T1W 增强后第一期图像

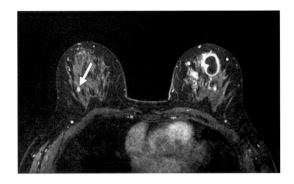

图 3-34 点状病变。右乳（箭头）。注意对侧乳腺多中心性乳腺癌。抑脂 T1W 增强后第一期图像

T2W 序列对于点状病变的鉴别非常重要。良性病变常呈很高的信号（囊肿样）。

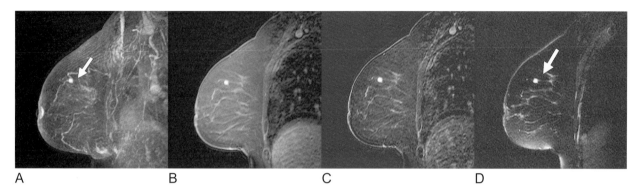

图 3-35　点状病变。对应的超声显示是一个淋巴结（细箭头）。注意 T2W 序列上呈极高信号（粗箭头）。MIP（A）；T1W 增强后（B）；减影（C）；T2W（D）

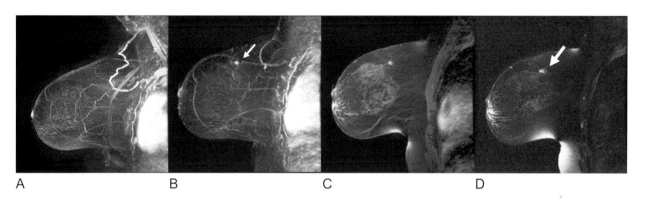

图 3-36　点状病变（箭头）。病变的是新发的，因而可疑度上升。注意这个浸润性癌（不像囊肿）在 T2W 序列（粗箭头）上仅呈略高信号，增加了该病变的可以读。1 年前 MIP（A）；T1W（B）；减影（C）；T2W（D）

乳腺磁共振成像

D. 肿块（masses）

肿块是三维立体的，有占位效应。其边缘外凸，形状通常可分为卵圆形、圆形和不规则形。

1. 形状（shape）

a. 卵圆形（包括分叶状）（oval）

卵圆形指肿块表现为椭圆形或卵形（可能包括 2 个或 3 破浪样起伏）

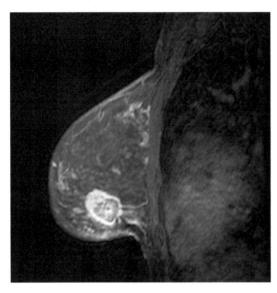

图 3-37　形状：卵圆形。边缘强化的肿块。抑脂 T1W 增强后第一期图像。病理：浸润性导管癌

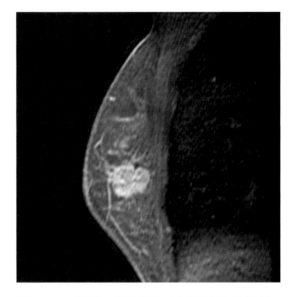

图 3-38　形状：卵圆形。边缘强化的肿块。抑脂 T1W 增强后第一期图像。病理：浸润性导管癌

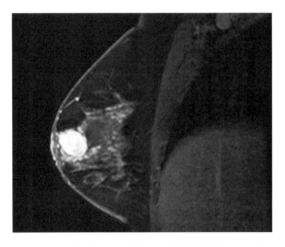

图 3-39　形状：卵圆形。不均质强化的肿块。抑脂 T1W 增强后第一期图像。病理：分叶状肿瘤

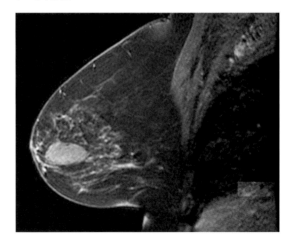

图 3-40　形状：卵圆形。不均质强化的肿块。抑脂 T1W 增强后第一期图像。病理：纤维腺瘤

乳腺磁共振成像

D．肿块（Masses）

1．形状

b．圆形（round）

圆形指肿块具有球状外形。

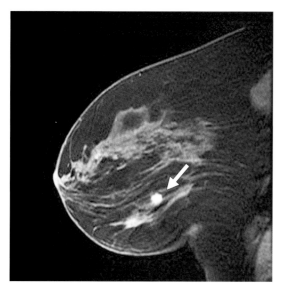

图 3-41　形状：圆形。边缘不清晰的肿块（箭头），不均质强化。抑脂 T1W 增强后第一期图像。病理：浸润性导管癌

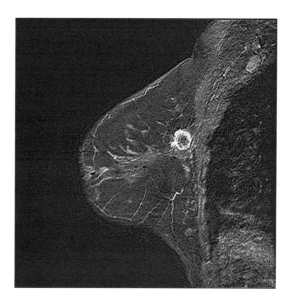

图 3-42　形状：圆形。边缘不清晰的肿块，边缘强化。抑脂 T1W 增强后第一期图像。病理：化生性鳞癌

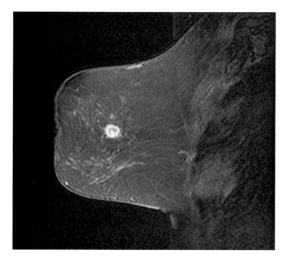

图 3-43　形状：圆形。边缘不清晰的肿块，边缘强化。抑脂 T1W 增强后第一期图像。病理：化生性鳞癌

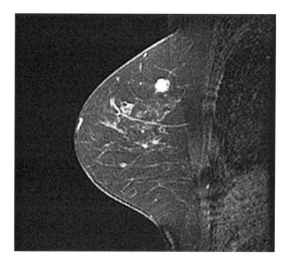

图 3-44　形状：圆形。边缘不清晰的肿块，不均质强化。抑脂 T1W 增强后第一期图像。病理：纤维腺瘤

乳腺磁共振成像

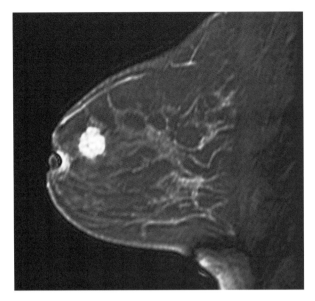

图 3-45 形状：圆形。边缘不清晰的肿块，不均质强化。抑脂 T1W 增强后第一期图像。病理：浸润性导管癌

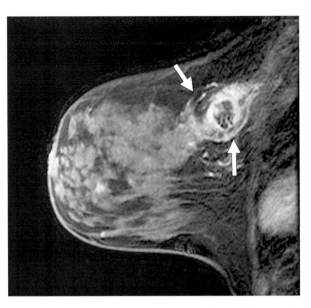

图 3-46 形状：圆形。边缘不清晰的肿块，不均质、边缘强化（箭头）。抑脂 T1W 增强后第一期图像。病理：浸润性导管癌

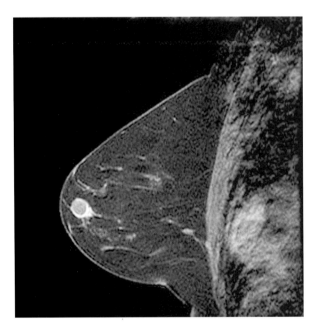

图 3-47 形状：圆形。边缘不清晰的肿块，不均质强化。抑脂 T1W 增强后第一期图像。病理：浸润性导管癌

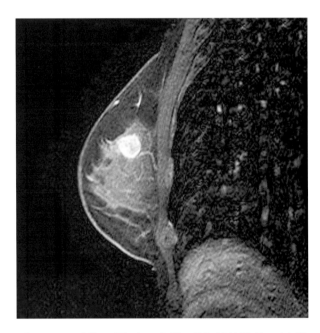

图 3-48 形状：圆形。边缘不清晰的肿块，边缘强化。抑脂 T1W 增强后第一期图像。病理：浸润性导管癌

乳腺磁共振成像

D. 肿块

1. 形状

c. 不规则形（irregular）

不规则形指病变既非圆形又非卵圆形。MRI 上不规则形通常提示可疑病变。

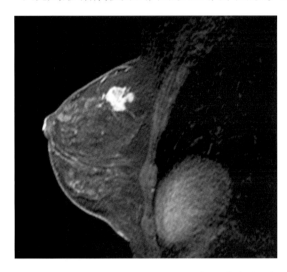

图 3-49　形状：不规则形。边缘不清晰的肿块，内部不均质强化。抑脂 T1W 增强后第一期图像。病理：浸润性导管癌

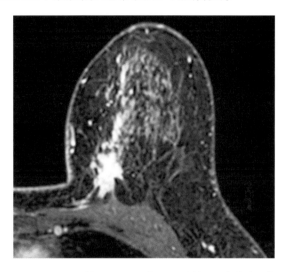

图 3-50　形状：不规则形。边缘不清晰的肿块，内部不均质强化。抑脂 T1W 增强后第一期图像。病理：浸润性导管癌。注意胸肌牵拉，但未受侵。注意肿块前方的集簇样非肿块样强化，代表导管原位癌

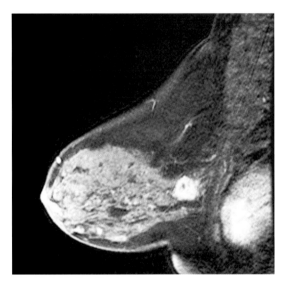

图 3-51　形状：不规则形。边缘不清晰的肿块，内部不均质强化。抑脂 T1W 增强后第一期图像。病理：浸润性导管癌

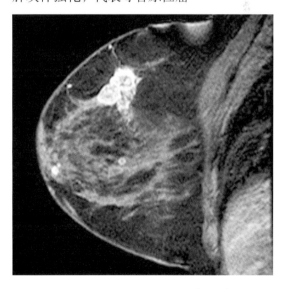

图 3-52　形状：不规则形。边缘不清晰的肿块，边缘强化。抑脂 T1W 增强后第一期图像。病理：浸润性导管癌

D. 肿块

2. 边缘（margin）

边缘指病灶的界限或边界。边缘和形状描述词一样，是鉴别肿块良恶性的重要参数。描述词边缘是对肿块形状的进一步描述，定义了病变与周围组织的分界特征。边缘可以分为清晰和不清晰。

a. 清晰（既往称之为"光滑"）（ciramscribed）

边缘清晰指边界明确，病变与周围组织有明显区别。MRI 描述为边缘清晰的肿块，其全部的边界都必须是清楚的。只要病变边缘某一部分是不清晰的就应该将其归为不清晰（更加可疑）。

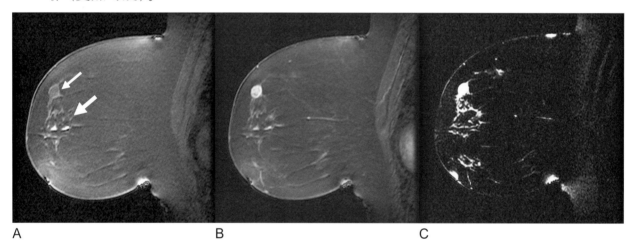

A   B   C

图 3-53 边缘：**清晰**。圆形、边缘**清晰**的肿块。纤维腺瘤（细箭头）。抑脂 T1W 增强后图像（A）。注意导管内高信号（粗箭头）。抑脂 T1W 增强后图像可见边缘强化（B）。T2W 图像（C）

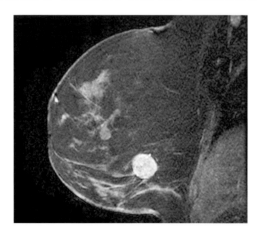

图 3-54 边缘：**清晰**。圆形、边缘清晰的肿块，内部不均质强化。抑脂 T1W 增强后第一期图像。病理：浸润性导管癌

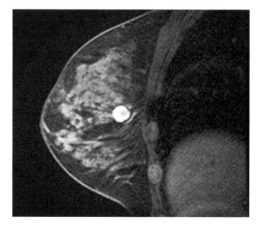

图 3-55 边缘：**清晰**。圆形、边缘清晰的肿块。抑脂 T1W 增强后图像。增强扫描未见强化。活检后血肿

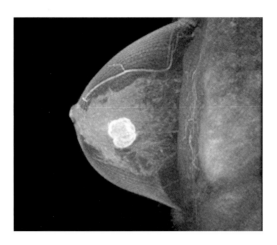

图 3-56 边缘：清晰。圆形、边缘清晰的肿块，边缘强化。抑脂 T1W 增强后第一期 MIP 图像。病理：浸润性导管癌

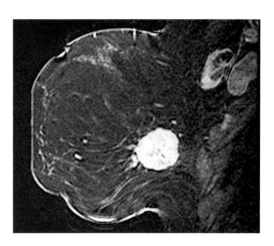

图 3-57 边缘：清晰。圆形、边缘清晰的肿块。抑脂 T1W 增强后图像。增强扫描未见强化。活检后血肿

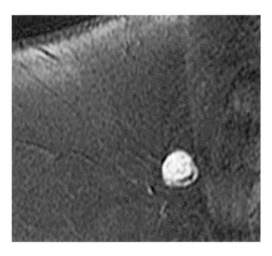

图 3-58 边缘：清晰。圆形、边缘清晰的肿块，边缘强化。抑脂 T1W 增强后第一期 MIP 图像。病理：浸润性导管癌

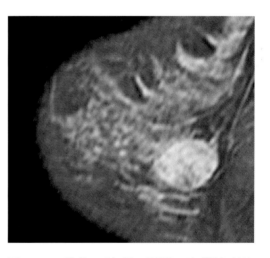

图 3-59 边缘：清晰。圆形、边缘清晰的肿块，不均质强化。抑脂 T1W 增强后第一期图像。病理：浸润性导管癌

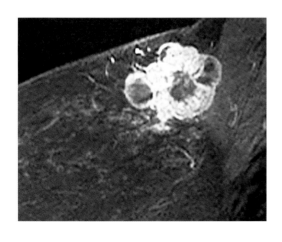

图 3-60 边缘：清晰。卵圆形、大分叶、边缘清晰的肿块，内部不均质强化。抑脂 T1W 增强后第一期图像。病理：浸润性导管癌

D. 肿块

2. 边缘

b. 不清晰（not cirum scribed）

i. 不规则（irregular）

边缘呈锯齿状或凹凸不平，但非毛刺状（见后）。该描述词提示可疑病变。

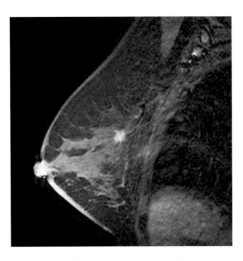 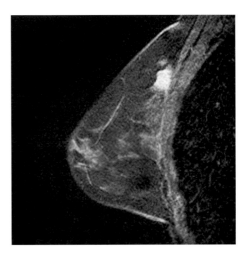

图 3-61　边缘：不清晰，不规则。圆形、边缘**不规则**的肿块，内部不均质强化。抑脂 T1W 增强后第一期图像。病理：浸润性导管癌

图 3-62　边缘：不清晰，不规则。卵圆形、边缘**不规则**的肿块，内部不均质强化。抑脂 T1W 增强后第一期图像。病理：浸润性导管癌

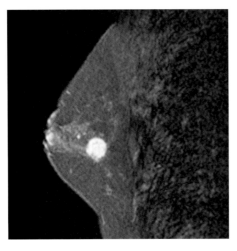 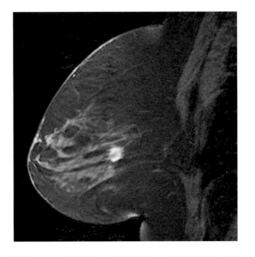

图 3-63　边缘：不清晰，不规则。圆形、边缘**不规则**的肿块，内部不均质强化。抑脂 T1W 增强后第一期图像。病理：浸润性导管癌

图 3-64　边缘：不清晰，不规则。圆形、边缘**不规则**的肿块，边缘强化。抑脂 T1W 增强后第一期图像。病理：浸润性导管癌

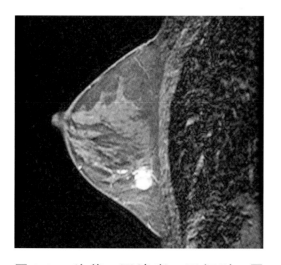

图 3-65　边缘：不清晰，不规则。圆形、边缘不规则的肿块，边缘强化。抑脂 T1W 增强后第一期图像。病理：浸润性导管癌

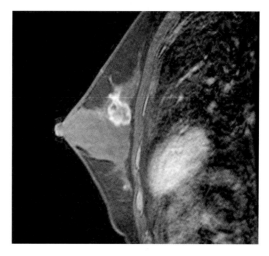

图 3-66　边缘：不清晰，不规则。圆形、边缘不规则的肿块，内部不均质强化。抑脂 T1W 增强后第一期图像。病理：浸润性导管癌

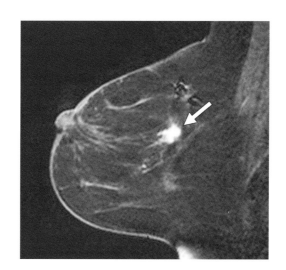

图 3-67　边缘：不清晰，不规则。圆形、边缘不规则的肿块，边缘强化。抑脂 T1W 增强后第一期图像。病理：浸润性导管癌

乳腺磁共振成像

D. 肿块

2. 边缘

b. 不清晰

ii. 毛刺状（spiculated）

指边缘有以肿块为中心的放射状细线，常提示恶性。

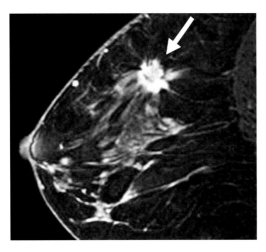

图 3-68 边缘：不清晰，毛刺状。不规则形、**毛刺状**边缘的肿块，内部不均质强化（箭头）。抑脂 T1W 增强后第一期图像。病理：浸润性小叶癌

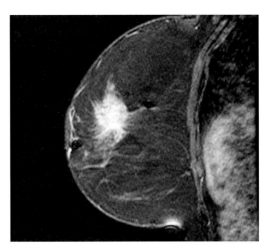

图 3-69 边缘：不清晰，毛刺状。不规则形、**毛刺状**边缘的肿块，内部不均质强化。抑脂 T1W 增强后第一期图像。病理：浸润性小叶癌

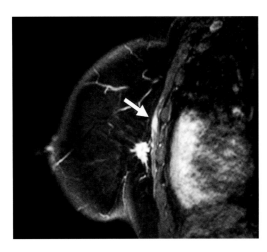

图 3-70 边缘：不清晰，毛刺状。不规则形、**毛刺状**边缘的肿块，内部不均质强化。抑脂 T1W 增强后第一期图像。病理：浸润性导管癌。注意胸肌的异常强化（箭头），后证实为肿瘤侵犯

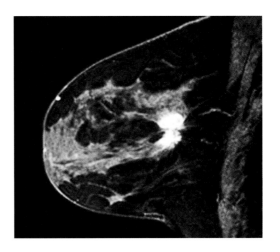

图 3-71 边缘：不清晰，毛刺状。不规则形、**毛刺状**边缘的肿块，内部不均质强化。抑脂 T1W 增强后第一期图像。病理：浸润性导管癌

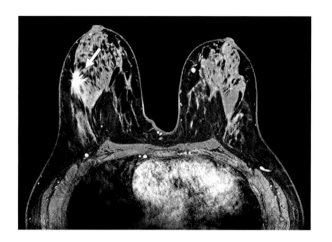

图 3-72　边缘：不清晰，毛刺状。卵圆形、毛刺状边缘的肿块（箭头）。抑脂 T1W 增强后第一期图像。病理：浸润性导管癌

D. 肿块

3. 内部强化特征（internal enhancement characteristics）

内部强化主要描述这种异常强化结构的内部强化模式。

a. 均匀（homogeneous）

肿块内强化均匀一致。

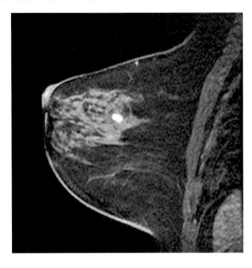

图 3-73　内部强化特征：均匀。卵圆形、边缘清晰、均匀强化的肿块。抑脂 T1W 增强后第一期图像。病理：纤维腺瘤

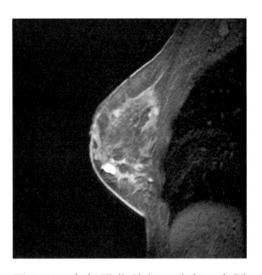

图 3-74　内部强化特征：均匀。卵圆形、边缘清晰、均匀强化的肿块。抑脂 T1W 增强后第一期图像。病理：纤维腺瘤

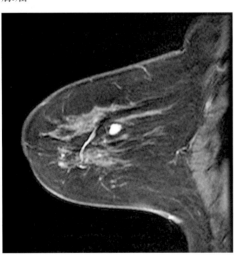

图 3-75　内部强化特征：均匀。卵圆形、边缘清晰、均匀强化的肿块。抑脂 T1W 增强后第一期图像。病理：浸润性导管癌

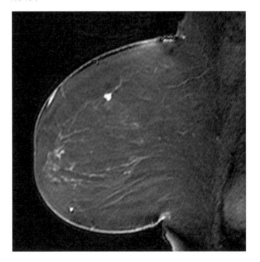

图 3-76　内部强化特征：均匀。卵圆形、边缘清晰、均匀强化的肿块。抑脂 T1W 增强后第一期图像。病理：浸润性导管癌

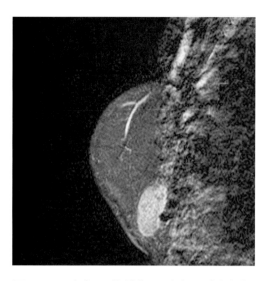

图 3-77 　内部强化特征：均匀。卵圆形、边缘清晰、均匀强化的肿块。抑脂 T1W 增强后第一期图像。病理：硬纤维瘤

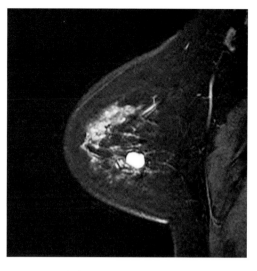

图 3-78 　内部强化特征：均匀。卵圆形、边缘清晰、均匀强化的肿块。抑脂 T1W 增强后第一期图像。病理：浸润性导管癌

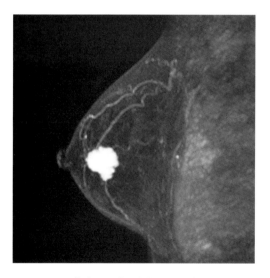

图 3-79 　内部强化特征：均匀。圆形、边缘不规则、均匀强化的肿块。抑脂 T1W 增强后第一期图像。病理：不典型血管病变

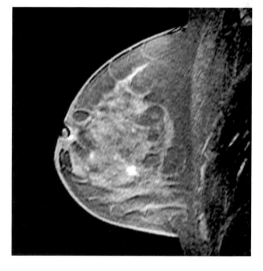

图 3-80 　内部强化特征：均匀。圆形、边缘不规则、均匀强化的肿块。抑脂 T1W 增强后第一期图像。病理：浸润性导管癌

乳腺磁共振成像

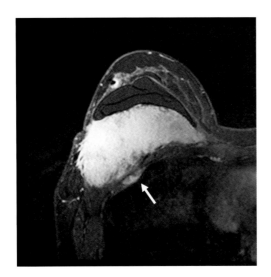

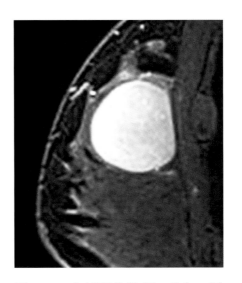

图 3-81　内部强化特征：均匀。卵圆形、边缘清晰、均匀强化的肿块。抑脂 T1W 增强后第一期图像。病理：腹外硬纤维瘤。注意胸壁受累（箭头）

图 3-82　内部强化特征：均匀。圆形、均匀强化的肿块。抑脂 T1W 增强后第一期图像。病理：纤维腺瘤

乳腺磁共振成像

D. 肿块

3. 内部强化特征

b. 不均质（heterogeneous）

肿块内部强化后信号不均。

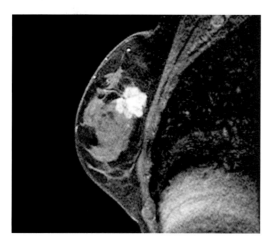

图 3-83 内部强化特征：不均质。边缘不清晰、不均质强化的肿块。抑脂 T1W 增强后第一期图像。病理：浸润性导管癌

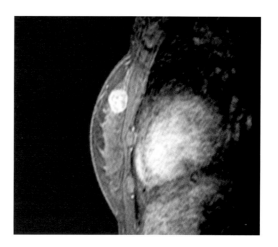

图 3-84 内部强化特征：不均质。圆形、边缘清晰、不均匀强化的肿块。抑脂 T1W 增强后第一期图像。病理：浸润性导管癌

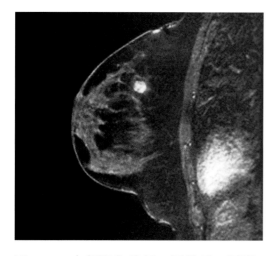

图 3-85 内部强化特征：不均质。圆形、不均质强化的肿块。抑脂 T1W 增强后第一期图像。病理：小叶原位癌

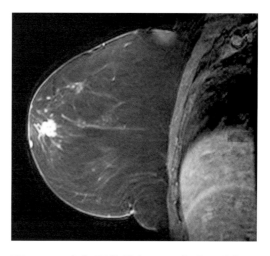

图 3-86 内部强化特征：不均质。形状不规则、不均质强化的肿块。抑脂 T1W 增强后第一期图像。病理：浸润性导管癌

乳腺磁共振成像

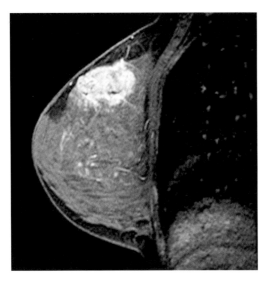

图 3-87 内部强化特征：不均质。卵圆形、边缘不规则、**不均质强化**的肿块。抑脂 T1W 增强后第一期图像。病理：浸润性导管癌

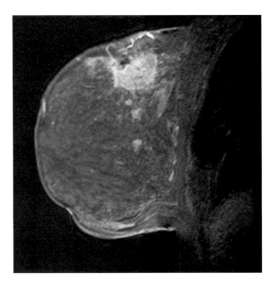

图 3-88 内部强化特征：不均质。卵圆形、边缘不规则、**不均质强化**的肿块。抑脂 T1W 增强后第一期图像。病理：浸润性导管癌

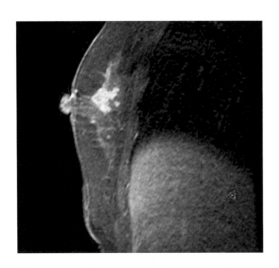

图 3-89 内部强化特征：不均质。形状不规则、边缘不规则、**不均质强化**的肿块。抑脂 T1W 增强后第一期图像。病理：浸润性导管癌

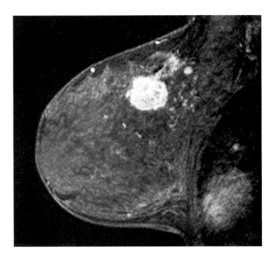

图 3-90 内部强化特征：不均质。圆形、边缘不清晰、**不均质强化**的肿块。抑脂 T1W 增强后第一期图像。病理：浸润性导管癌

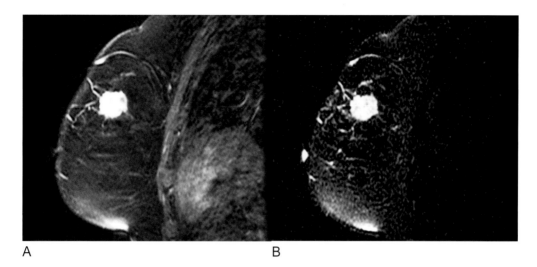

A   B

图 3-91 **内部强化特征：不均质。**圆形、边缘不清晰、**不均质**强化的肿块。抑脂
T1W 增强后第一期图像（A）显示肿块的圆形形状和不规则边缘以及内部不均质强
化。T2W 图像（B）显示不均质高信号。病理：浸润性导管癌

D. 肿块

3. 内部强化特征

c. 边缘强化（rim enhancement）

肿块边缘部分强化更明显。

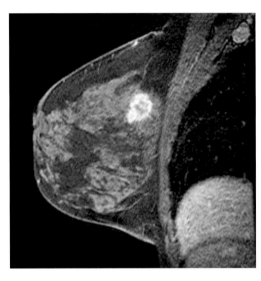

图 3-92 内部强化特征：边缘强化。形状不规则、毛刺状边缘、**边缘强化**的肿块。抑脂 T1W 增强后第一期图像。病理：浸润性导管癌

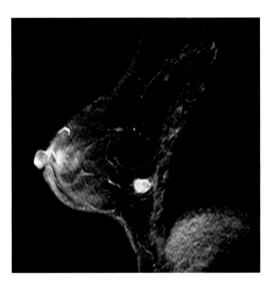

图 3-93 内部强化特征：**边缘强化**。圆形、边缘清晰、**边缘强化**的肿块。抑脂 T1W 增强后第一期图像。病理：浸润性导管癌

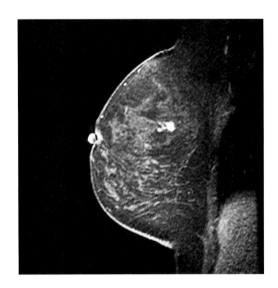

图 3-94 内部强化特征：**边缘强化**。圆形、边缘不清晰、**边缘强化**的肿块，伴有非肿块样强化。抑脂 T1W 增强后第一期图像。病理：导管原位癌，伴有 3mm 浸润性导管癌

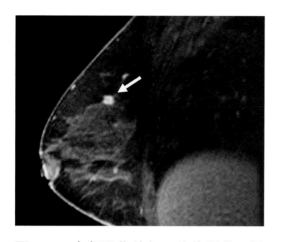

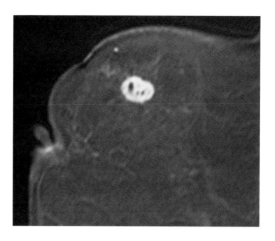

图3-95 内部强化特征：边缘强化。圆形、边缘不清晰、**边缘强化**的肿块（箭头）。抑脂T1W增强后第一期图像。病理：浸润性导管癌

图3-96 内部强化特征：边缘强化。卵圆形、边缘清晰、**边缘强化**的肿块。抑脂T1W增强后第一期图像。病理：浸润性导管癌

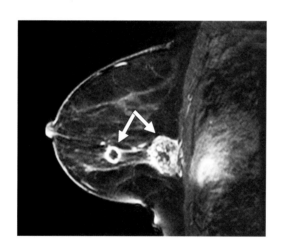

图3-97 内部强化特征：边缘强化。圆形、边缘清晰、**边缘强化**的肿块（前面箭头），和一个卵圆、边缘不规则、不均质强化的肿块（后方箭头）。抑脂T1W增强后第一期图像。病理：多灶性浸润性导管癌

乳
腺
磁
共
振
成
像

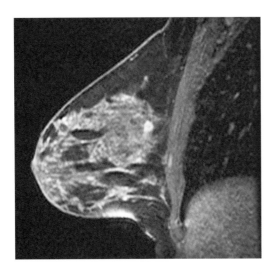

图 3-98　内部强化特征：边缘强化。圆形、边缘不规则、**边缘强化**的肿块。抑脂 T1W 增强后第一期图像。病理：浸润性导管癌

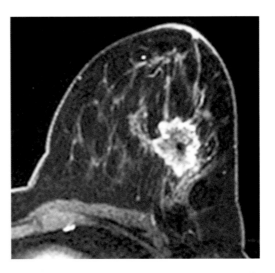

图 3-99　内部强化特征：边缘强化。卵圆形、边缘清晰、**边缘强化**的肿块。抑脂 T1W 增强后第一期图像。病理：浸润性导管癌

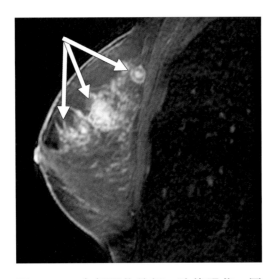

图 3-100　内部强化特征：边缘强化。圆形、边缘清晰、**边缘强化**的肿块（上方箭头），和另外两个形状不规则、不均质强化的肿块（中间和下方箭头）。抑脂 T1W 增强后第一期图像。病理：多灶性浸润性导管癌

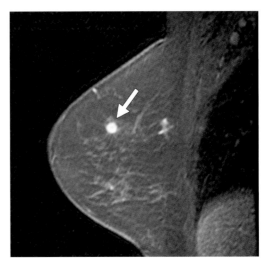

图 3-101　内部强化特征：边缘强化。圆形、边缘清晰、**边缘强化**的肿块（箭头）。抑脂 T1W 增强后第一期图像。病理：浸润性导管癌

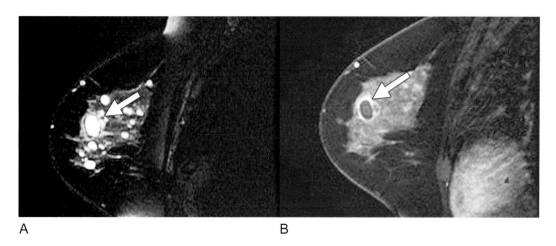

A   B

图 3-102　内部强化特征：**边缘强化**。卵圆形、边缘清晰、**边缘强化**的肿块（箭头）。抑脂 T2W 图像显示高信号，符合发炎的囊肿（A）。抑脂 T1W 增强后图像（B）

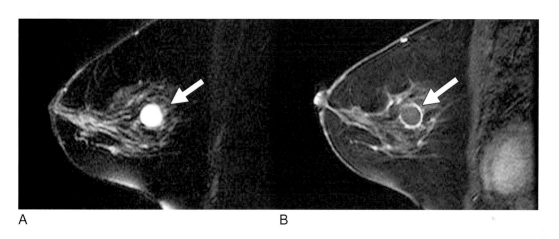

A   B

图 3-103　内部强化特征：**边缘强化**。圆形、边缘清晰、**边缘强化**的肿块（箭头）。抑脂 T2W 图像显示高信号，符合发炎的囊肿（A）。抑脂 T1W 增强后图像（B）

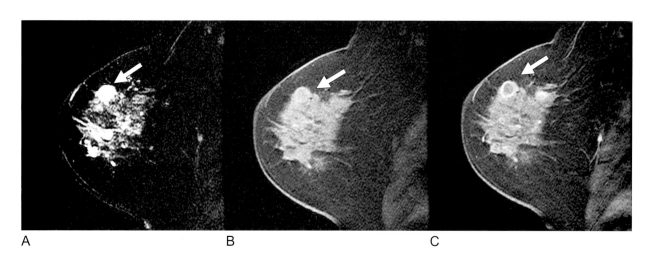

A   B   C

图 3-104　内部强化特征：**边缘强化**。圆形、边缘清晰、**边缘强化**的肿块（箭头）。抑脂 T2W 图像显示高信号，符合发炎的囊肿（A）。抑脂 T1W 平扫图像（B）。抑脂 T1W 增强后图像（C）

D. 肿块

3. 内部强化特征

d. 内部暗分隔（dark internal septations）

表现为肿块内部无增强的暗线。如果其他形态学和血流动力学特征也支持良性诊断，无强化的内部暗分隔应考虑纤维腺瘤。

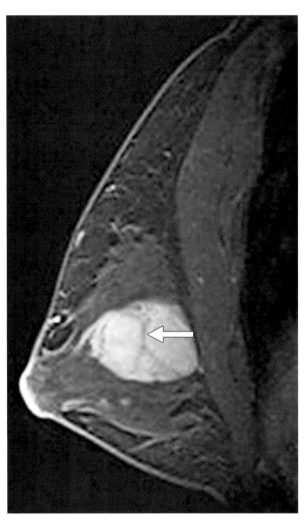

图 3-105　内部强化特征：内部暗分隔。卵圆形、边缘清晰、均匀强化的肿块，可见**内部暗分隔**（箭头）。抑脂 T1W 增强后第一期图像。病理：纤维腺瘤

E. 非肿块样强化（non-mass enhancement，NME）

NME 用来描述既非点状又非肿块的病变。其强化范围或很小或很广泛，其内部强化特征与周围正常组织的背景实质强化明显不同。NME 内部强化成分常与多发点状或片状正常腺体组织或脂肪相间存在。

1. 分布（distribution）

a. 局灶（focal）

局灶描述局限于较小区域的可以被称之为非肿块样强化的强化。局灶的定义部分在于其占据的空间小于一个象限，且其异常强化区域内夹杂有脂肪或正常腺体组织（例外：局灶均匀强化）。

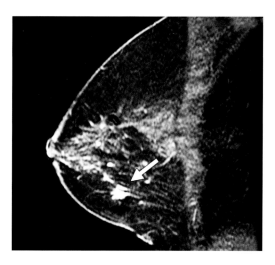

图 3-106　分布：局灶。局灶分布的集簇状非肿块样强化（箭头）。抑脂 T1W 增强后第一期图像。病理：导管原位癌

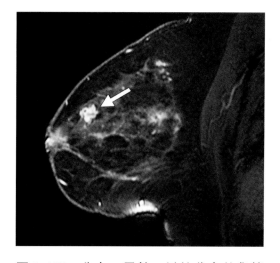

图 3-107　分布：局灶。局灶分布的集簇状非肿块样强化（箭头）。抑脂 T1W 增强后第一期图像。病理：导管上皮非典型增生

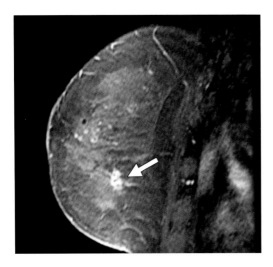

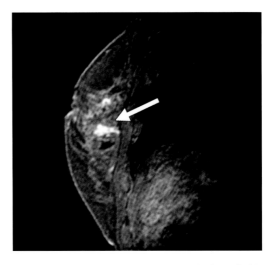

图 3-108　分布：局灶。局灶分布的集簇状非肿块样强化（箭头）。抑脂 T1W 增强后第一期图像。病理：导管上皮非典型增生

图 3-109　分布：局灶。局灶分布的集簇状非肿块样强化（箭头）。抑脂 T1W 增强后第一期图像。病理：导管内乳头状瘤病

乳腺磁共振成像

E. 非肿块样强化

1. 分布

b. 线样（linear）

线样指强化沿分支或不分支的线样（不一定是直线）排列。这种分布恶性可疑度升高，因为它提示强化位于导管内或导管周围。

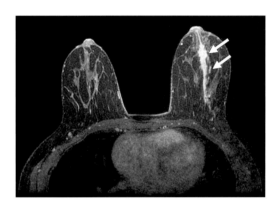

图 3-110　分布：线样。自术后积液区指向乳头的**线样**分布的非肿块样强化（箭头）。抑脂 T1W 增强后第一期图像。病理：导管原位癌

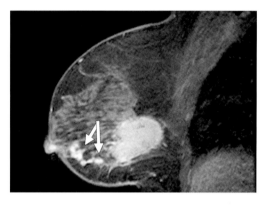

图 3-111　分布：线样。自术后积液区指向乳头的**线样**分布的集簇状非肿块样强化（箭头）。抑脂 T1W 增强后第一期图像。病理：导管原位癌

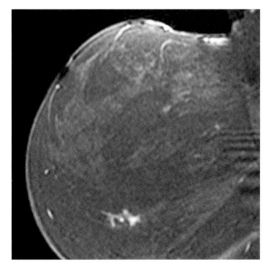

图 3-112　分布：线样。线样分布的非肿块样强化。抑脂 T1W 增强后第一期图像。病理：导管原位癌

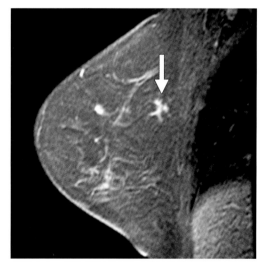

图 3-113　分布：线样。线样分布的非肿块样强化（箭头）。抑脂 T1W 增强后第一期图像。病理：导管原位癌

E. 非肿块样强化

1. 分布

c. 段样（segmental）

段样指强化尖端指向乳头的三角形或锥形分布。这种分布值得关注，因为它提示强化位于导管内或导管周围以及其分支，提示乳腺区段或腺叶内广泛或多灶乳腺癌的可能性。

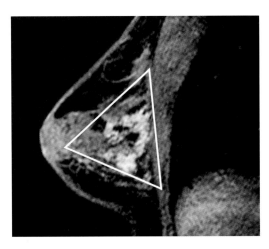

图 3-114　分布：段样。段样分布的非肿块样强化。抑脂 T1W 增强后第一期图像。
病理：导管原位癌

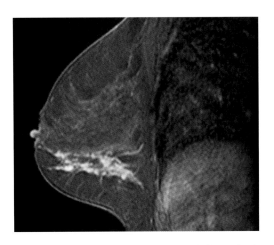

图 3-115　分布：段样。段样分布的非肿块样强化。抑脂 T1W 增强后第一期图像。
病理：导管原位癌

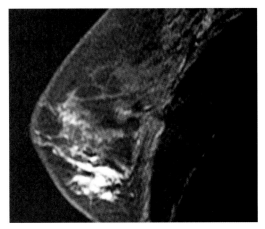

图 3-116　分布：段样。段样分布的非肿块样强化。抑脂 T1W 增强后第一期图像。
病理：导管原位癌及浸润性导管癌

乳腺磁共振成像

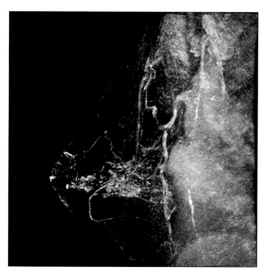

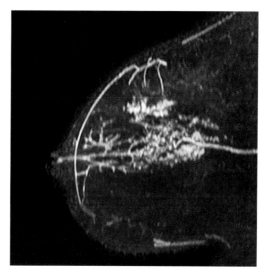

图 3-117　分布：段样。减影 MIP 显示段样分布的非肿块样强化。抑脂 T1W 增强后第一期图像。病理：导管原位癌

图 3-118　分布：段样。段样分布的非肿块样强化。抑脂 T1W 增强后第一期图像。病理：导管原位癌

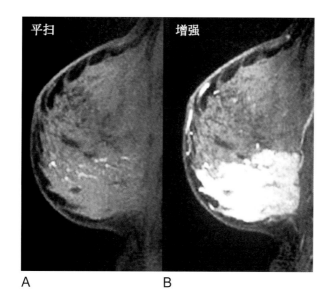

A　　　　　　　B

图 3-119　分布：段样。段样分布的非肿块样强化。抑脂 T1W 平扫图像（A）。抑脂 T1W 增强后图像（B）。病理：导管原位癌

乳腺磁共振成像

E. 非肿块样强化

1. 分布

d. 区域 (regional)

区域指强化占据超过 1 个导管系统。这种分布用来描述强化占据乳房较大一部分，至少一个象限。

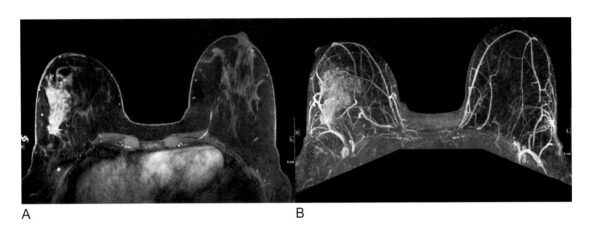

A   B

图 3-120　分布：区域。区域分布的非肿块样强化。轴位抑脂 T1W 增强后图像（A）。减影 MIP（B）。病理：浸润性导管癌和导管原位癌

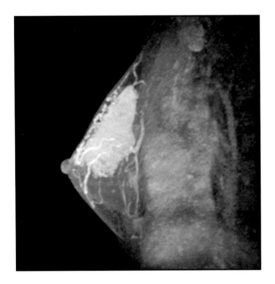

图 3-121　分布：区域。MIP 图像显示区域分布的非肿块样强化。抑脂 T1W 序列 MIP 图像。病理：导管原位癌和浸润性导管癌

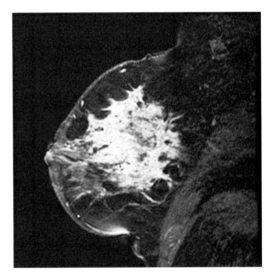

图 3-122　分布：区域。与巨大肿块相对的区域分布的强化。抑脂 T1W 增强后图像。病理：浸润性导管癌

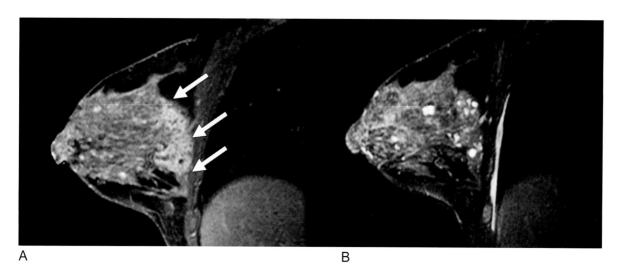

A   B

图 3-123　分布：区域。区域分布的非肿块样强化（箭头）。病理：纤维囊性改变。抑脂 T1W 增强后图像（A）。T2W 图像显示多发囊肿（B）

E. 非肿块样强化

1. 分布

e. 多区域（multiple regions）

多区域区域分布强化指至少含有两大块强化组织，不符合一个导管分布范围，中间夹杂有正常组织。这种类型强化涉及多个区域，呈地图样。

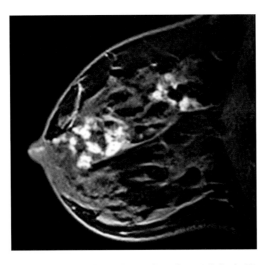

图 3-124 分布：多区域。多区域分布的非肿块样强化。抑脂 T1W 增强后第一期图像。病理：浸润性导管癌

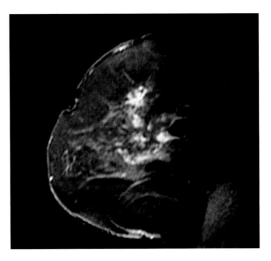

图 3-125 分布：多区域。多区域分布的非肿块样强化。抑脂 T1W 增强后第一期图像。病理：浸润性导管癌

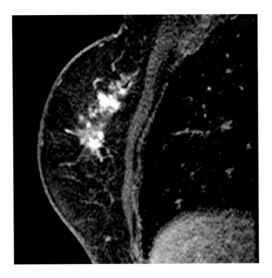

图 3-126 分布：多区域。多区域分布的非肿块样强化。抑脂 T1W 增强后第一期图像。病理：浸润性导管癌

乳腺磁共振成像

E. 非肿块样强化

1. 分布

f. 弥漫 (diffuse)

指强化在整个乳房内随机分布。

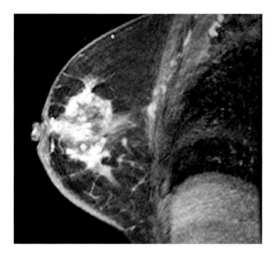

图 3-127　分布：弥漫。弥漫分布的非肿块样强化。抑脂 T1W 增强后第一期图像。病理：浸润性导管癌

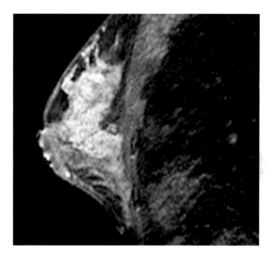

图 3-128　分布：弥漫。弥漫分布的非肿块样强化。抑脂 T1W 增强后第一期图像。病理：浸润性导管癌

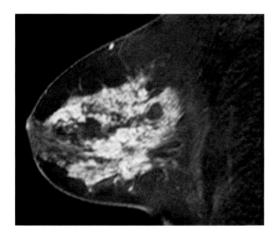

图 3-129　分布：弥漫。弥漫分布的非肿块样强化。抑脂 T1W 增强后第一期图像。病理：浸润性导管癌

E. 非肿块样强化

2. 内部强化类型（internal enhancement patterns）

a. 均匀（homogeneous）

强化均匀一致。

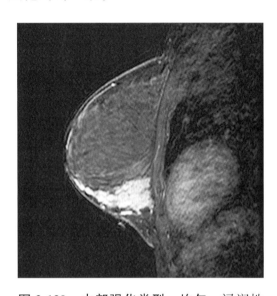

图 3-130 内部强化类型：均匀。浸润性导管癌呈现出均匀、段样分布的非肿块样强化。抑脂 T1W 增强后第一期图像。病理：硬化性腺病。（译者注：原文段首浸润性导管癌可能为笔误。）

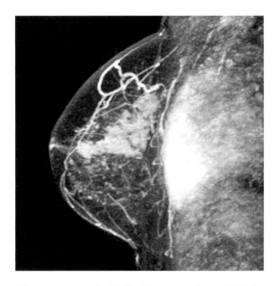

图 3-131 内部强化类型：均匀。浸润性导管癌呈现出均匀、段样分布的非肿块样强化。抑脂 T1W 增强后第一期图像。病理：导管原位癌和浸润性导管癌

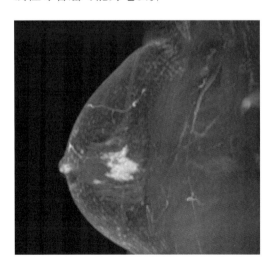

图 3-132 内部强化类型：均匀。均匀、局灶分布的非肿块样强化。抑脂 T1W 增强后第一期图像。病理：浸润性导管癌

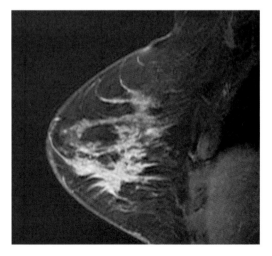

图 3-133 内部强化类型：均匀。均匀、区域分布的非肿块样强化。抑脂 T1W 增强后第一期图像。病理：浸润性导管癌

E. 非肿块样强化

己. 内部强化类型

b. 不均质（heterogeneous）

不均质强化类型指强化程度不一的区域夹杂有正常腺体和脂肪。

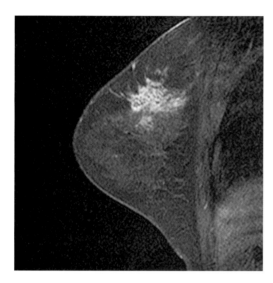

图 3-134 内部强化类型：不均质。不均质非肿块样强化。抑脂 T1W 增强后第一期图像。病理：导管原位癌

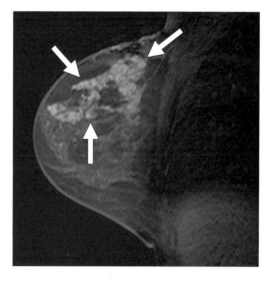

图 3-135 内部强化类型：不均质。不均质非肿块样强化（箭头）。抑脂 T1W 增强后第一期图像。病理：导管原位癌

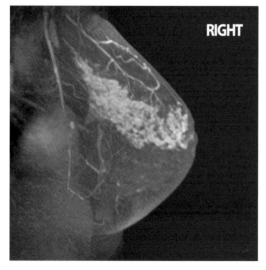

图 3-136 内部强化类型：不均质。不均质非肿块样强化。抑脂 T1W 增强后第一期图像。病理：导管原位癌和浸润性导管癌

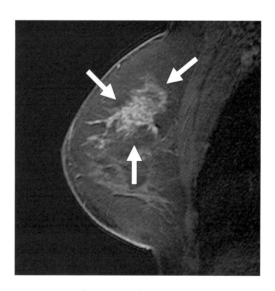

图 3-137 内部强化类型：不均质。不均质非肿块样强化（箭头）。抑脂 T1W 增强后第一期图像。病理：导管原位癌

E. 非肿块样强化

2. 内部强化类型

c. 集簇状（clumped）

集簇状强化指大小不一形态各一的强化区呈鹅卵石样排布，偶有融合。如果强化局限于一个区域，则呈葡萄样，若为线样分布，则呈串珠状。使用该描述词意味着病变可疑，需要组织活检。

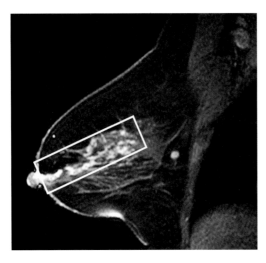

图 3-138　内部强化类型：集簇状。集簇状，线样分布（矩形）。抑脂 T1W 增强后第一期图像。病理：导管原位癌

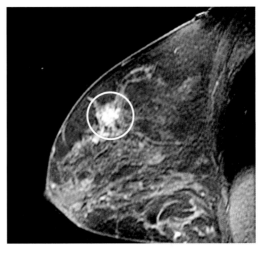

图 3-139　内部强化类型：集簇状。集簇状、局灶分布的非肿块样强化（圆圈）。抑脂 T1W 增强后第一期图像。病理：导管原位癌。

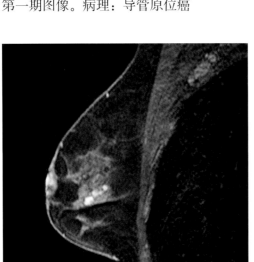

图 3-140　内部强化类型：集簇状。集簇状、线样分布的非肿块样强化。抑脂 T1W 增强后第一期图像。病理：导管原位癌

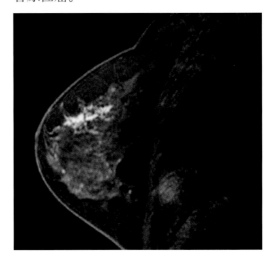

图 3-141　内部强化类型：集簇状。集簇状、线样分布的非肿块样强化。抑脂 T1W 增强后第一期图像。病理：导管原位癌

乳腺磁共振成像

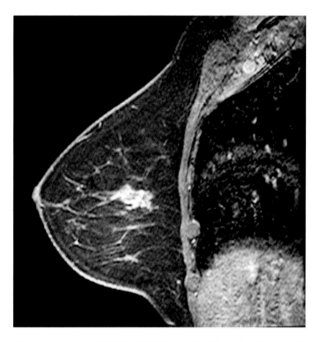

图 3-142 内部强化类型：集簇状。集簇状、局灶分布的非肿块样强化。抑脂 T1W 增强后第一期图像。病理：局灶纤维囊性改变

E. 非肿块样强化

乙. 内部强化类型

d. 成簇环状（clustered ring）

指聚集在导管周围的细环形强化。这种导管周围的间质强化在高分辨率图像上更容易看到，常提示可疑发现。

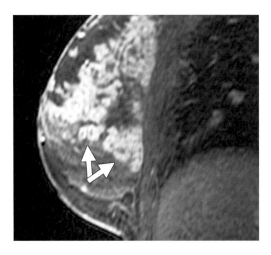 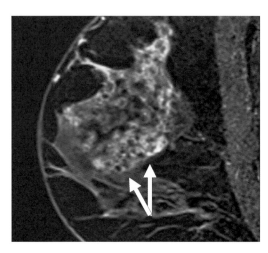

图 3-143　内部强化类型：成簇环状。成簇环状非肿块样强化（箭头）。抑脂 T1W 增强后第一期图像。病理：导管原位癌

图 3-144　内部强化类型：成簇环状。成簇环状非肿块样强化（箭头）。抑脂 T1W 增强后第一期图像。病理：导管原位癌

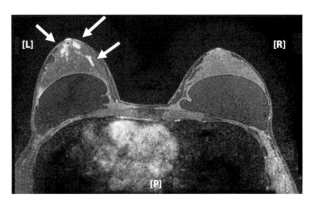

图 3-145　内部强化类型：成簇环状。左乳成簇环状非肿块样强化（箭头）。抑脂 T1W 增强后第一期图像。病理：导管扩张症

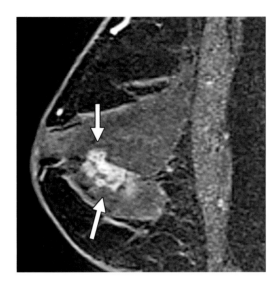

图 3-146　内部强化类型：成簇环状。成簇环状非肿块样强化（箭头）。抑脂 T1W 增强后第一期图像。病理：导管原位癌

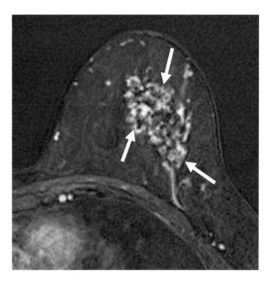

图 3-147　内部强化类型：成簇环状。成簇环状非肿块样强化（箭头）。抑脂 T1W 增强后第一期图像。病理：导管原位癌

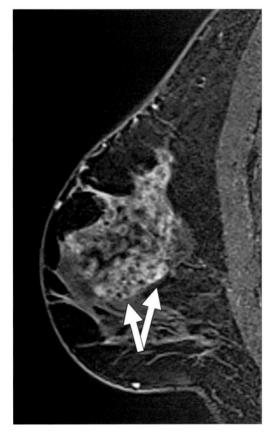

图 3-148　内部强化类型：成簇环状。成簇环状非肿块样强化（箭头）。抑脂 T1W 增强后第一期图像。病理：导管原位癌

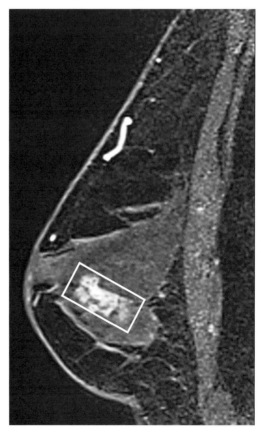

图 3-149　内部强化类型：成簇环状。成簇环状非肿块样强化（矩形）。抑脂 T1W 增强后第一期图像。病理：导管原位癌

乳腺磁共振成像

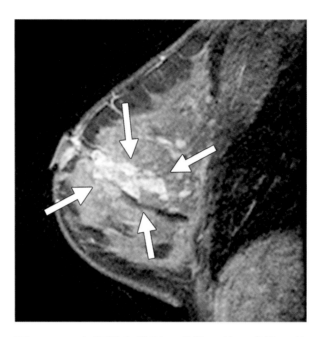

图 3-150　内部强化类型：成簇环状。成簇环状非肿块样强化（箭头）。抑脂 T1W 增强后第一期图像。病理：纤维囊性改变

F. 乳房内淋巴结（intramammary lymph node）

　　乳房内淋巴结表现为边缘清楚、均匀强化的肿块，外观呈肾性，有脂质淋巴结门。大小通常为1cm或更小。大于1cm时如果脂肪化明显也认为是正常淋巴结。常见于乳房外侧和上部近腋窝处，当然也可见于乳房任何位置。其位置常邻近静脉，因为淋巴管常常与静脉相伴行。

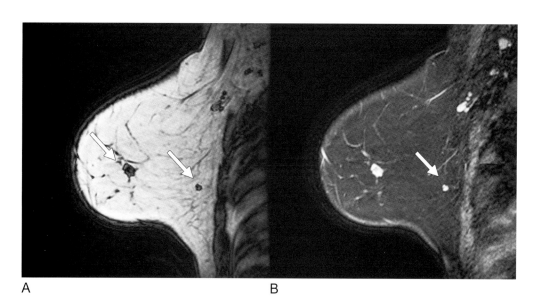

图3-151 乳房内淋巴结（箭头）。未抑脂T1W平扫图像（A）。抑脂T1W增强后图像（B）

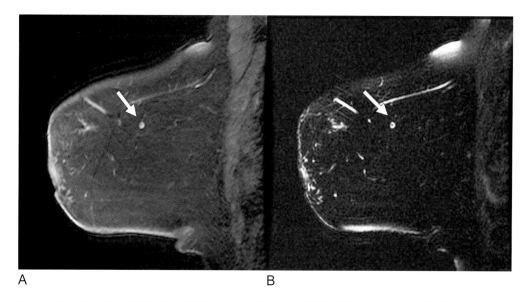

图3-152 乳房内淋巴结（箭头）。抑脂T1W增强后图像（A）。抑脂T2W图像（B）

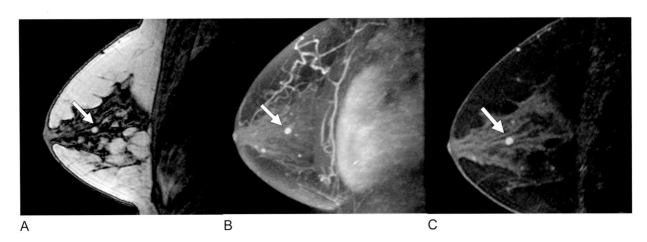

A   B   C

图 3-153 乳房内淋巴结（箭头）。未抑脂 T1W 平扫图像（A）。T1W 序列 MIP 增强后第一期图像（B）。抑脂 T1W 增强后图像（C）

G. 皮肤病变（skin lesion）

指乳房皮肤的良性增强性病变。瘢痕疙瘩、皮脂腺囊肿、区域性皮炎可能出现这种增强。

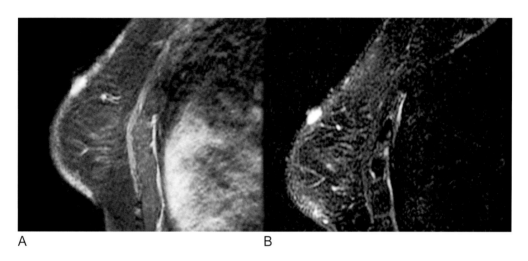

A   B

图 3-154　皮肤病变。皮脂腺囊肿。抑脂 T1W 增强后图像（A）。T2W 图像（B）

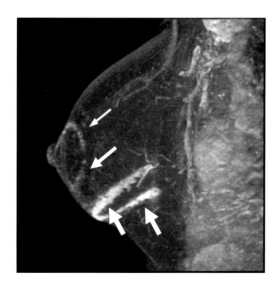

图 3-155　皮肤病变。乳房缩小术后。沿乳晕周围（细箭头）和下皱襞（粗箭头）切口的增强。抑脂 T1W 增强后图像

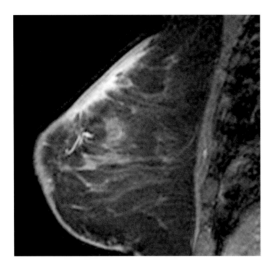

图 3-156　皮肤病变。放疗导致的乳腺炎性改变。注意乳房皮肤的增强伴有皮肤增厚。抑脂 T1W 增强后图像

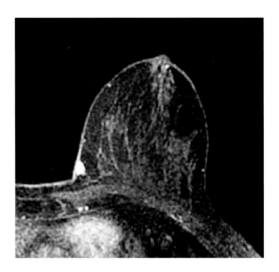

图 3-157　皮肤病变。皮脂腺囊肿。抑脂 T1W 增强后图像

H. 非强化征象（non-enhancing findings）

1. T1W平扫导管样高信号（ductal precontrast high signal On T1W）

T1 加权序列平扫呈高信号是典型良性表现。

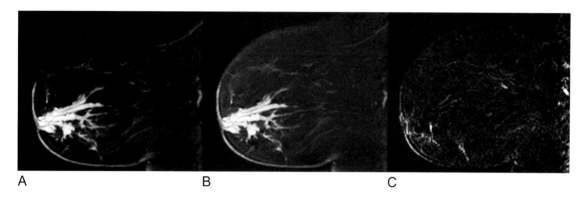

A   B   C

图 3-158　T1W 平扫导管样高信号。 导管扩张症。导管内可见高信号的液体 / 沉积物。没有强化。抑脂 T1W 平扫图像（A）。抑脂 T1W 增强后图像（B）。减影（C）

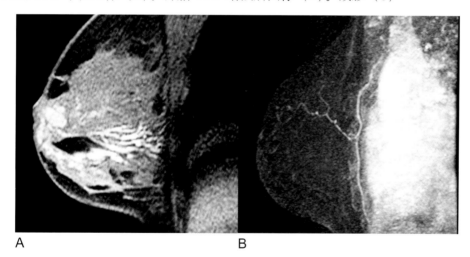

A   B

图 3-159　T1W 平扫导管样高信号。 导管扩张症。抑脂 T1W 平扫图像（A）。减影 MIP（B）。无强化

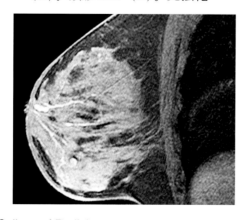

图 3-160　T1W 平扫导管样高信号。 抑脂 T1W 增强后图像。病理：导管扩张症

H. 非强化征象

2. 囊肿（cyst）

囊肿一般是边缘清楚的圆形或卵圆形的薄壁含液体肿块。尽管良性囊肿可以有多种信号特点，多数在 T2W 图像上呈高信号。如果无强化的实性成分，囊肿是典型良性病变。偶尔囊壁也可以强化，只要囊壁薄且均匀，同样是良性表现。

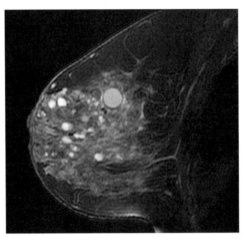

图 3-161 囊肿。大量信号强度不宜的囊肿。抑脂 T2W 图像

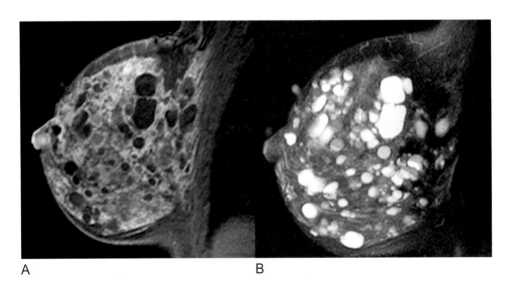

A   B

图 3-162 囊肿。大量囊肿。抑脂 T1W 增强后第三期图像（A）。T2W 图像可见大量囊肿（B）

乳腺磁共振成像

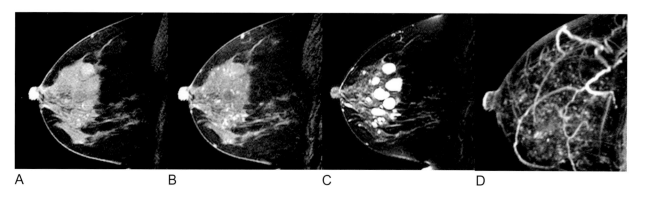

图 3-163　囊肿。大量囊肿。抑脂 T1W 平扫图像（A）。抑脂 T1W 增强后图像（B）。抑脂 T2W 图像（C）。减影 MIP 图像显示中度 BPE（D）

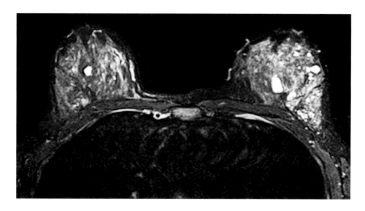

图 3-164　囊肿。双侧大量囊肿。短时间反转恢复（STIR）序列图像

乳腺磁共振成像

H. 非强化征象

3. 术后积液（血肿/血清肿）〔postoperative collections（hematoma/seroma）〕

术后积液表现为单纯性或复杂性囊肿。因为含有血液成分，积液在 T1W 序列中可能含有高信号。内部可能有脂 - 液分层。腔周常可见强化，这是一种典型良性表现。

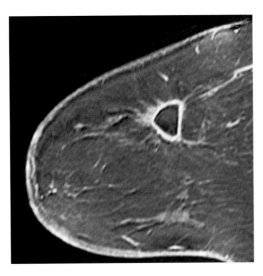

图 3-165 术后积液（血肿 / 血清肿）。乳腺术后积液，中心可见低信号区，符合脂肪坏死和良性术后改变。抑脂 T1W 增强后图像。注意脂肪坏死区周围可见细细的边缘强化

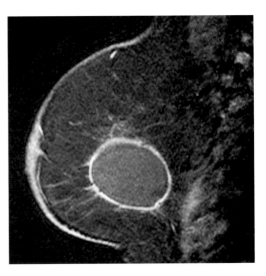

图 3-166 术后积液（血肿 / 血清肿）。1 年前保乳术后积液。抑脂 T1W 增强后第一期图像。手术区周边细细的边缘强化是一种良性表现，可能会持续数年

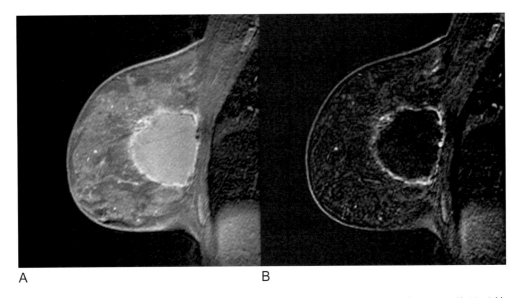

A   B

图 3-167 术后积液（血肿 / 血清肿）。1 年前保乳术后积液。抑脂 T1W 增强后第一期图像（A）。减影（B）

H. 非强化征象

4. 治疗后皮肤增厚和小梁增厚（post-therapy skin thickening and trabecular thickening）

手术和（或）放疗后可见小梁增厚伴有皮肤增厚。

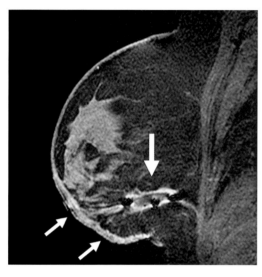

图 3-168 治疗后皮肤增厚和小梁增厚。保乳术后**皮肤增厚**（细箭头）。注意乳腺下方术后积液（粗箭头）。抑脂 T1W 增强后第一期图像

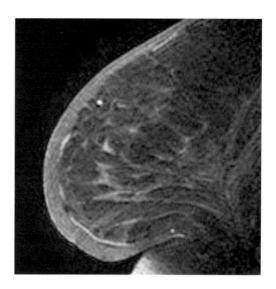

图 3-169 治疗后皮肤增厚和小梁增厚。放疗后广泛的**皮肤增厚**，无强化。注意乳腺下方皮肤皱褶提示此患者摆位困难。抑脂 T1W 增强后第一期图像

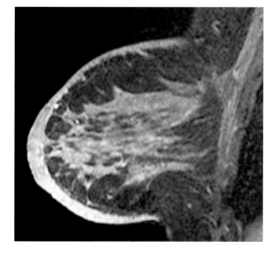

图 3-170 治疗后皮肤增厚和小梁增厚。放疗后**皮肤增厚**。抑脂 T1W 增强后第一期图像

H. 非强化征象

5. 不强化肿块（non-enhancing mass）

不强化实性肿块多见于平扫图像中，无强化。减影图像可以明确无强化。其他序列（如 T2W）可以通过是信号特点将其与周围组织区分开来。不强化肿块是与囊肿不同的实性肿块，无液体成分。

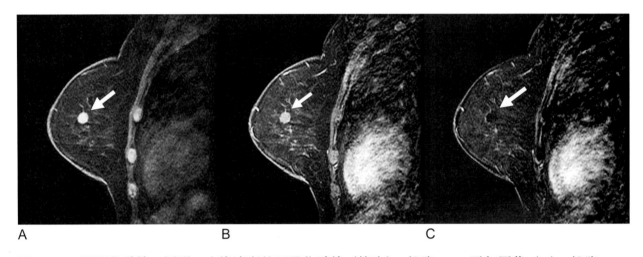

A   B   C

图 3-171 **不强化肿块。**圆形、边缘清晰的**不强化肿块**（箭头）。抑脂 T1W 平扫图像（A）。抑脂 T1W 增强后图像（B）。减影 T1W 图像（C）。病理：纤维腺瘤

H. 非强化征象

6. 结构扭曲（architectural distortion）

乳腺实质被扭曲而无明确可见肿块。在 MRI 上，包括局灶纠集和腺体扭曲变形。

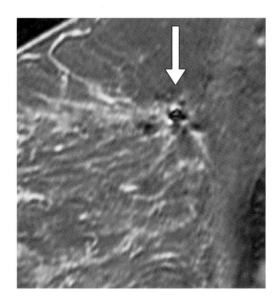

图 3-172　结构扭曲。乳腺癌术后。注意手术夹（箭头）导致的信号缺失。抑脂 T1W 增强后第一期图像

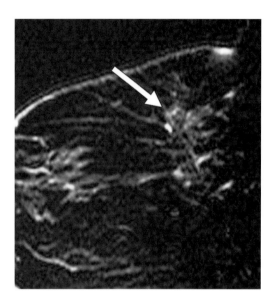

图 3-173　结构扭曲（箭头）。乳腺良性病变活检后。抑脂 T1W 增强后第一期图像

H. 非强化征象

7. 异物、定位夹等导致的信号缺失（signal void from foreign bodies，clips，etc）

异物导致的信号缺失。

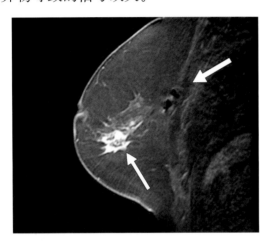

图 3-174 异物、定位夹等导致的信号缺失。手术夹。有久远的保乳手术病史（粗箭头指示保乳手术位置和信号缺失）。注意手术切除部位前方可见肿块（箭头），活检证实为复发。抑脂 T1W 增强后第一期图像

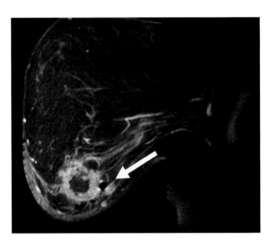

图 3-175 异物、定位夹等导致的信号缺失。经皮活检后放置的活检定位标记（箭头）。抑脂 T1W 增强后第一期图像。病理：三阴性浸润性导管癌

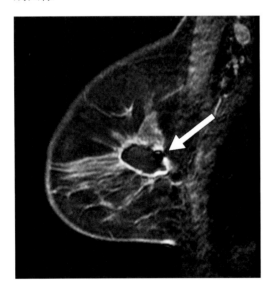

图 3-176 异物、定位夹等导致的信号缺失。最近进行的保乳手术放置的手术夹（箭头）导致的信号缺失。定位夹位于术后积液的周边。抑脂 T1W 增强后第一期图像

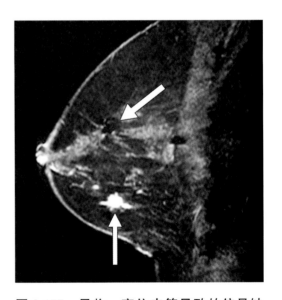

图 3-177 异物、定位夹等导致的信号缺失。之前保乳手术放置的手术夹（箭头）导致的信号缺失。图中不规则肿块（细箭头）代表肿瘤复发。抑脂 T1W 增强后第一期图像

乳腺磁共振成像

I. 相关征象（associated features）

相关征象通常与其他异常强化性一起使用，当无其他异常时也可单独使用。当与其他征象一同出现时，应更加怀疑乳腺癌可能，当其可能影响外科处理或乳腺癌分期时，相关征象显得尤为重要。

1. 乳头回缩（nipple retraction）

指乳头被牵拉内陷。乳头回缩与先天性乳头内陷不同，后者常为双侧。如果没有其他可疑发现，且乳头回缩长时间稳定，则不考虑认为是恶性征象。如果是新发的，则考虑恶性可能性较大。

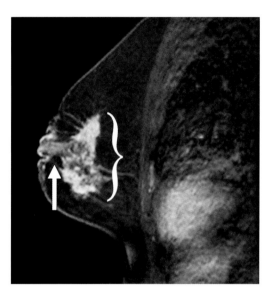

图 3-178　乳头回缩。（箭头）。区域分布的不均质强化，伴有结构扭曲（花括号）。抑脂 T1W 增强后第一期图像

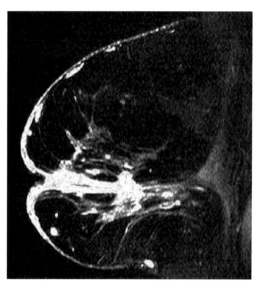

图 3-179　乳头回缩。继发于深方的乳腺癌。抑脂 T1W 增强后第一期图像

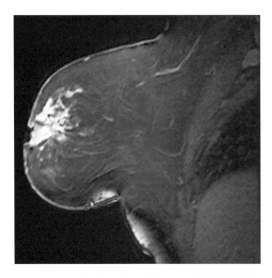

图 3-180 乳头回缩。继发于毛刺状肿块。病理：浸润性导管癌。抑脂 T1W 增强后第一期图像

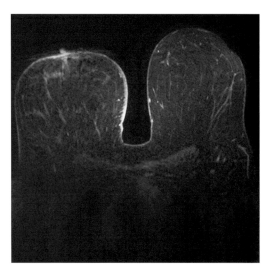

图 3-181 乳头回缩。继发于此前保乳手术引起的术后改变。注意放疗导致皮肤增厚。抑脂 T1W 增强后图像

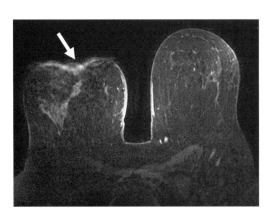

图 3-182 乳头回缩（箭头）。继发于之前乳腺手术。抑脂 T1W 增强后图像

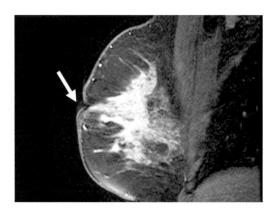

图 3-183 乳头回缩。继发于深方的浸润性小叶癌（箭头）。抑脂 T1W 增强后第一期图像

乳腺磁共振成像

I. 相关征象

己. 乳头受侵（nipple invasion）

肿瘤直接侵犯乳头，并与乳头相连。

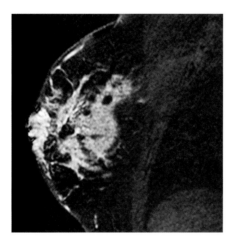

图 3-184 乳头受侵。抑脂 T1W 增强后第一期图像

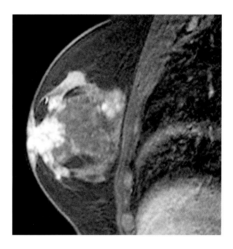

图 3-185 乳头受侵。抑脂 T1W 增强后第一期图像

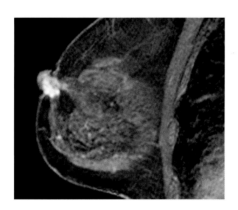

图 3-186 乳头受侵。抑脂 T1W 增强后第一期图像

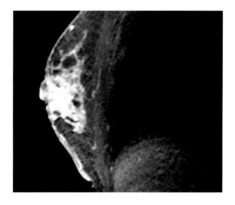

图 3-187 乳头受侵。抑脂 T1W 增强后第一期图像

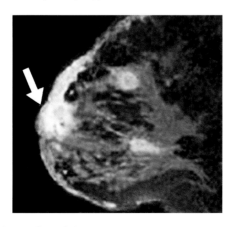

图 3-188 乳头受侵（箭头）。抑脂 T1W 增强后第一期图像

乳腺磁共振成像

I. 相关征象

3. 皮肤回缩（skin retraction）

皮肤被异常牵拉

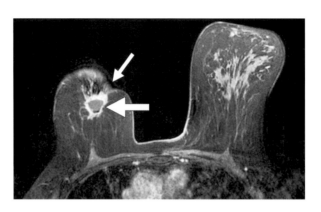

图 3-189 **皮肤回缩**。继发于 1 年前的乳腺癌手术的**皮肤回缩**（细箭头）。注意可见脂液分层（粗箭头）的术后积液

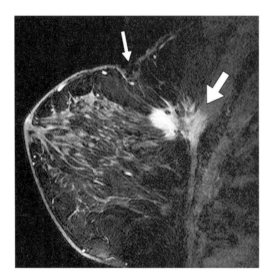

图 3-190 **皮肤回缩**。浸润性导管癌导致的**皮肤回缩**（细箭头）。注意胸肌受侵（粗箭头）。抑脂 T1W 增强后第一期图像

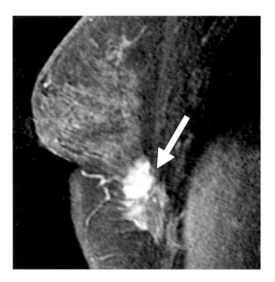

图 3-191 **皮肤回缩**。浸润性导管癌导致的**皮肤回缩**。注意胸壁受侵（箭头）。抑脂 T1W 增强后第一期图像

乳腺磁共振成像

I. 相关征象

4. 皮肤增厚（skin thickening）

皮肤增厚可能是局灶也可能是弥漫的，其定义为皮肤厚度超过 2mm。如果没有伴随的其他强化病变，皮肤增厚通常是治疗后改变（手术和放疗）。

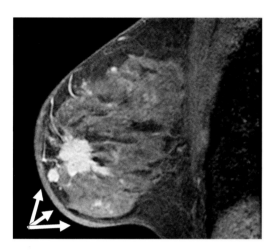

图 3-192 皮肤增厚。局灶**皮肤增厚**（箭头），继发于淋巴结转移导致的淋巴水肿（无图）。抑脂 T1W 增强后第一期图像。注意多灶的乳腺癌

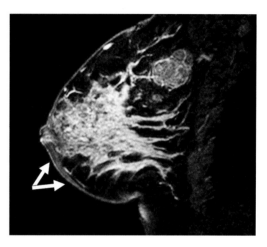

图 3-193 皮肤增厚。局灶**皮肤增厚**（箭头），继发于淋巴结转移导致的淋巴管阻塞。乳房内可见弥漫强化，符合局部晚期乳腺癌。抑脂 T1W 增强后第一期图像

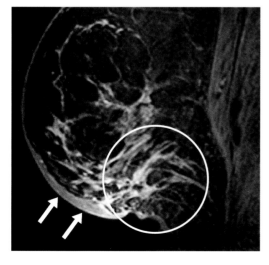

图 3-194 皮肤增厚。术后改变导致的局灶**皮肤增厚**（箭头）。抑脂 T1W 增强后第一期图像。注意旁边的术后改变（圆圈）

乳腺磁共振成像

I. 相关征象

5. 皮肤受侵（skin invasion）

指增厚的皮肤内可见异常强化。

a. 直接侵犯

肿瘤直接侵犯皮肤的位置出现强化。

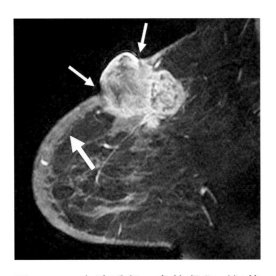 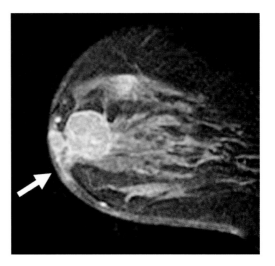

图 3-195　皮肤受侵：直接侵犯（细箭头）。注意前方淋巴水肿导致的皮肤增厚（无强化）（粗箭头）。抑脂 T1W 增强后第一期图像。病理：浸润性导管癌

图 3-196　皮肤受侵：直接侵犯（箭头）。抑脂 T1W 增强后图像。病理：浸润性导管癌

I. 相关征象

5. 皮肤受侵（skin invasion）

b. 炎性乳癌

根据侵犯真皮淋巴管的范围不同，炎性乳癌可以引起局灶或弥漫的皮肤强化。

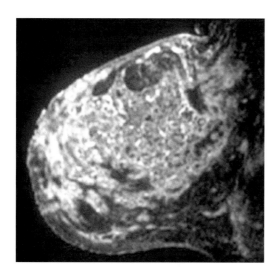 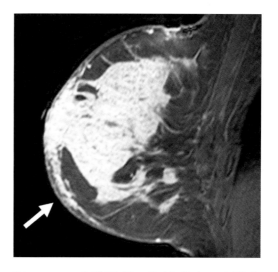

图 3-197　皮肤受侵：炎性乳癌。弥漫皮肤增厚、强化。抑脂 T1W 增强后第一期图像。病理：浸润性导管癌

图 3-198　皮肤受侵：炎性乳癌。弥漫皮肤增厚、强化（箭头）。抑脂 T1W 增强后第一期图像。病理：浸润性导管癌。

I. 相关征象

6. 腋窝淋巴结肿大（axillary adeopathy）

肿大的淋巴结需要评估、结合临床、进一步检查，尤其是较之前检查新发或明显增大或变圆时。在 MRI 上，淋巴结门消失和不均质强化是可疑表现。详细回顾病史有助于解释淋巴结肿大原理，避免不必要的进一步检查。边缘不清晰提示淋巴结包膜外侵犯。一个或多个基本脂肪化的淋巴结多半是正常的。

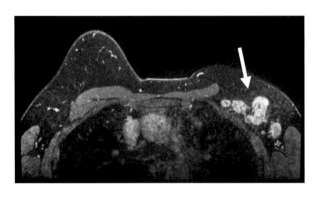

图 3-199 腋窝淋巴结肿大。恶性腋窝淋巴结肿大（箭头）。注意该患者合并 Poland 综合征。抑脂 T1W 增强后第一期图像。原发肿瘤未在图中显示

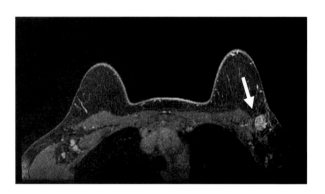

图 3-200 腋窝淋巴结肿大。恶性腋窝淋巴结肿大（箭头）。注意该患者合并 Poland 综合征。抑脂 T1W 增强后第一期图像。原发肿瘤未在图中显示

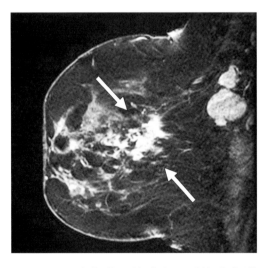

图 3-201 腋窝淋巴结肿大。恶性腋窝淋巴结肿大，继发于乳腺癌（箭头）转移

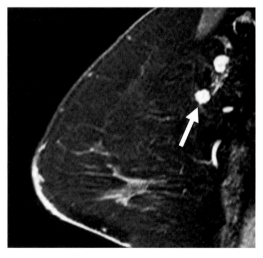

图 3-202 腋窝淋巴结肿大。恶性腋窝淋巴结肿大。注意不清晰的边缘（箭头）

I. 相关征象

7. 胸肌受侵（pectorialis muscle inavasion）

指邻近的胸肌受累，表现为异常强化。

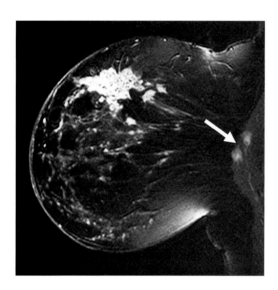

图 3-203　胸肌受侵。较大的乳腺癌，后方胸肌内可见异常肿块（箭头）。**胸肌受侵**。抑脂 T1W 增强后第一期图像

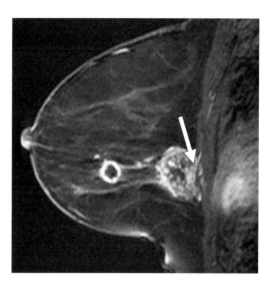

图 3-204　胸肌受侵。注意胸肌内强化病灶（箭头）。抑脂 T1W 增强后图像

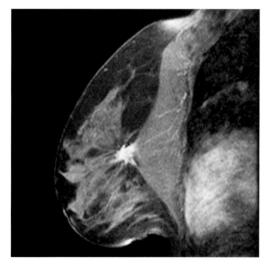

图 3-205　胸肌受侵。毛刺状肿块伴后方胸肌内强化，符合胸肌受侵。抑脂 T1W 增强后图像。病理：纤维瘤病

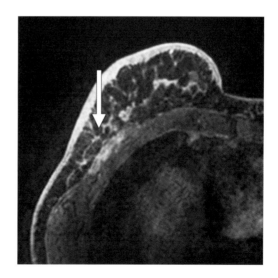

图 3-206　胸肌受侵。炎性乳癌，伴胸肌受侵（箭头）和强化的皮肤增厚。病理：浸润性导管癌。抑脂 T1W 增强后图像

乳腺磁共振成像

I. 相关征象

8. 胸壁受侵

可是累及肋骨或肋间隙的异常活化（位于胸肌后）。

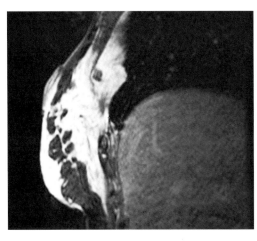

图 3-207 胸壁受侵。抑脂 T1W 增强后第一期图像

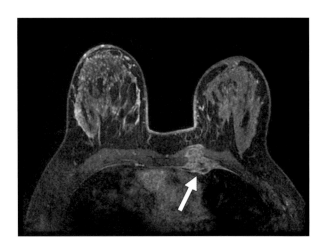

图 3-208 胸壁受侵（箭头）。抑脂 T1W 增强后第一期图像

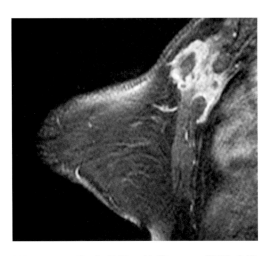

图 3-209 胸壁受侵。抑脂 T1W 增强后第一期图像

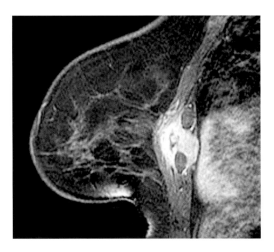

图 3-210 胸壁受侵。抑脂 T1W 增强后第一期图像

乳腺磁共振成像

I. 相关征象

9. 结构扭曲（architectural distortion）

结构扭曲常作为其他影像发现的伴随征象，提示腺体实质被周围的病变扭曲或牵拉。

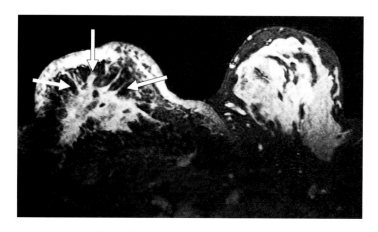

图 3-211 **结构扭曲**。右乳较大的毛刺状肿块伴有结构扭曲（箭头）。抑脂 T1W 增强后图像。注意对侧乳腺因哺乳出现的重度 BPE。患侧乳房皮肤增厚、强化，符合炎性乳癌

乳腺磁共振成像

J. 含脂肪病变（fat-containing lesions）

1. 淋巴结（lymph nodes）

   a. 正常（normal）

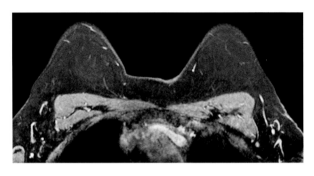

图3-212 淋巴结：正常。腋窝淋巴结。抑脂 T1W 增强后图像

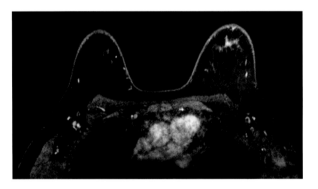

图3-213 淋巴结：正常。腋窝淋巴结。抑脂 T1W 增强后图像

J. 含脂肪病变

1. 淋巴结

b. 不正常（abnormal）

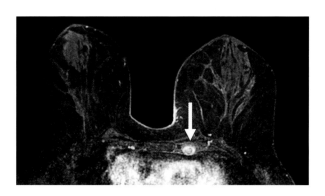

图 3-214 淋巴结：不正常。 内乳淋巴结，符合转移。抑脂 T1W 增强后图像

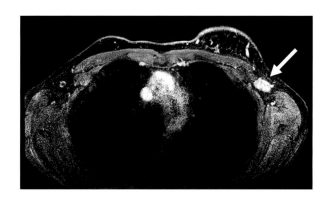

图 3-215 淋巴结：不正常。 左侧腋窝淋巴结（箭头），符合转移。抑脂 T1W 增强后图像

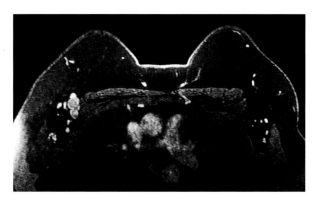

图 3-216 淋巴结：不正常。 右侧腋窝淋巴结，符合转移。抑脂 T1W 增强后图像

J. 含脂肪病变

2. 脂肪坏死（fat necrosis）

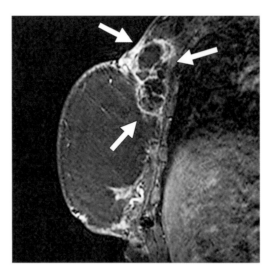

图 3-217 **脂肪坏死**。横行腹直肌皮瓣（TRAM）上部可见边缘强化的肿块（箭头）。非抑脂图像可见中央脂肪信号。影像表现符合**脂肪坏死**。抑脂 T1W 增强后图像

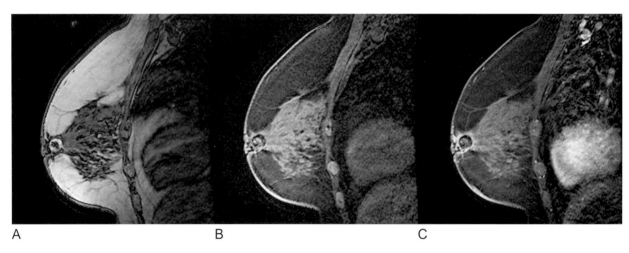

A   B   C

图 3-218 **脂肪坏死**。活检后**脂肪坏死**。内部可见脂肪和有纹理的血块。非抑脂 T1W 图像（A）。抑脂平扫图像（B）。抑脂增强后图像（C）

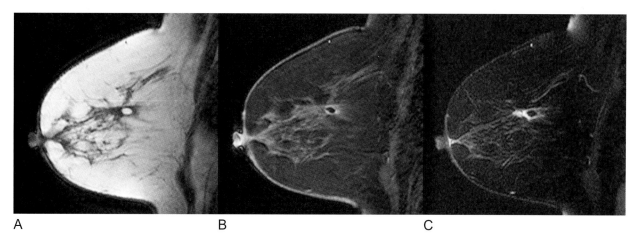

图 3-219　**脂肪坏死**。活检后脂肪坏死。可见脂肪坏死相关的强化。非抑脂 T1W 图像（A）。抑脂平扫图像（B）。抑脂增强后减影图像（C）

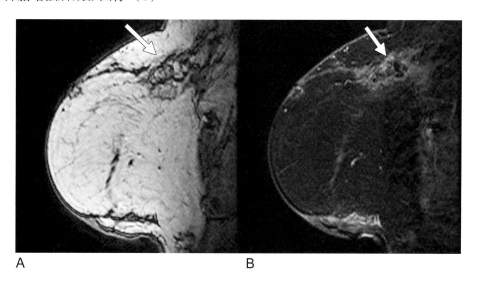

图 3-220　**脂肪坏死**。TRAM 瓣重建乳房中的脂肪坏死。非抑脂 T1W 图像（A）。抑脂增强后图像（B）

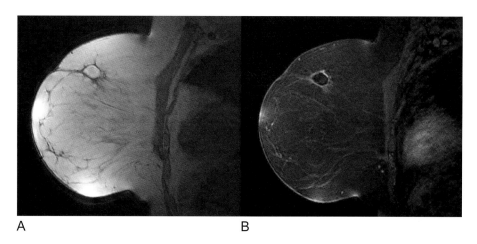

图 3-221　**脂肪坏死**。良性病变切开活检后脂肪坏死。非抑脂 T1W 图像（A）。抑脂增强后图像（B）

乳腺磁共振成像

J. 含脂肪病变

3. 错构瘤（hamartoma）

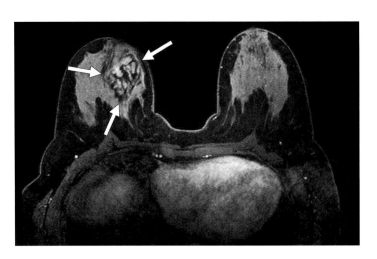

图 3-222 错构瘤（箭头）。抑脂 T1W 增强后第一期图像

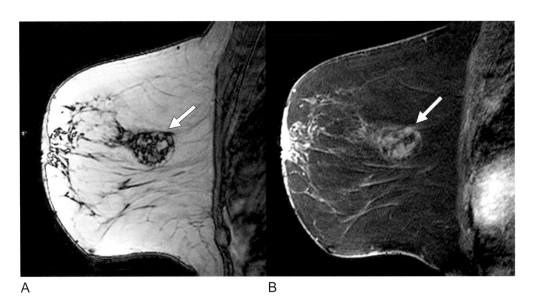

A   B

图 3-223 错构瘤（箭头）。非抑脂 T1W 图像（A）。抑脂平扫图像（B）。抑脂增强后图像（C）

J. 含脂肪病变

4. 术后含脂肪血清肿/血肿（postoperative seroma/hematoma with fat）

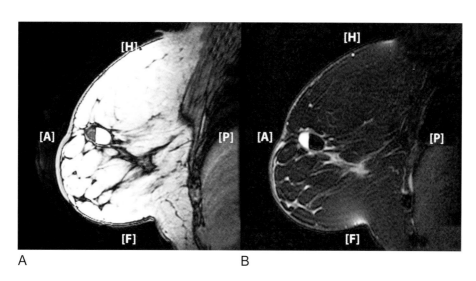

图 3-224 术后含脂肪血清肿 / 血肿。有脂液分层的术后积液。非抑脂 T1W 图像（A）。抑脂 T2W 图像（B）

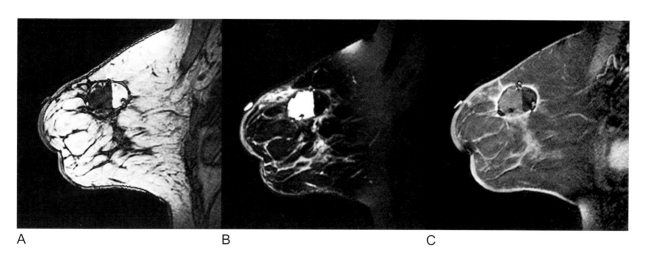

图 3-225 术后含脂肪血清肿 / 血肿。有脂液分层的术后积液。非抑脂 T1W 图像（A）。抑脂 T2W 图像（B）。抑脂 T1W 增强后第一期图像（C）。注意近期手术导致的周边薄层的边缘强化

乳腺磁共振成像

K. 病变位置

重要病变（任何非良性病变）必须通过三角定位原理确定其在乳房中的三维位置。一般需要使用能用 MRI 位置推知临床位置的语言来描述。将乳房看做一个面向检查者的钟表。推荐同时采用象限法和钟面法来描述病变位置以降低混淆左右侧的可能性，详见乳腺 X 线摄影章节（见 112 页）。应该首先标明侧别，随后是位置和深度。如果可行，深度应包括距乳头、皮肤和胸壁的厘米数。乳头正下方可描述为乳晕区。（如，右侧，外上象限，10：00，前 1/3，距乳头 3cm）

1. 位置

首先应描述是右乳、左乳还是双乳。同时说明钟面位置和象限（见 112 页。注意中央、乳晕区及腋尾部等描述词可能用来替代象限位置，此时不必再注明钟面位置）。

2. 深度

使用前、中、后 1/3 来说明病变在乳房中的深度（图 3-226）。如果可行，应包括距乳头、皮肤和胸壁的厘米数。

矢状面

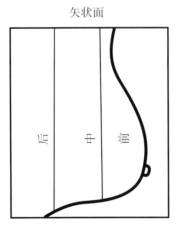
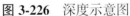

轴面

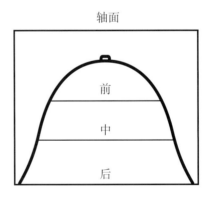

图 3-226 深度示意图

乳腺磁共振成像

L. 动态增强曲线评估

描述注射造影剂增强过程中病变的强化特征。

如何报告动态增强曲线：考虑到多数病变内不同区域的动态增强特征都有异质性，应该报告最可疑的征象。通常采用色彩排列图（基于逐像素的曲线分析）和（或）人工生成的曲线或 CAD 系统生成的曲线来进行动态曲线特征分析。相对于人工曲线，色彩排列图可以更好地展示异质性。

信号强度（SI）-时间曲线描述

1. 早期（Initial Phase）

指最初 2min 内或曲线开始变化前的强化模式。

a．缓慢(slow)

最初 2 分钟内信号强度增加 < 50%。

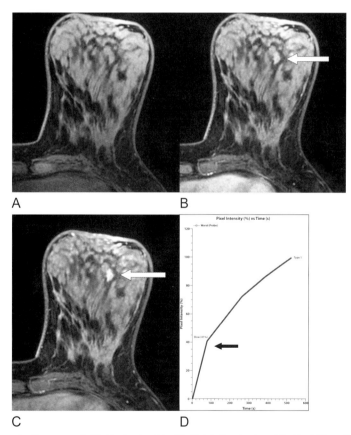

图 3-227　早期：缓慢。左乳 T1W 脂肪饱和法平扫轴位图像（A）。增强后第一期（1min）图像显示一个缓慢强化的肿块（B，箭头）。延迟期（5min）图像显示该肿块渐进强化（C，箭头）。动态曲线图（D）证实该肿块最初 2min 内缓慢强化（像素信号强度增加 < 50%），延迟期持续强化（I 型曲线）。病理：假血管瘤样间质增生

L. 动态增强曲线评估

信号强度（SI）-时间曲线描述

1. 早期

　b. 中等（medium）

最初 2min 内信号强度增加 50% ～ 100%。

c. 快速（fast）

最初 2min 内信号强度＞ 100%。

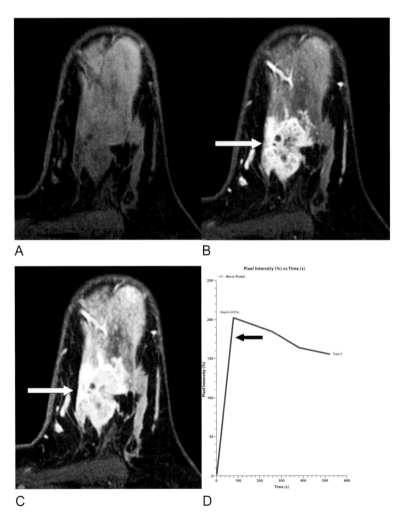

图 3-228　早期：快速。左乳 T1W 脂肪饱和轴位图像（A）。第一期图像（1min）显示一个快速强化的肿块（B，箭头）。延迟强化后（5min）图像显示快速流出型特征（C，箭头）。肿块动态增强曲线（D）证实最初 2min 快速强化，延迟期为流出型（3 型曲线）。病理：浸润性导管癌

L. 动态增强曲线评估

信号强度（SI）-时间曲线描述

2. 延迟期

指 2min 后或曲线开始变化后的强化类型。

a．渐增型（persistent）

信号强度随时间持续增加 > 10%。

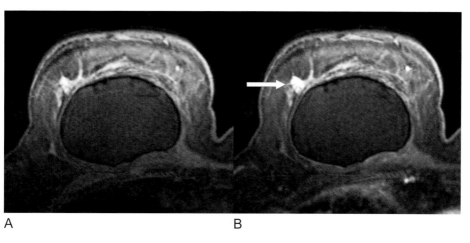

A   B

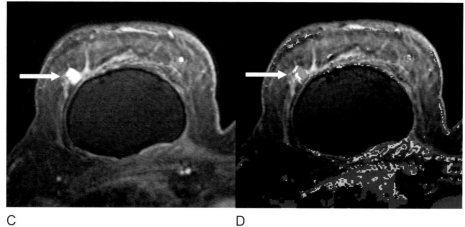

C   D

图 3-229　延迟期：**渐增型**。左乳 T1W 脂肪饱和轴位平扫图像（A）。增强后第一期图像显示一个快速强化的肿块（B，箭头）。延迟强化后（5min）图像显示渐增型型强化特征（C，箭头）。彩色分布图显示该肿块前方可见蓝色显示（D，箭头），提示**渐增型**特征。病理：浸润性导管癌。动态增强曲线证实是一个**渐增型**强化曲线（E，1 型曲线）（待续）

乳
腺
磁
共
振
成
像

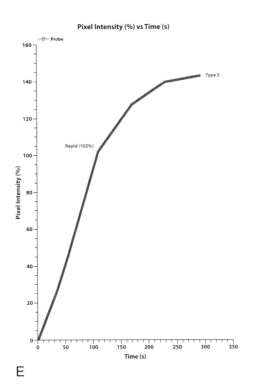

E

图 3-229 （续）延迟期：渐增型。左乳 T1W 脂肪饱和轴位平扫图像（A）。增强后第一期图像显示一个快速强化的肿块（B，箭头）。延迟强化后（5min）图像显示渐增型型强化特征（C，箭头）。彩色分布图显示该肿块前方可见蓝色显示（D，箭头），提示**渐增型**特征。病理：浸润性导管癌。动态增强曲线证实是一个**渐增型**强化曲线（E，1 型曲线）

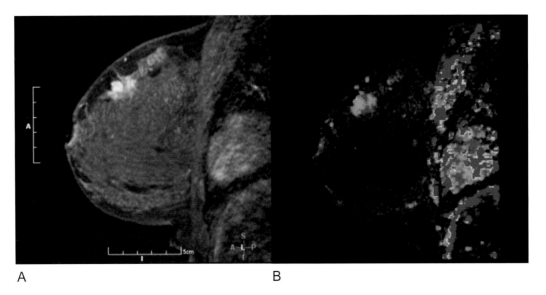

A   B

图 3-230 延迟期：渐增型和平台型。不规则肿块，**渐增型**和平台型曲线。尽管从曲线看是良性，但形态是可疑的。抑脂 T1W 增强后图像（A）。彩色分布图提示**平台型**和**渐增型**曲线特征（B）。病理：浸润性导管癌

乳腺磁共振成像

L. 动态增强曲线评估

信号强度（SI）–时间曲线描述

2. 延迟期

b. 平台型（plateau）

信号轻度升高后保持不变，曲线呈水平形。

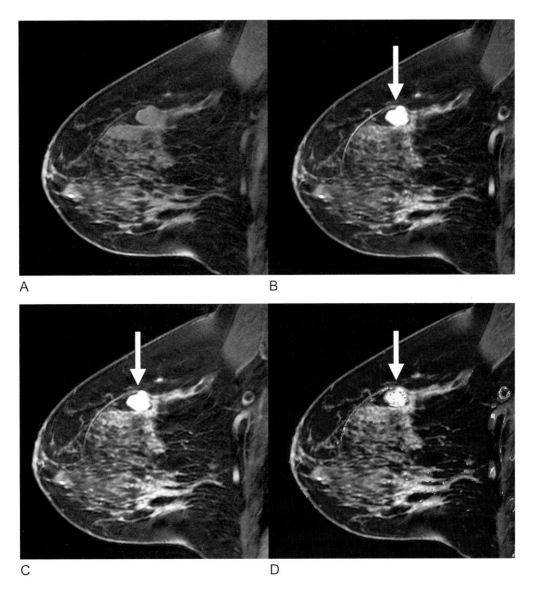

图 3-231 　延迟期：平台型。右乳 T1W 脂肪饱和矢状位平扫图像（A）。增强后第一期图像显示一个快速强化的肿块（B，箭头）。延迟期图像显示平台型强化特征（C，箭头）。彩色分布图显示该肿块前方可见黄色标识（D，箭头），提示平台型特征。病理：良性分叶状肿瘤。动态增强曲线证实是一个平台型强化曲线（E，2 型曲线）（待续）

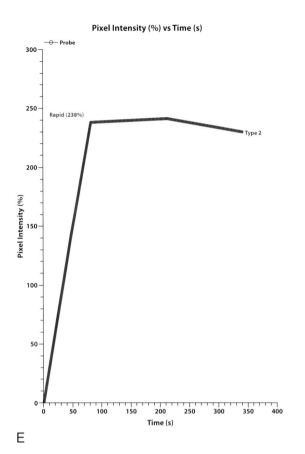

E

图 3-231 （续）延迟期：平台型。右乳 T1W 脂肪饱和矢状位平扫图像（A）。增强后第一期图像显示一个快速强化的肿块（B，箭头）。延迟期图像显示平台型强化特征（C，箭头）。彩色分布图显示该肿块前方可见黄色标识（D，箭头），提示平台型特征。病理：良性分叶状肿瘤。动态增强曲线证实是一个平台型强化曲线（E，2 型曲线）

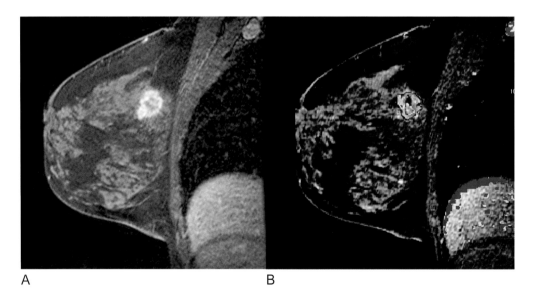

A   B

图 3-232   延迟期：渐增型和平台型。圆形、边缘不规则、边缘强化的肿块，具有可疑形态特征。动态曲线为渐增型和平台型，尽管这种曲线有良性可能，应该结合形态特征以可疑度最大的影像发现支持最终评估。抑脂 T1W 增强后图像（A）。延迟期彩色分布图提示主要为平台型曲线特征（B）。病理：浸润性导管癌

L. 动态增强曲线评估

信号强度（SI）–时间曲线描述

2. 延迟期

c. 流出型（washout）

信号强度达到顶点后下降 > 10%，提示恶性可能。

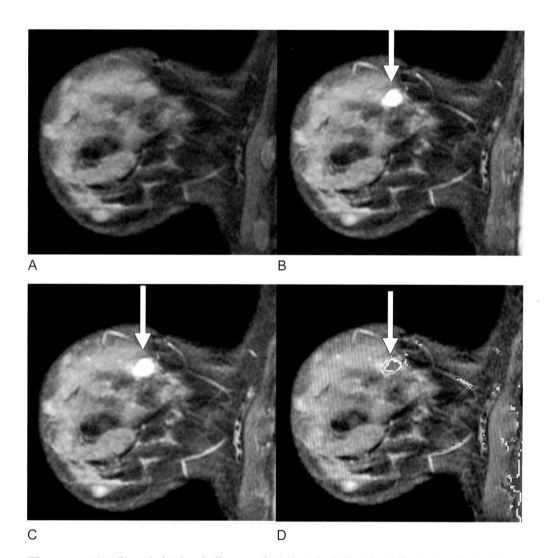

A   B

C   D

图 3-233　延迟期：流出型。右乳 T1W 脂肪饱和矢状位平扫图像（A）。增强后第一期图像显示一个快速强化的肿块（B，箭头）。延迟期图像显示**流出型**强化（C，箭头）。彩色分布图显示该肿块前方可见红色标识（D，箭头），提示**流出型**强化。病理：浸润性导管癌。动态增强曲线证实是一个**流出型**强化曲线（E，3 型曲线）（待续）

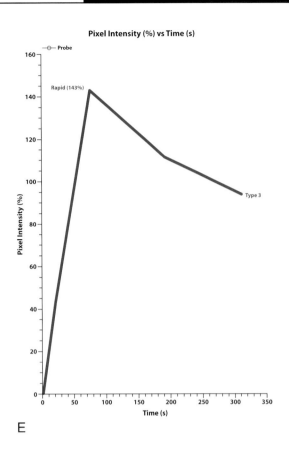

E

图 3-233 （续）延迟期：流出型。右乳 T1W 脂肪饱和矢状位平扫图像（A）。增强后第一期图像显示一个快速强化的肿块（B，箭头）。延迟期图像显示**流出型**强化（C，箭头）。彩色分布图显示该肿块前方可见红色标识（D，箭头），提示**流出型**强化。病理：浸润性导管癌。动态增强曲线证实是一个**流出型**强化曲线（E，3 型曲线）

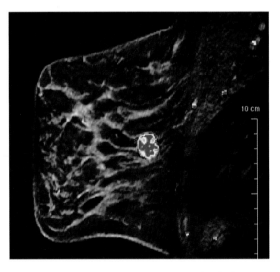

图 3-234　延迟期：流出型。彩色分布图显示延迟期主要为**流出型**强化，这是一个浸润性导管癌。抑脂 T1W 增强后图像

M. 假体

1. 假体材料和腔型（implant material and lumen type：saline）

a. 盐水（saline）

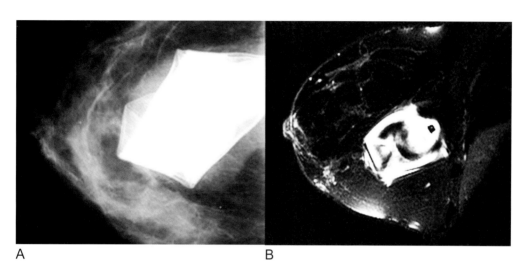

A   B

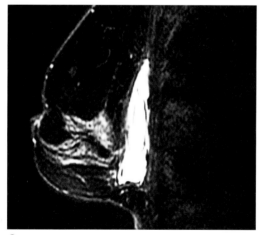

C

图 3-235 **延迟期：流出型**。乳腺 X 线摄影提示邻近胸壁可见皱缩的假体（A）。MRI 不一定要详细描述皱缩的盐水假体，但如有必要 MRI 图像可以很好的展示其形态。矢状位抑脂 T2W 图像提示近熊彼处可见坍塌的盐水假体（B）。注意假体可见多个皱褶。矢状位抑脂 T2W 图像可见胸壁处接近排空的假体（仍有少量盐水）（C）

M. 假体

1. 假体材料和腔型

b. 硅胶（silicone）

i. 完整（intact）

ii. 破裂（假体评估，见 442 页）

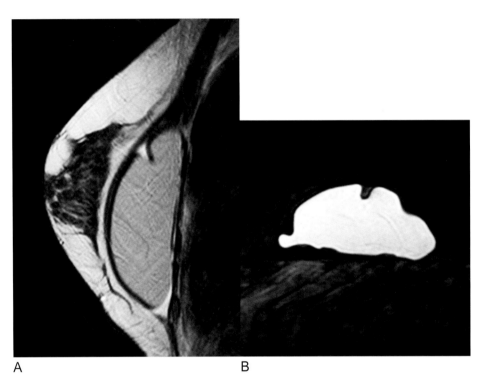

A   B

图 3-236 **假体材料和腔型：硅凝胶，完整**。矢状位 T2W 图像提示胸肌后方**完整**的硅胶假体（A）。硅凝胶特别序列（STIR，抑水）可以单独将硅胶显示为高信号，轴位图像提示硅凝胶假体完整（B）。周边放射状的皱褶不应被误认为假体破裂

c. 其他假体材料

其他可能的假体材料包括豆油、聚丙烯、聚氨酯和海绵，还包括一些直接注射型假体材料。

M. 假体

1. 假体材料和腔壁

d. 腔壁

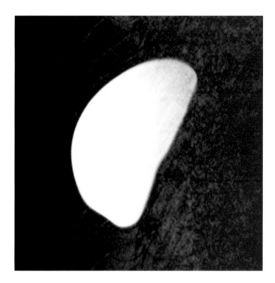

图 3-237 假体材料和腔型：腔型。硅胶专用序列矢状面可见一个完整的单囊硅凝胶假体

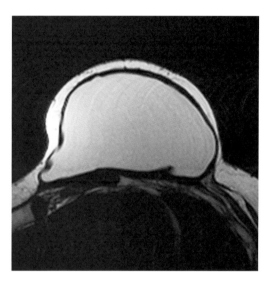

图 3-238 假体材料和腔型：腔型。T2W 轴位图像可见一个完整的硅凝胶假体

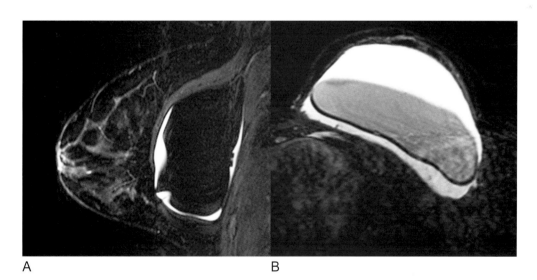

A   B

图 3-239 假体材料和腔型：腔型。冠状面可见正常完整的双囊假体。抑脂 T2W 矢状面可见双囊假体位于胸肌后（A）。外腔为盐水，内腔为硅凝胶。两个囊腔均完整。T2W 轴位可见内外腔均完整的双囊假体（B）

乳腺磁共振成像

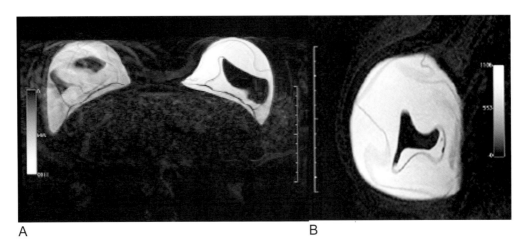

图 3-240　假体材料和腔型：腔型。硅胶专用序列轴位可见外层为硅胶内层为盐水的复合双囊假体包膜内暗线（A）。提示包膜内破裂。硅胶专用序列矢状位亦可见双囊假体包膜内暗线（B）。诊断：包膜内破裂

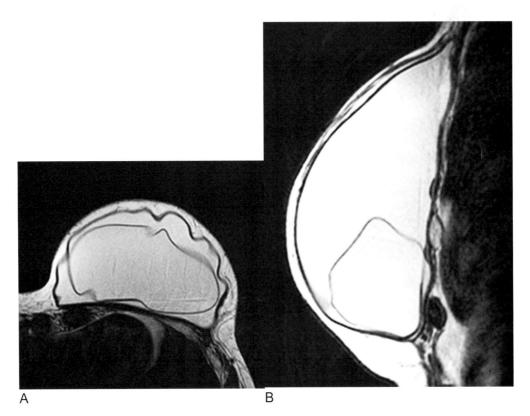

图 3-241　假体材料和腔型：腔型。轴位可见均填充硅胶的双囊假体（A）。本例双腔均完整。T2W 矢状位图像显示完整的硅胶 / 硅胶双囊假体（B）

M. 假体

2. 假体位置（implant location）

a. 腺体

假体位于胸肌前方。

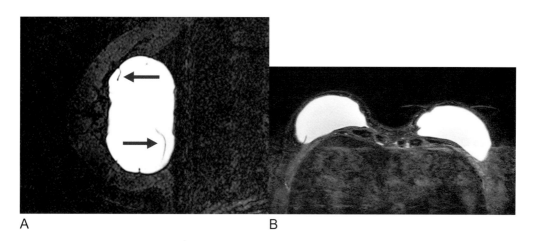

A   B

图 3-242 **假体位置：腺体后。** 矢状位图像显示完整的硅胶假体位于**腺体后**（A）。正常的放射状皱褶（箭头）。轴位图像显示完整的硅胶假体带有放射状周围，位于**腺体后**（B）

乳腺磁共振成像

M. 假体

ℷ. 假体位置

b. 胸肌后（retropectoral）

假体位于胸肌深方。

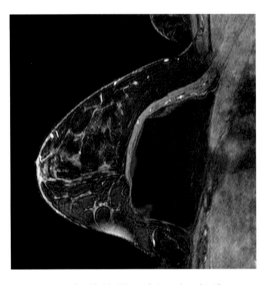

图 3-243 假体位置：胸肌后。抑脂 T1W 增强矢状位图像显示正常的**胸肌后假体**。注意本例中未采用假体专用序列，图中假体呈黑色低信号

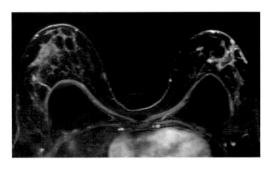

图 3-244 假体位置：胸肌后。抑脂 T1W 轴位图像显示正常的**胸肌后假体**

乳腺磁共振成像

M. 假体

3. 假体外形异常（abnormal implant contour）

　a. 局部膨出（focal bulge）

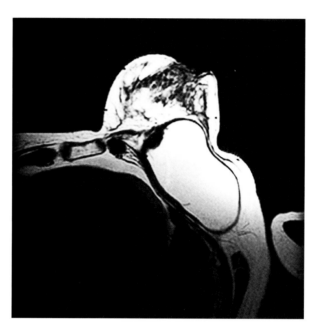

图 3-244　假体外形异常：局部膨出。T1W 轴位
可见硅胶假体局部疝出侧方的纤维包囊

乳
腺
磁
共
振
成
像

M. 假体

4. 硅胶假体囊内异常（intracapsular silicone findings）

a. 放射状皱褶（radial folds）

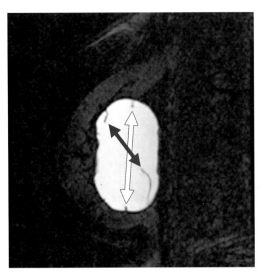

图 3-246　硅胶假体囊内异常：放射状皱褶。矢状位图像显示完整的硅胶假体内可见**放射状皱褶**（箭头）

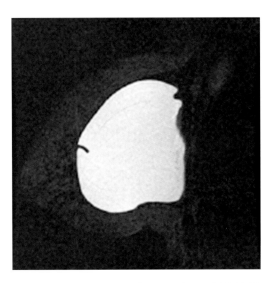

图 3-247　硅胶假体囊内异常：放射状皱褶。矢状位图像显示完整的硅胶假体内可见**放射状皱褶**

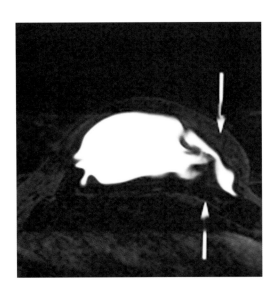

图 3-248　硅胶假体囊内异常：放射状皱褶。硅胶专用序列显示完整的硅胶假体内可见复杂的**放射状皱褶**（箭头）

乳腺磁共振成像

M. 假体

4. 硅胶假体囊内异常

b. 包膜下线（subcapsular line）

图 3-249 硅胶假体囊内异常：包膜下线。硅胶专用序列矢状位图像显示包膜内破裂的假体可见**包膜下线**（箭头）

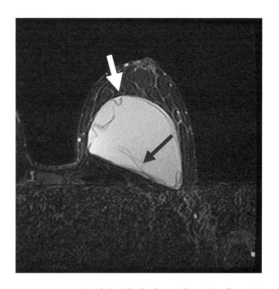

图 3-250 硅胶假体囊内异常：包膜下线和锁眼征（泪滴、套锁）。硅胶专用序列轴位图像显示包膜内破裂的假体可见**包膜下线**（黑箭头）和锁眼征（泪滴、套锁）（白箭头），反映塌陷的包膜内外都存在硅凝胶

M. 假体

4. 硅胶假体囊内异常

c. 锁眼征（泪滴、绳套）[keyhole sign（teardrop，noose）]

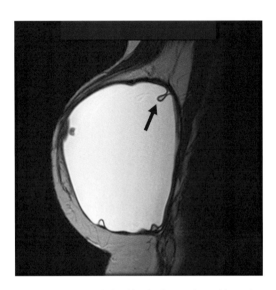

图 3-251　硅胶假体囊内异常：锁眼征（泪滴、套锁）。矢状位图像显示包膜内破裂的假体可见**锁眼征（泪滴、套锁）**（箭头）。注意暗线内可见白色的硅凝胶

M. 假体

4. 硅胶假体囊内异常

d. 意面征（linguine sign）

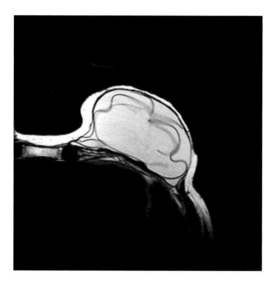

图 3-252　硅胶假体囊内异常：意面征。
轴位图像显示假体内可见多条暗线，即**意**
面征，提示包膜内破裂。非抑脂图像

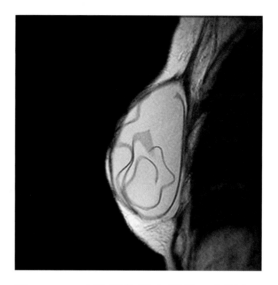

图 3-253　硅胶假体囊内异常：意面征。
矢状位图像显示假体内可见多条暗线，即
意面征，提示包膜内破裂。非抑脂图像

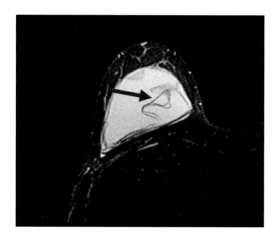

图 3-254　硅胶假体囊内异常：意面征。
轴位图像显示假体内可见**意面征**，提示包
膜内破裂（箭头）

M. 假体

5. 囊外硅胶（extracapsular silicone）

a. 乳房内（breast）

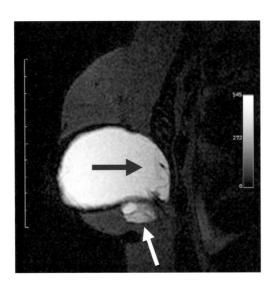

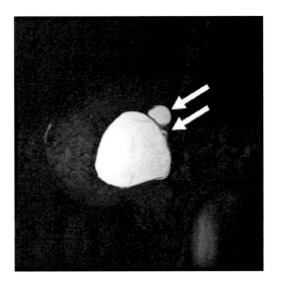

图 3-255　囊外硅胶：乳房内。硅胶专用序列矢状位图像显示硅胶假体囊外破裂。注意**囊外硅胶**（白箭头）和包膜内破裂征象（包膜下线和锁眼征）（黑箭头）

图 3-256　囊外硅胶：乳房内。轴位图像显示**囊外硅胶**（箭头）。领可见包膜内破裂征象，即包膜下线和锁眼征（泪滴、绳套）

M. 假体

5. 囊外硅胶

b. 淋巴结内（lymph nodes）

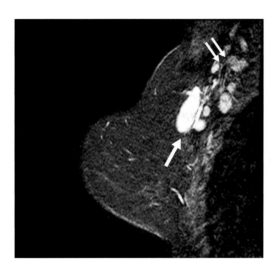 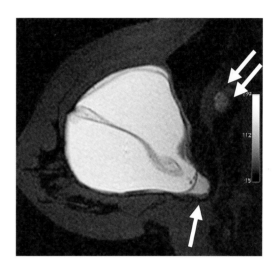

图 3-257　囊外硅胶：淋巴结内。矢状位图像显示高信号的乳房内**囊外硅胶**（箭头）和腋窝**淋巴结内**硅胶（细箭头）

图 3-258　囊外硅胶：淋巴结内。假体破裂，可见包膜下线、锁眼征（泪滴、绳套）。另可见乳房内**囊外硅胶**（箭头）和**淋巴结内**硅胶（细箭头）

M. 假体

6. 水滴（water droplets）

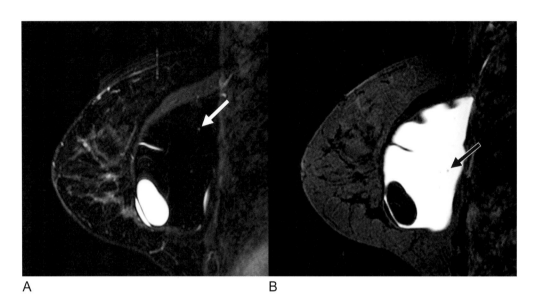

A   B

图 3-259　水滴。矢状位图像可见位于腺体后的外层盐水内层硅胶的双囊假体，假体包膜完整。假体内可见水滴（箭头）。另外完整的硅胶腔内可见放射状皱褶。抑脂 T2W 图像（A）。硅胶专用序列（B）

M. 假体

7. 假体周围液体（peri-implant fluid）

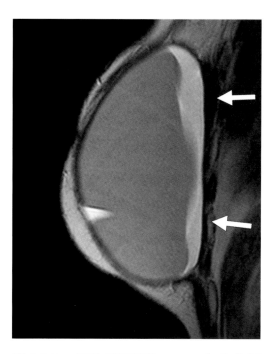

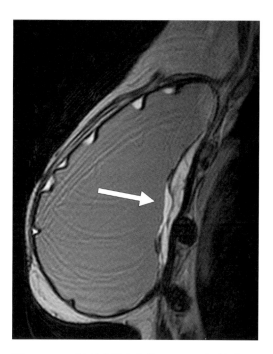

图 3-260 假体周围液体。T2W 矢状位图像显示完整单囊硅胶假体周围可见液体（箭头）。这可能是假体植入后的反应性表现，也可能使出血或感染

图 3-261 假体周围液体。T2W 矢状位图像显示完整单囊硅胶假体后方可见复杂积液（箭头），符合正在机化的术后血肿

Ⅲ.报告系统

A. 报告结构

报告应当简练而有条理。任何与影像诊断相关、可能会影响诊断的临床病史和核磁技术（包括图像的后期处理）都应当描述。乳腺核磁首先应该描述腺体的量及背景实质强化的情况，对于异常增强（与 BPE 不同）的描述要基于形态、分布以及动态增强特征。任何普通成像或参数成像的结果都应描述。评估要包括可疑程度分级以及处理建议。良性的发现不一定需要报告，尤其是在影像医生认为这些描述会让临床医生和患者产生不必要的顾虑时。

表3-2 报告结构

报告结构
1. 检查指征
2. MRI技术
3. 乳房结构的简要描述
4. 清晰地描述任何重要的发现
5. 与既往检查的比较
6. 评估
7. 处理

1. 检查指征

简要描述检查的适应证。例如：这是一个高危筛查、随访一个可能良性的病变、随访接受新辅助化疗的癌灶或是对新诊断癌症病人的评估。

因为周期性的激素变化可能会影响背景实质的增强，所以了解月经史也是很有帮助的。如果病人是绝经前患者，月经史对诊断是很有帮助的信息。乳腺癌术前及术后的治疗（包括新辅助化疗、辅助化疗、内分泌治疗以及放疗）都是很重要的信息，甚至可以解释某些影像表现。

检查指征部分应包括简要病史，包括：

a. 检查的原因（例如：筛查、分期、解决具体问题）

b. 临床上的异常发现，包括大小、部位以及持续时间

   i. 触诊异常

   ii. 乳头溢液

   iii. 其他相关的临床发现、病史

c. 既往活检病史

  i．活检类型

  ii．活检部位

  iii．良性或恶性的病理学结果（细胞学或组织学）

 d．激素状态（如适用）

  i．绝经前或绝经后

  ii．月经周期（第 2 周或者其他）或末次月经时间

  iii．围产期

  iiii．外源性激素治疗如他莫昔芬、芳香化酶抑制剂、其他可能影响 MRI 的激素、西药、草药或维生素。

2．MRI技术

  详细描述 MRI 检查过程中的技术细节。至少应当包括双侧乳房的 T2W 亮水序列。应当采集钆剂平扫后双侧乳房的 T1W 像，最好双乳同时采集，并采用抑脂技术。要对减影技术、其他处理技术以及参数分析进行描述。常规的描述要素包括：

 a．右、左或者双侧乳房

 b．标记物的位置以及其意义（瘢痕、乳头、可触及的病变等）

 c．成像序列

  i．T1 加权

  ii．T2 加权

  iii．脂肪饱和

  iv．扫描方向和平面

  v．其他相关的脉冲序列特征

 d．造影剂

  i．造影剂的名称

  ii．注射剂量（mmol/kg）和用量（cc）

  iii．注射方式：推注或输入

  iv．时间（推注至扫描开始和扫描时长的关系）

  v．如果是多次扫描：增强后的扫描次数和每次的扫描技术（速度、层数和层厚）

 e．后期处理技术

  i．MPR/MIP

  ii．时间 - 信号强度曲线

  iii．减影

  iv．其他技术

3. 乳房结构的简要描述

这一部分主要对乳房结构进行大体描述，包括：

a. 纤维腺体的量

表3-3　乳房结构——纤维腺体组织（FGT）

纤维腺体组织的量
1．a．几乎全部为脂肪
2．b．散在分布的纤维腺体组织
3．c．不均匀分布的纤维腺体组织
4．d．致密纤维腺体组织

　　乳房结构的 4 个分类（表 3-3）是根据肉眼估算的纤维腺体组织含量来界定的。如果双侧乳房的腺体含量不相等，那么根据腺体量多一侧的乳房来进行分类。尽管对乳房进行这种肉眼分类并不稳定，但是我们目前并不推荐基于百分比（特别是以四分之一作为间距）的分类。我们认为在磁共振上对 FGT 进行量化在今后是可行的，但是需要更多发表的数据支持。我们主张使用 BI-RADS® 术语而非数字对 FGT 进行分类，以免与 BI-RADS® 最终评估体系中的数字分类相混淆。

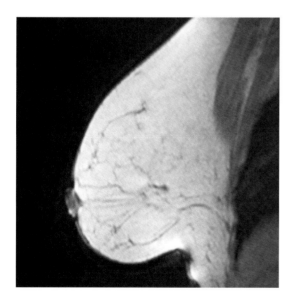

图 3-262　几乎全部为脂肪

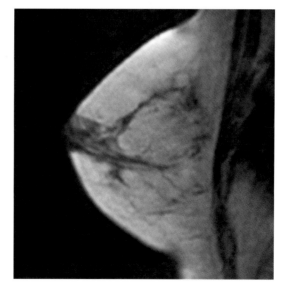

图 3-263　散在分布的纤维腺体组织

乳腺磁共振成像

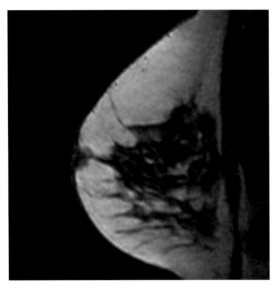

图 3-264　不均匀分布的纤维腺体组织

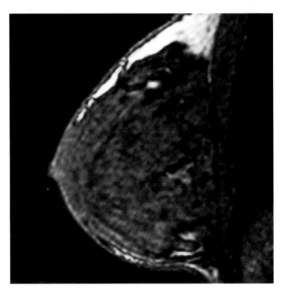

图 3-265　致密纤维腺体组织

b. 背景实质强化

表3-4　乳腺组织——背景实质强化（BPE）

背景实质强化
a. 极少
b. 轻度
c. 中度
d. 重度

　　BPE 的这四分类（表 3-4）也是通过肉眼估算 FGT 的强化情况来界定的。如果双侧乳房的 BPE 不相同，那么根据 BPE 增强最显著的乳房来进行分类。如果治疗对单侧或双侧乳房的 BPE 有影响，在报告中写明。尽管对乳房进行这种肉眼分类不稳定，但是我们目前并不推荐基于百分比（特别是以四分之一作为间距）的分类。我们认为在核磁上对 BPE 的范围和水平在今后是可行的，但是需要更多发表的数据支持。我们意识到 BPE 存在不同的分布和形态学表现。然而，在得到更多的数据之前，我们不推荐按照分布和形态学来描述。目前，对 BPE 的描述仅反映范围和强度。为了保持一致，所有报告应该按照上述分类报告 BPE（表 3-4）。

　　如果可能，应该描述双侧乳房的背景强化类型是否对称。不对称指一侧乳房的强化强度高于另一侧乳房。所谓对称即双侧呈镜面样强化。

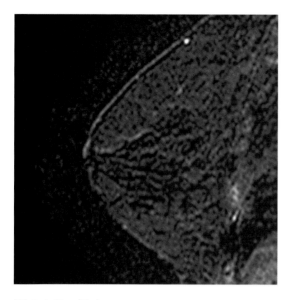

图 3-267　极少

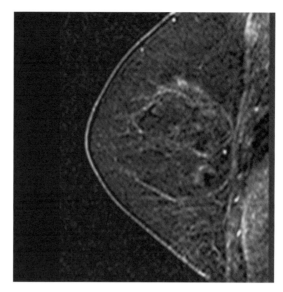

图 3-268　轻度

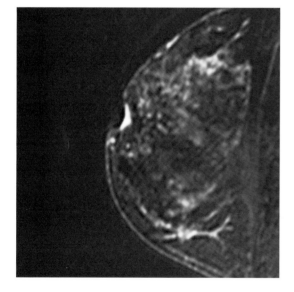

图 3-269　中度

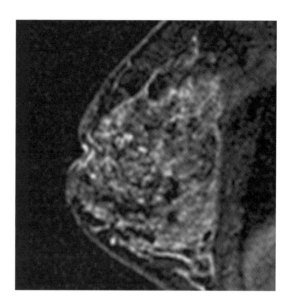

图 3-270　重度

c．是否有假体

如果有假体，应当在报告中有所描述。描述信息包括假体的成分（盐水、硅胶或者其他材质）以及囊腔的数量（单囊还是多囊）。

4. 清晰地描述任何重要的发现

异常的增强性病变指与乳腺背景实质强化有本质区别的强化。它的描述应该明确哪个乳房出现了异常强化、病变的类型及其修饰语。

乳腺磁共振成像

　　使用能用 MRI 位置（钟面位置和象限）推知临床位置的语言来报告。注意检查时体位的不同会导致病变部位的变化，例如临床检查（病人站立位或仰卧位）时、乳腺乳腺 X 线摄影检查（直立和压迫）时、超声检查（仰卧和斜卧位）时以及 MRI 检查（俯卧位）时探及病变位置的不同。较为一致的测量方法是测量病变到乳头的距离。尽管在不同的影像检查手段中病变距乳头的距离可能有些差别，在报告中写明病变到乳头的距离仍然是被推荐的，因为这样有助于在不同的检查方法之间进行校正。

　　描述词应该包括：

a．大小

b．位置

　　i．右或左

　　ii．乳腺象限或钟面位置（或中心象限、乳晕区、腋尾部）

　　iii．与乳头、皮肤或胸壁的厘米距离

　　对异常强化的描述：

c．与异常强化相关的发现包括：

　　i．影响解释的伪影

　　ii．点状病变：一个小圆点样强化，不具有清晰的空间占位效应的病变，在平扫影像上也没有清晰的肿块征象。

　　iii．肿块：具有空间占位效应的病变，通常呈球形或球样，可以推移或牵拉周围的乳腺组织。

　　肿块的描述语：

（a）形状：描述增强的大体形态

　　卵圆形（包括分叶状）

　　圆形

　　不规则形

（b）边缘：描述边界

　　清晰

　　不清晰

　　不规则

　　毛刺状

（c）内部强化特征

　　均匀

　　不均质

　　边缘强化

乳腺磁共振成像

内部暗分隔

iv. 非肿块样强化（NME）：用一种特定的 MRI 特征词描述

（a）分布

　　局灶

　　线样

　　段样

　　区域性

　　多发区域

　　弥漫

（b）内部强化模式（用于所有非肿块样强化）

　　均匀

　　不均质

　　集簇状

　　成簇环状

v. 乳房内淋巴结（不重要）

vi. 皮肤病变（不重要）

vii. 非强化征象

（a）T1W 平扫导管样高信号

（b）囊肿

（c）术后积液（血肿 / 血清肿）

（d）治疗后皮肤增厚和条索增厚

（e）不增强的肿块

（f）结构扭曲

（g）异物、定位夹等导致的信号缺失

viii. 相关发现

（a）乳头回缩

（b）乳头受侵

（c）皮肤回缩

（d）皮肤增厚

（e）皮肤受侵

　　直接侵犯

　　炎性乳癌

（f）腋窝淋巴结肿大

（g）胸肌受侵

（h）胸壁受侵

（i）结构扭曲

ix．含脂肪病变

（a）淋巴结

正常

不正常

（b）脂肪坏死

（c）错构瘤

（d）术后含脂肪的血肿 / 血清肿

x．稳定性：描述强化病变的变化（与之前检查相比是否新发、稳定或大小变化）

xi．动态曲线评估（如果适用）

（a）对病变中增强最快或者最可疑流出型曲线的部分进行评估

快速强化的区域

形态最差的曲线类型

（b）信号强度 - 时间曲线

早期：描述在增强后最初 2min 或当曲线开始变化时的强化类型

缓慢

中等

快速

延迟期：描述增强 2min 之后或曲线开始变化后的强化类型

渐增型

平台型

流出型

xii．假体

（a）假体材料和腔型

盐水

硅胶

完整

破裂

其他假体材料（例如豆油、聚丙烯、聚安酯、海绵及直接注射材料）

腔型

（b）假体位置

腺体后

胸肌后

（c）假体外形异常

局部膨出

（d）硅胶假体囊内异常

放射状皱褶

被膜下线

锁眼征（泪滴、绳套）

意面征

（e）囊外硅胶

乳房内

淋巴结内

（f）水滴

（g）假体周围液体

随着新的技术、新的进展不断地涌现出来，我们也认为其他技术可以用于评估乳腺病变。利用其他技术获得的发现，例如弥散加权成像或磁共振波谱，如果对于临床有重要意义，也应当在报告中体现出来。

5. 与既往检查的比较

报告中需要提示目前的检查已经与既往的检查结果（附明确的检查日期）进行了比较。如果报告中没有包括这一内容，将会被认为并没有与既往检查进行比较（尽管明确地提示出"没有与既往检查结果进行比较"会更加准确）。当需要评估某个特定的病变是否发生变化时，与既往检查的比较很重要。当病灶显示出良性病变的典型特征时，与既往检查的比较相对不重要。然而，如果病变本身表现出很高的可疑度，这种对比又没有太大意义。报告中应当包含的信息：

（a）既往的 MRI 检查日期

（b）其他影像检查（乳腺 X 线摄影、超声、核医学、其他）和检查日期

6. 评估

对 MRI 影像发现的总体描述和评估。

在乳腺 MRI 报告的总结部分中融入评估分类才是一份完整的临床报告。在每一处病变被充分评估分类后获得一个整体的最终印象。

不完整的评估（0 类）指的是没有获得可以充分诊断的图像，只有在进一步给出其他影像或临床评估后才能够区分病灶的良恶性 [例如，在 MRI 中表现为可能的乳腺内淋巴结

影或脂肪坏死，需要结合乳腺 X 线摄影和（或）超声来辅助诊断]。

认识到几乎所有的 MRI 检查结果都可以归为少数几种评估分类中，将对诊断有帮助。详细分类请见下文"B．评估分类"。

7. 处理

针对检查的患者所给出的恰当的处理建议。

如果患者未能得到完整评估（0 类），应当针对进一步如何处理给出建议（专科查体、诊断性乳腺 X 线摄影、针对性超声等）。当为了判定进行超声引导下活检的可行性而推荐进行诊断超声检查时，不能给出"不完整评估（0 类）"的结论，这种情况采用 4 类或 5 类（高度可疑恶性）更恰当。

如果探测到一处可疑恶性的病变，报告中应当提示"建议活检（排除临床禁忌）"，这意味着放射医师有足够把握建议活检。"临床禁忌"指某些使得患者和临床医生希望推迟活检的原因。

B. 评估分类

乳腺 MRI 的评估分类是在乳腺 X 摄影 BI-RADS® 分类基础上建立起来的。

表3-5　BI-RADS®评估分类和处理建议

评估分类	处理	恶性可能性
0类：检查不完整——需要结合其他的影像评估	推荐进一步检查：乳腺X线摄影或针对性超声	N/A
1类：阴性	如果终身风险累计 ≥ 20%，考虑常规乳腺MRI筛查	恶性可能性基本为0
2类：良性	如果终身风险累计 ≥ 20%，考虑常规乳腺MRI筛查	恶性可能性基本为0
3类：良性可能性大	短期（间隔6个月）随访	恶性可能性≥0%但≤2%
4类：可疑	组织活检	恶性可能性＞2%但＜95%
5类：恶性可能性大	组织活检	恶性可能性≥95%
6类：活检证实的恶性肿瘤	临床可行时行手术切除	N/A

1. 不完整评估

0类：评估不完整——需要结合其他的影像评估

此分类适用于需要进一步结合其他影像学评价的病灶，可能原因包括扫描不理想或需要更多信息来解释，额外的影像学评价可能是重复 MRI 检查以获得满意的图像，或获得其他影像的信息（乳腺 X 线摄影或超声等）。影像医师应判断怎样充分利用以前的检查信息。

尽可能不使用 0 类，这是因为通常初次乳腺 MRI 检查都可以得到足够的信息进行分类。一般情况下应该基于 MRI 结论才决定做或不做活检，只有当 MRI 表现为可疑而其他检查提示为良性特征无需活检时分为 0 类。例如，MRI 上发现一个可疑小肿块但它实际可能是个良性发现，比如一个内乳淋巴结，就可以作 0 类评估，建议超声针对性扫描（可能表现典型的良性特征）以避免活检。另一个例子是 MRI 上可能代表脂肪坏死的可疑发现，建议诊断性乳腺 X 线摄影检查（可能有典型的良性特征）以避免活检。

如果 MRI 上作出 0 类评估，应对随后的影像诊断检查和可疑程度给出详细建议，尤其是那些额外检查也没有确定良性的病例。当补充检查完成时，就给出最终评价。如果进一步的检查是在同一份报告中描述的，则分段描述各个检查的发现，并纳入最终的综合评估。

2. 完整评估—最终的评估分类

1类：阴性

无特殊。这是一个正常 MRI 检查。

没有发现异常强化，建议常规随访。乳腺对称、无强化肿块，无结构扭曲或者可疑强化区域。

1 类描述包括正常乳腺的构成（FGT 的量）和 BPE。应强调的是，BPE 是正常表现，没必要行短期随访来评估 BPE 的稳定性。

2类：良性

与 1 类类似，这是一个正常评估结论。但这里可以有乳腺的良性发现，可以有如下病变：乳房内淋巴结、假体、金属异物（如空芯针活检和手术放置的定位夹）、强化或无强化的纤维腺瘤、囊肿、陈旧的无强化疤痕或新鲜疤痕、术后积液、含脂肪病变（如油样囊肿、脂肪瘤、积乳囊肿和错构瘤）。当然，医生也可以选择不描述这样的检查结果，而其评估降为阴性（1 类）。1 类和 2 类都表明没有恶性肿瘤的证据，不同的是 2 类用于报告中描述一个或多个明确的良性 MRI 发现，而 1 类用于没有描述这些发现（即使这些表现存在）。

MRI 小组支持即使是 MRI 1 类或 2 类 MRI 评估，也建议每年 MRI 和乳腺 X 线摄影随访，与已建立的高危人群筛查指南保持一致。

3类：良性可能性大

此类评估用于恶性可能性 ≤ 2% 但又不是恶性概率为 0 的典型良性病灶。这样的良性病变在随访期间应该不会变化，但在医生希望用常规乳腺筛查手段确定其稳定性。

尽管关于某些 MRI 发现进行随访观察的效果的研究数据不断涌现，目前支持这些处理建议的证据有限。良性可能性大（3 类）评估专用于那些有别于 BPE 且很可能良性的病灶。既往对于 3 类评估的使用是主观的，不过目前有几项研究分析了有限几类病变的恶性可能。虽然这些研究的患者人群不同，但结果显示其中某些恶性可能性确实 ≤ 2%，证明 MRI 上使用 3 类评估具有可行性。然而，没有研究能为特定类型病变给出阳性预测值（PPVs），**所以，在 MRI 使用 3 类评估对于那些对特定类型病灶缺乏个人经验的放射医师来说仍然是凭直觉判断。**目前，这是一个不断发展的领域，在判断用 MRI3 类评估是否规范方面需要更多的数据支持。

与乳腺 X 线摄影类似，如果在随访检查中可能良性病灶缩小或强化减低，则应该降低为良性（2 类），免除继续随访监测的必要；相反，如果病灶是新出现的、范围增大、强化显著，则需要考虑活检，而不是继续随访。

BPE 是几乎所有 MRI 检查的良性表现，不应该做可能良性的评估。然而，如果某些影像发现不能归因于 BPE 的正常变异或者受激素影响的短暂强化，那么给出良性可能性大（3 类）评估并建议短期随访（2 ~ 3 个月）可能是恰当的。因为激素引起的良性强化可以随周期不同而不同，因此绝经前病人在不适宜的时期接受扫描，可用 3 类评估；MRI 复查应安排在月经周期最佳时点（第 2 周）。此外，3 类评估可用于绝经后行激素替代治疗（HRT）的患者或者激素水平升高的患者，应在停止激素替代治疗几周后复查。应该强调的是，归因于激素替代治疗的不明原因的强化区域是不常见的，像乳腺 X 线摄影一样，如果在随访检查中发现变小或强化减低，那病灶就是良性的。评价 MRI 使用 3 类评估的正确性、随访间隔和病变类型需要进一步的数据积累。

对点状病灶的随访

点状病变定义为强化的小点，是独特的，和 BPE 与众不同的。它们太小而不能准确评估其边缘和内部增强。事实上，如果边缘和内部增强可以评估，发现应被认为是小的肿块而不是点状。新的病灶或增大的病变应被怀疑和谨慎评估。

亮水序列（T2WI 和反转恢复序列）对点状病变评估是有帮助的。如果信号强度相关一致性很高，或如果证实有囊肿样特征，点状病变可评估为良性。（这些点状病变大多数代表淋巴结或小黏液纤维腺瘤。）然而，如果点状病变没有和亮水成像相关的高信号，那么点状病变可能不是良性。这些病灶可行随访或活检。在某些情况下（如果发现是新发的或大小增大）点状病变总应活检请注意，恶性病灶可能比周围 FGT 更亮，虽然它们并不常表现为囊肿样。

对肿块的随访

强化的并在原始 MRI 检查中被识别的肿块应基于形态学和动力学评估。已证明，恶性肿瘤有时可表现出良性肿瘤的 MRI 特征，如圆形或椭圆形，边界局限，内部强化均匀。因此，如果病灶的稳定性不能确定，则定期的随访是合适的处理方式，这取决于影响恶性肿瘤先验概率的各种因素（年龄、患癌症的风险，等等）以及患者接受随访代替活检的意愿，或者缺乏否认密切关注随访的强有力的数据支持。随访中，肿块体积增大时应立即活检。

对非肿块样强化（NME）的随访

NME 有别于整个背景增强，应基于形态学和动力学进行评估。在这些情况下亮水成像（T2WI）序列有助于显示相关的囊肿，这可支持诊断局灶性纤维囊性变和良性（2 类）评估。然而，有限数据表明，线性、簇状、节段样 NME 不适合随访，因为恶性率大于 2%。目前，并没有充分的文献支持对 NME 使用 3 类评估。

随访时间

最终的 3 类评估适合用于独特的局灶性发现，初次发现建议短时间间隔（6 个月）的随访处理，直到 2 ～ 3 年随访证明其长期稳定性。对于 3 类评估来说，初次短期随访时间间隔通常是 6 个月，主要针对可能含有良性病变的乳腺。假如在这 6 个月表现稳定，再给出 3 类评估建议第 2 个短时间间隔随访，但此时涉及双侧乳腺，并对对侧乳腺按时间例行筛查。如果第 2 次短时间间隔随访再次表现稳定，则再次评估为 3 类，但由于已观察到 12 个月的稳定性，随访时间间隔通常延长至 1 年。一个典型的 2 ～ 3 年随访间隔依次是：6 个月、6 个月、1 年或以上证实稳定，经过这样 2 ～ 3 年的随访稳定，病变应被评定为良性（2 类）。应该强调的是，这种方法借鉴自乳腺 X 线。虽然绝大多数可能良性病变采用随访处理，但是在某些场合中可以采取活检。（如患者坚持或临床重点关注）解释影像时，一个缺乏经验的阅片人可能将良性的 BPE 这样的病变归为 3 类，而一个有经验的阅片人会认为这是正常或良性并随访 6 ～ 12 个月，把它归为 1 类或 2 类。用一个适当的措辞报告，当前读者可能会将评估类别改变成他认为合适的那种，即使长期稳定性还没有得到证实。

必须强调，密切随访不会影响被评估为 3 类的少数恶性病灶的诊断和预后。MRI 在这方面尚需要进一步证实，如同乳腺 X 线摄影一样，必须对 3 类评估的使用进行仔细审核，强烈建议公布结果数据。尽管数据不健全，看起来已被乳腺 X 线摄影随访证实的 ≤ 2% 的恶变率也可能在 MRI 上实现。最近的一些文献表明，被归为 3 类的局灶性病变有 ≤ 2% 的恶变率，虽然这些研究中的病变没有用具体的 BI-RADS® MRI 术语。强烈建议公布用 BI-

乳
腺
磁
共
振
成
像

RADS® MRI 描述的具体 3 类病变的结果数据。应该指出的是，由于高危人群通常进行了 MRI 检查，筛查中 ≤ 2% 的恶变率可能很难实现（高于癌症的平均先验概率）。

MRI 上作 3 类评估的理想目标频率是小于 10%。随着时间的推移，这个比例应该逐渐降低到一个成熟的水平，接近乳腺 X 线摄影的 1% ～ 2%，特别是有既往检查的情况下应该更可行。随着经验的积累，乳腺 MRI 文献中已证实 3 类评估的频次和假阳性结果逐渐减低。

4类：可疑

这一类用于不具有典型恶性征象的发现、但有足够可疑需要用活检证实。3 类评估的上限是 2% 的恶性概率，而 5 类评估的恶性概率下限是 95%，4 类评估覆盖了 2% ～ 95% 的恶性概率区间。因此，几乎所有对乳腺干预的建议都源自此类评估。在乳腺 MR 检查中，目前不将 4 类分为子类别 4A、4B、4C。

4 类用于提示需要干预的大多数发现，可在超声或立体定向导引下经皮穿刺活检，或超声和乳腺摄影不可见的病变可在 MR 导引下活检。因为囊肿很少对 MRI 的解释造成干扰，所以不常作诊断性抽吸。对 MRI 上有可疑异常的很多患者，针对性超声可以验证对应的异常，因此超声引导下穿刺活检是可行的。与 MRI 引导下活检相比，超声引导下穿刺活检更快，病人更舒适，而且效价比更高。但是哪种情况应该做针对性超声检查尚无确切的指南，通常来说，肿块大于 5mm，如果在 MRI 上表现可疑，应做针对性的超声检查。NME 在超声上也可以很明显，从而帮助医师判断。能影响超声能见度的因素包括脂肪性乳腺，复杂乳腺伴有多发囊肿、非常大的乳腺、非常深在的病变。如果声像图上和 MR 表现不符，建议行 MR 引导下活检。

5类：恶性可能性大

这些评估伴有非常高的恶性概率（≥ 95%）。这个类别建立之初用来包括那些未行初步活检而考虑 1 期手术治疗的病变，那时候用术前导丝定位，如今，人们普遍接受了影像引导下穿刺活检术，一期手术很少进行。更确切地说，目前的肿瘤处理几乎总是先经皮活检获得组织学诊断。这有助于处理选择，如外科手术中前哨淋巴结活检或手术前采取新辅助化疗。因此，使用 5 类评估是为了确认经皮组织活检非恶性结果与影像不一致时，建议重复活检。

没有一个单一的 MRI 术语足以预测恶性肿瘤，产生 5 类评估所需的 ≥ 95% 可能性。正如乳腺摄影和超声，MRI 上需要多个可疑发现的组合来验证 5 类评估。建议单独审核 5 类评估并验证 PPV ≥ 95%，从而确保评估不被滥用。

6类：已知的活检证实的恶性肿瘤

这类用于评估恶性肿瘤活检证实后（经皮活检后成像）但在手术切除前进行的检查，排除已知癌灶之外的恶性病灶。换句话说，癌症的诊断已确立，病变在 MRI 上描绘并对应于的活检病变。

在成功切除术或根治术（切缘无肿瘤）后，6 类评估是不适用的。建立 6 类的根据是从审计中排除这些病例，因为常可以发现额外的肿瘤，改变整个审核结果。如果已知患癌的乳腺有单独的可疑 MRI 发现，为了诊断需要活检，合适给出 4 类或 5 类评估，这将是个全面评估，因为它导致更多的及时干预。

C. 报告措辞

当前检查应该和既往检查进行比较。应该说明检查的适应证，如筛查或诊断。报告应对乳腺组成和任何相关发现组织一个简短描述，然后是评估和处理建议。医生之间、医生和病人之间的所有讨论都应该在原始报告或附录中备案。

报告应简洁，使用未经润色的被认可的专业术语。不要在报告叙述中使用术语词汇的定义，只使用它们自己的描述词。在报告的印象部分和处理建议部分之后，应陈述评估分类术语，以及它的类别数字。报告数据的其他方面应符合 *ACR Practice Guidelinefor Communication Diagnostic Radiology*。

参考文献

1. Weinstein SP, Hanna LG, Gatsonis C, Schnall MD, Rosen MA, Lehman CD. Frequency of malignancy seen in probably benign lesion at contrast-enhanced breast MR imaging: findings from ACRIN 6667. *Radiology* 2010; 255:731–7.

2. Eby PR, DeMartini WB, Peacock S, Rosen EL, Lauro B, Lehman CD. Cancer yield of probably benign breast MR examinations. *J Magn Reson Imaging* 2007; 26:950–5.

3. Kriege M, Brekelmans CTM, Boetes C, et al. Efficacy of MRI and mammography for breast-cancer screening in women with a familial or genetic predispodition. *N Engl J Med* 2004; 351:427–37.

4. Liberman L, Morris EA, Dershaw DD, Abramson AF, Tan LK. Ductal enhancement on MR imaging of the breast. *AJR* 2003; 519–25.

5. Mahoney MC, Gatsonis C, Hanna L, DeMartini WB, Lehman CD. Positive predictive value of BI-RADS MR imaging. *Radiology* 2012; 264:51–8.

6. Eby PR, DeMartini WB, Gutierrez RL, Lehman CD. Probably benign lesions detected on breast MR imaging. *Magn Reson Imaging Clin N Am* 2010; 18:309–21.

7. Warner E, Plewes DB, Hill KA, Causer PA, et al. Surveillance of BRCA 1 and BRCA 2 mutation carriers with magnetic resonance imaging, ultrasound, mammography, and clinical breast examination. *JAMA* 2004; 292:1317–25.

IV. 假体评估

乳腺硅凝胶假体的使用起于 1962 年，美国将硅凝胶用于隆胸（80%）和乳房重建（20%）。一般情况下，乳腺假体是单腔结构的，但某些情况下会设计成双腔或多腔结构。假体内的填充物通常为硅凝胶或者盐水，当然除此之外也有填充其他物质的假体[1]。硅胶的类型也不止一种，有些特殊类型的硅胶假体最终被生产商召回，例如 PIP 假体（poly implant prothese）[2]。乳房假体的植入位置一般在腺体组织和胸肌之间（腺体后）或者在胸肌后方（胸肌后）。

1992 年，由于考虑到结缔组织疾病以及乳腺癌可能与硅胶假体的破裂有关，FDA 限制了硅胶假体的使用范围，仅仅允许用于乳腺癌重建。一个美国地区法院组建了国家科学专家组来调查乳腺硅胶假体是否与接触性组织疾病有关联。Tugwell 等发布了最终调查结果，结果称，并没有科学的证据可以证实结缔组织疾病和乳腺癌与乳腺假体有关[3-4]。FDA 在 2008 年对硅胶假体进行了重新评估。

乳腺假体的 MRI 检查目的是明确假体是否破裂，如果破裂，要进一步判断破裂出现在腔内还是腔外。Gorczyca 等在 1992 年首先描述了这种情况[5]。检查层面要包括轴位和矢状位，因为仅仅在单一层面观察，假体破裂的影像学表现可能与假体折叠相混淆，需要在另一个层面上确认[6]。MRI 显像应当同时包括水成像和硅胶特异性成像序列，两个显像序列对于诊断都是必要的，可通过多种成像技术来获得[7-10]。

人体会在乳腺假体周围形成纤维囊，通常在乳腺 MRI 上看不到包绕在完整假体周围的纤维囊。完整的假体外形是光滑的。但是，在纤维囊收缩的作用下，一个完整的假体可能出现异常的膨出[11]，表现为局部的轮廓凸出。在这一类情况下，纤维膜和假体都是完整的，在乳腺 MRI 影像中，假体内部也不存在破裂的征象。

硅胶假体破裂后，若假体内容物仍存在于纤维囊内，称为囊内破裂，若突破纤维囊进入乳腺组织，则为囊外破裂。当发生囊外破裂时，在 MRI 上能同时观察到囊内破裂的征象。若纤维囊外有硅胶存在，但假体完整未破裂，唯一的可能是该乳腺既往曾发生过假体破裂导致硅胶成分残留。

完整假体局部膨出和硅胶经由囊外破裂挤出的区别在于，囊外破裂能够同时在 MRI 上发现假体囊内破裂的征象，而且挤出的硅胶团与假体之间存在一条黑线。

囊内硅胶假体的系列发现可以为判断假体是否完整提供线索，正常的囊内硅胶假体表面存在折叠，称为辐射状褶皱（折叠）。MRI 上辐射状折叠表现为由假体表面延伸到硅胶腔的黑线，即完整的假体表面的折叠。假体完整的情况下，辐射状折叠的尾端呈现一个暗球状结构。假体破裂时，辐射状折叠的尾端表现为白球状，称为"锁眼""泪滴"或者"绳套"。

囊内型的硅胶假体破裂，假体的包膜破裂，完整的纤维囊仍然包裹着硅胶，将硅胶与乳腺组织分离开来。破裂处的假体包膜翻入由纤维囊支撑的空隙内，硅胶成分由此漏出到

乳腺磁共振成像

破裂的假体包膜和纤维囊之间。由于纤维囊的包裹，整个假体的外形仍然能够维持。漏出到假体包膜和纤维囊之间的硅胶造成了囊下线，即一条与假体外缘并行的黑色的线。在囊下线与假体外缘之间存在亮的硅胶信号，有时伴有缓和的波浪线延伸到假体腔内，代表着硅胶存在于假体包膜和纤维囊之间，假体包膜与纤维囊分离。"锁眼""泪滴"和"绳套"描述假体包膜折叠内的硅胶，是破裂的征象。锁眼、泪滴和绳套的影像学表现为折叠的黑线内填充着白色的硅胶信号。这些黑线从假体的边缘延伸至硅胶腔内，与正常的辐射状折叠不同，在黑线折叠祥的祥底，也就是伸向假体内部最深的地方，包裹着一个白色球状物，即存在于包膜折叠内的硅胶。"意面"描述的是假体包膜在此基础上又发生了新的破裂，包膜落入腔内，看似在硅胶中漂浮着一段零散的螺纹或一段意面[5]。

发生囊外破裂时，假体和纤维囊均发生破裂。破裂的纤维囊使得硅胶进入假体周围的乳腺组织。在形状正常的纤维囊或假体轮廓之外可以清晰地观察到硅胶信号，形成的发亮的硅胶球贴附于假体表面，或进入导管内，或在邻近的腋窝淋巴结内。

在水成像时可以观察到乳腺假体内小水滴样结构，它们可能是正常的结构，也可能与假体破裂有关。水成像时还可以观察到假体周围液体，可能属于正常，也可能与血清肿或者感染有关。

乳腺磁共振成像

参考文献

1. Middleton MS, McNamara Jr MP. Breast implant classification with MR imaging correlation: (CME available on RSNA link). *Radiographics*, 2000. 20(3): E1.

2. Berry M, Stanek JJ. The PIP mammary prosthesis: A product recall study. *J Plast Reconstr Aesthet Surg* 2012.

3. Tugwell P, Wells G, Peterson J, et al. Do silicone breast implants cause rheumatologic disorders? A systematic review for a court-appointed national science panel. *Arthritis Rheum* 2001. 44(11): 2477–84.

4. Lipworth L, Holmich LR, McLaughlin JK. Silicone breast implants and connective tissue disease: no association. *Semin Immunopathol* 2011. 33(3): 287–94.

5. Gorczyca DP, Sinha S, Ahn CY, et al. Silicone breast implants in vivo: MR imaging. *Radiology* 1992. 185(2): 407–10.

6. Ikeda DM, Borofsky HB, Herfkens RJ, et al. Silicone breast implant rupture: pitfalls of magnetic resonance imaging and relative efficacies of magnetic resonance, mammography, and ultrasound. *Plast Reconstr Surg* 1999. 104(7): 2054–62.

7. Ahn CY, DeBruhl ND, Gorczyca DP, et al. Comparative silicone breast implant evaluation using mammography, sonography, and magnetic resonance imaging: experience with 59 implants. *Plast Reconstr Surg* 1994. 94(5): 620–7.

8. Gorczyca DP, DeBruhl ND, Ahn CY, et al. Silicone breast implant ruptures in an animal model: comparison of mammography, MR imaging, US, and CT. *Radiology* 1994. 190(1): 227–32.

9. Monticciolo DL, Nelson RC, Dixon WT, et al. MR detection of leakage from silicone breast implants: value of a silicone-selective pulse sequence. *AJR* 1994. 163(1): 51–6.

10. Madhuranthakam AJ, Smith MP, Yu H, et al. Water-silicone separated volumetric MR acquisition for rapid assessment of breast implants. *J Magn Reson Imaging* 2012. 35(5): 1216–21.

11. Colombo G, Ruvolo V, Stifanese R, Perillo M, Garlaschi A. Prosthetic breast implant rupture: imaging—pictorial essay. *Aesthetic Plast Surg* 2011. 35(5): 891–900.

V．指南

回顾"随访和结果监测章节"的开始部分（见第 **471** 页）和"关于乳腺影像审计的常见问题"（见第 **505** 页）很重要，以此来全面理解筛查检查中审核定义如何影响结果（表现标准），以及从这些结果衍生出来的基准。

A. 乳腺X线摄影词典——MRI

本版 MRI 术语尽量保持与乳腺 X 线摄影一致。本章旨在对 BI-RADS® 中各术语和其定义展开解释。以下内容是为实践提供指南，而非提供临床诊断标准。

1. 澄清要点

2003 版 BI-RADS®——MRI 出版后，许多磁共振术语未能经受住实践的检验。我们删除了一部分，重新组织术语，以保持与 X 线摄影、超声的术语的内部一致性。例如，我们现在采用"清晰"和"不清晰"来描述边缘。删除"分叶状"这一形状描述词，代之以"卵圆形（包括分叶）"；边缘"光滑"变成"清晰"。既往采用同一个描述词描述不同的肿块特征的做法容易引起混淆。例外的是，本版形状和边缘特征均同时采用了"不规则"这一描述词。因为某些情况下可引起混淆，因此我们建议必要时可仅采用"不规则"描述形状，如果边缘也不清晰的话，可用"模糊（indistinct）"来描述病变的边缘特征。与之类似，我们删除了较少应用的术语如"中央强化""强化的分隔""网状"等术语。"非肿块样"强化更改为"非肿块"。（译者注：翻译小组认为中文中"非肿块样"更能反映这一特征，改为"非肿块"不符合中国人语言习惯，因此不做更改。）

鉴别较大的、不规则的、不均质肿块和较大的、不均质的区域性强化仍然非常困难，因为这两个术语均可用来描述较大范围的异常强化。为了区别这两个概念，我们定义肿块必须有一个明确的外凸边缘，与周围腺体组织之间必须有区别。一般认为肿块是具有球样的三维结构的病变。换句话说，区域性强化与周围组织分界并不明确。区域性强化可以是正常结构，也可以是病理性改变，是否有问题取决于区域内的强化特征。区域性强化同样可能是一大变不均质强化的广泛性乳腺癌，或者一片聚集的强化性的导管原位癌。不应使用区域性强化描述 BPE。即便采用上述标准，区分肿块与区域性强化仍然不太容易，某个病变在一个患者是肿块，在另外一个病例则可能被诊断为区域性强化。

用于描述某一较小强化点的"点状病变"有时会与小块非肿块性强化的"局灶"分布相混淆。（译者注：两者在英文中均为"focus"，中文根据其含义分别译为"点状"和"局灶"。）点状病变指一个孤立的很小的强化点，无法用其他形态描述词来描述其特征。点状病变的分类通常仍需结合其他参数，其动态增强特征可能因其太小而与周围组织重叠而难以准确判断。"多点病变"指多个小点为正常组织分隔，通常是弥漫或局灶 BPE 的表现，因此本版删除该描述词。

局灶强化指一小片超过"点状病变"大小的异常强化，通常具有具体的形态特征，与周围组织有明显区别，其内可见多点脂肪或正常组织（与"肿块"不同）。一般来说，局灶强化区域应小于一个象限。例如,"接近胸壁可见 1cm 的局灶强化区域"可以用于描述一小片 DCIS,而"1cm 局灶不均质的 NME"可以用于描述一小片纤维囊性病变。

其他问题是关于"线样""导管"与"段样"描述词的。"导管"强化类型从定义上来看应是线性的,因此可能与其他两个描述词混淆。因为"导管"是一个病理描述而非影像描述,而"线样"描述的则是呈线样分布的强化而非要求强化位于导管内。在引入背景强化概念之前,常有线样分布的"片状"强化(BPE 的一种)描述。由此可见,既往这些属于与上述两个描述词有区别。"线样"强化指沿线样分布的异常强化,边缘可以光滑也可以不规则,一般指向乳头,可能代表乳导管内的强化。"线样"强化在高空间分辨率的图像上更易识别,特别是在高分辨、高场强的磁共振机器上(见"成簇环状强化")。

"段样"指强化呈锥形或三角形,尖端指向乳头。"段样"强化常见于厚层图像上,而如果空间分辨率足够,则可能表现为"线样"强化。"段样"和"线样"均可能代表导管结构内的强化,但在 MRI 上分辨导管系统的形态特征依赖图像的空间分辨率和切面。随着分比率的升高,导管周围间质的强化常可以被分辨出来,并被描述为"成簇环状强化"。

2. 纤维腺体组织量(FGT)

相对于乳腺 X 线摄影,MRI 可以从图像中提取三维信息,可以很容易分别观察脂肪和纤维腺体实质,具有鲜明的影像特点。目前尚无研究比较 X 线摄影的密度(乳腺组织构成)和 MRI 的 FGT 的对应关系。注意,"密度"一词仅用于 X 线摄影。FGT 应如下描述:

几乎全部为脂肪
散在分布的纤维腺体组织
不均匀分布的纤维腺体组织
致密纤维腺体组织

和本版 X 线摄影部分一样,MRI 不采用百分比描述 FGT 量。在 X 线上非钙化性病变可能会被致密腺体组织所遮蔽,而 MRI 则可以清楚地将强化的可疑病变与乳腺结构区分开。因此,FGT 量并不会影响 MRI 病变的检出率

3. 背景实质强化(BPE)

因为磁共振必须结合静脉内造影强化,因此乳腺纤维腺体实质可以表现出背景强化。BPE 指增强后第一期图像上 FGT 的正常强化,包括强化的范围和强度两个指标,评估时应考虑这两个方面。

BPE 应如下描述：

极少

轻度

中度

重度

尽管这种分类近似四分类，但人为采用严格的百分比来度量强化程度是很不科学的，不借助自动化的分析很难准确分析，因此应尽量避免。BPE 通常是双侧对称的，但也可以是局灶的、不对称的，特别在接受乳腺癌放疗的患者中，放疗可以广泛降低患侧乳房的强化程度。BPE 应该进一步作如下描述：

对称性

不对称性

一般来说，BPE 一般不会在整个乳房里均匀分布。因为乳腺外上象限和下方血流更丰富，所以这些位置可能会有更明显的强化（既往描述为"片状"强化）。绝经前妇女 BPE 在黄体期更明显。因此，对于择期检查（如高危筛查）病例，应尽量选择月经第 2 周（7 ~ 14 天）宜减少 BPE 的干扰。不过，即便选择合适的月经周期阶段检查，BPE 仍可能存在，因此仍需采用该术语。对于已诊断乳腺癌的患者，MRI 是用于分期（如诊断性检查），检查时间选择无需考虑月经周期和月经状态因素。

尽管在某一个患者 BPE 常相对稳定，不同患者之间 BPE 存在个体差异。目前尚不清楚 BPE 的实际意义，因此采用推荐描述词之外的描述也是可行的。有证据表明 BPE 可能与乳腺癌的发病风险有关，因为抗雌激素等治疗手段有可能降低 BPE 水平。不过，BPE 似乎不会影响乳腺癌的检出率。

BPE 可能并不严格对应月经周期和月经状态，也可能不与 FGT 量直接对应。X 线上极其致密的乳房可能很少或没有 BPE，反之疏松型乳房也可能有重度 BPE。尽管如此，多数情况下，年轻患者的致密型乳腺更容易出现 BPE。

一般情况下，BPE 是随时间变化的，即便采用快速扫描技术，BPE 也可能表现为增强后第一期图像上显著而快速的强化。BPE 如同 X 线上的腺体密度一样，是 MRI 独有的特征。因而在乳腺 MRI 报告中应该包含 BPE 描述。

因为个体之间的 BPE 表现差别很大，其类型尚有待进一步研究。BPE 可以表现多样，既可以是均匀散在的也可以是集中于某一区域（曾被描述为"斑点状"强化）。现在认为过去的"斑点状"强化是 BPE 的一种类型，通常是弥漫对称性的，但也有可能表现为一种相对独立的征象（特别是在囊肿聚集区域），通常提示局灶纤维囊性病变。

4. 点状病变

点状病变通常指 < 5mm 的、独立的点状强化，病变太小、不具体而难以进行形态学归类，在平扫图像上常无对应发现。点状病变很常见，应结合临床进行评估。多点病变常表现为夹杂不强化的正常腺体的多个小点状强化，如前所述，应考虑是 BPE 的一种类型，而非多个独立点状强化的集合。

尽管"点状病变"和"肿块"两个术语有其各自的定义，在临床实践中常会发现这两个描述难以截然分开，因为可能存在某些中间病变。如果遇到中间类型的影像发现，诊断医生首先需要考虑将其归为点状病变还是肿块。

点状病变可以是良性的也可以是恶性的。以下特征常提示恶性：孤立的或者明显突出于组织背景、没有脂质核心、廓清型增强曲线、与既往检查相比是新发的或进展的病灶。以下几种特征预示良性可能：非孤立性病灶、液体高信号序列呈高信号、可能存在脂核、持续强化、与既往检查相比稳定的病灶或在基线检查中同时存在的病灶。

随着 MRI 技术的进步，诊断为点状病变的越来越少，更多地被归类为肿块。

5. 肿块强化

肿块是三维立体、有空间占位效应的结构，轮廓向外凸出。考虑到任何大小的肿块都有可能是可疑的，委员会决定不先定其大小。一般情况下，肿块恶性可能性随着肿块增大而升高。

MRI 采用了与 BI-RADS® X 线摄影中的形状和边缘描述词。一般情况下，与 X 线摄影一样，边缘清晰、卵圆形或圆形的肿块多为良性病变，而不规则形、毛刺状肿块多为恶性。值得注意的是，MRI 表现为边缘清晰的圆形肿块比 X 线摄影同样表现的病例是癌的机会更大。MRI 上形态学良性表现的病变可能是癌的解释有如下几点。第一，在现有技术和场强条件下，MRI 尚无法获得 X 线摄影同样的空间分辨率，因而边缘和内部强化特征的分析受到影响。第二，MRI 上发现的此类癌通常较小，其大小通常小于 X 线摄影可以检出的范围。与其他影像技术一样，病变边缘分析的准确性与病变大小有关。和其他检查一样，MRI 评估应根据最可疑的病变决定是否需要活检。

肿块有内部强化特征。一般来说，均匀强化和内部暗分隔提示良性病变可能。但也可能看到具有某些典型表现的病变，根据其形态特征很难区别良恶性。这种情况下，如果有任何可疑之处，应活检证实。委员会意识到肿块较大、切边缘不清时易被哦啊书为区域性强化。

除强化序列之外，亮水序列（如 T2W 或 STIR）对肿块的分析很有帮助。一般情况下，亮水图像上良性病变比纤维腺体组织的信号更高，特别是囊肿、淋巴结和纤维腺瘤。癌在亮水序列图像上可以表现或不表现为高信号。如果肿瘤存在坏死、富含细胞或黏液，癌可以表现为亮水图像上的不均质高信号。黏液癌和脂肪肉瘤在亮水序列上典型表现为高信号，不过，一般同时合并其他提示需要活检的可疑征象，如不规则形状或不清晰边缘。

6. 非肿块样强化

在 2003 版 BI-RADS® 影像术语——MRI 中，NME 用于不仅用于现在考虑为 NME 的病变，也用于描述 BPE。随着对 BPE 经验和理解的增加，某些术语被删除，而 NME 描述词也被重新定义。NME 没有外凸的边缘，强化范围内常夹杂有脂肪或正常 FGT。

集簇状强化指大小不一形态各一的强化区呈鹅卵石样排布，偶有融合。如果强化局限于一个区域，则呈葡萄样，若为线样分布，则呈串珠状。使用该描述词意味着病变可疑，需要组织活检。集簇状指强化呈局灶、线样、线样 - 分枝状、段样或区域性分布。MRI 术语"集簇状"与 X 线术语"多形性"有些类似，提示强化的形状和大小不一。因为导管原位癌常表现为这种形态特征，集簇状强化常提示恶性。DCIS 的诊断常常主要依靠病变的形态学特征，很多时候其动力学常达不到恶性诊断标准，而动态增强曲线也非典型恶性。

7. 非强化征象

平扫或亮水图像所见的非强化征象是良性的。如囊肿、导管扩张、纤维腺瘤和术后积液。最好在减影图像上确认没有强化。除非 X 线或超声等其他影像有可疑表现，否则没有必要对非强化区域进行随访或活检。

乳
腺
磁
共
振
成
像

B. 报告结构

报告应该简洁明了，并且应该采用最新的术语。一份完整报告应包括检查的指征（或临床描述）、乳腺 MRI 技术、FGT 和 BPE 简要描述、清晰描述任何有关的发现、与之前检查的对比、评估和处理建议。对于绝经前女性，记录所处的月经周期阶段很有帮助。对于绝经后女性，记录是否服用外源性雌激素和（或）孕激素同样重要。对于接受保乳手术的患者，诊断时应考虑内分泌治疗（芳香化酶抑制剂或选择性雌激素受体调节剂）和放疗情况。

描述影像发现时，记录序列号和图片序列号有利于后期快速找到异常图像。建议记录与临床医生沟通可疑病变的情况。其他诊断性影像检查的结果通常需要与患者直接沟通，而 MRI 检查中，临床医生多数与影像医生直接沟通。应该在原始报告中或以附件形式记录影像医生和临床医生的口头或书面沟通情况。

C. 评估分类

在印象描述段落之后应分别给出双侧乳房的 BI-RADS® 分类。如果诊断很明确，且双侧一致，也可以给予双侧乳腺一个总体的评估。最终评估应基于双侧乳房最可疑的影像发现。例如，如果良性发现如淋巴结或囊肿与更可疑的发现如毛刺状肿块同时存在，最终评估分类应定为 4 或 5。同样的，如果即刻进行了其他补充检查（如针对性超声检查），发现还有其他良性可能性大的病变，综合评估分类仍应定为 4 类。如果在已诊断为癌的患者中通过补充检查发现其他需要活检的可疑病变，最终分类应定为 4 类，而非 6 类。

1. 0类

MRI 阅片诊断中应尽量避免采用 0 类评估。不过，如果检查技术不满意（如脂肪抑制不足，体位不佳），检查结果难以解释，也难以出具有意义的报告，这时可以采用 0 类评估。与 X 线和超声相比，MRI 检查具有鲜明特点。首要也是最明显的区别是 MRI 采用了造影技术，这在形态学信息基础增加了相关的血流参数。第二点是 MRI 筛查和诊断性检查一般采用相同的序列和采集技术。在 X 线检查中，BI-RADS® 0 类应该仅用于筛查性检查。而在 MRI 诊断中，诊断医生应该可以从合格的检查结果中提取足够的信息用于诊断，决定对某一特定病变给予活检还是短期随访的建议。与乳腺 X 线摄影一样，对于具有无相应报告但确定有既往 MRI 检查的病例也可以给予 0 类评估。如果有可靠的手段可以追踪既往的 MRI 检查，在拿到结果之后应出具带有最终评估分类的最终报告。如果已出具 0 类报告，在拿到既往检查结果之后不应该更改报告，而应以附加报告形式给出最终评估分类。这种情况在审计中不应视为召回病例。这与因技术原因出具 0 类报告类似。

当 MRI 表现可疑而对应的补充检查提示为良性认为没有必要活检时，采用 0 类最终评估很有意义。如果 MRI 给出 0 类评估，应该在报告中解释为什么没有将一个形态可疑的影像发现归为 4 类或 5 类。例如，MRI 上可疑的肿块实际上是一个良性发现，如淋巴结（针对性的超声检查可以证实其为良性，无需活检）。当 MRI 检查后需进超声检查时，最好采用"MRI 导向的"或"针对性的"超声等字眼而非"再次"超声检查，因为并非所有患者之前都做过超声检查。另一个 0 类应用的例子是 MRI 上发现脂肪坏死可能性大的病变，而阅片者倾向于结合尚未进行的 X 线检查确诊。

如果补充检查已经完成，应给予最终 MRI 评估，以取代最初的 0 类评估。如果补充检查也在同一份报告中描述，应分段描述各个检查中相关影像发现，最终综合个影响考虑各影像表现出具融合报告。

2. 1类

正常检查结果。应该包含 FGT 和 BPE 描述。

3. 2类

报告中描述良性发现。良性发现包括乳房内淋巴结、囊肿、导管扩张、术后积液、脂肪坏死、瘢痕和形态学 / 动力学或活检诊断的良性肿块如纤维腺瘤。

4. 3类

哪些病变可以归于 3 类的研究数据很少。有研究支持对以下影像发现进行短期随访：①独立于 BPE 的新发孤立点状病变，形态学和动力学特征均为良性；②初次检查形态学和动力学特征为良性的肿块。必须强调，已经有丰富数据 X 线 3 类给予随访支持是安全的，尚无足够的循证医学证据支持对 MRI 检查结果采用同样的处理方式。有数据表明 BPE 无需随访。不对称性非肿块样强化应该给予一个良性或恶性的最终评估，不建议对这类病变进行影像随访观察，因为相对于肿块性病变，支持将这类病变归为 3 类的数据更少。

5. 4类

4 类可用于大部分需要介入操作诊断的病变，这些操作包括对复杂囊肿的诊断性抽吸到对线样、分枝状钙化的活检。BI-RADS® 3 类和 4 类以及 4 类和 5 类病变的恶性可能性界值分别为 2% 和 95%。许多单位自行采用亚类对 4 类这一恶性可能性范围较大需要干预的病变进行细致分类。这对临床质量审计很有意义，对涉及受试者工作特征曲线（ROC）分析的研究很有帮助，有利于临床医生和病理医生的工作开展。

可以归为这一类的病变包括：①可以的非肿块样强化，包括集簇状、线样或段样的；②不规则形、不均质或环状强化的肿块；③形态或动力学特征可疑的点状病变。特别指出的是，新发可以的点状病变应该进一步活检评估。

MRI 表现可疑提示需进行活检（4 类）的病变可以接受针对性超声检查。一般来说，相对于非肿块性病变，超声更容易发现肿块。应该采用最容易显示病变的影像引导活检。如果 MRI 异常在超声上明确可见，首选超声引导活检，因为超声引导更舒适，也更廉价。因为既往曾有遗漏病变的报道，所以建议在超声和 MRI 引导活检后进行随访。既往建议对于临床病理符合的良性病变应在 6 个月后进行 MRI 随访证实病变取材足够。有些作者建议在超声引导活检后单独采用 T1W 平扫以确保取材足够且准确。

6. 5类

5 类（恶性可能性大）是在不可触及的病变多数接受导丝定位切除的时代。那时 5 类的病变主要用于那些经冰冻切片病理恶性即可作出一期手术治疗决定的典型病变。如今，人们普遍接受了影像引导下穿刺活检术，即刻手术很少进行。更确切地说，目前的肿瘤处理几乎总是先经皮活检获得组织学诊断。因此，目前使用 5 类的主要理由在于对于非常可疑的病变经皮活检结果为非恶性的情况下，考虑影像病理不符，建议进行再次活检（一般是手术活检）。

5 类评估的恶性可能性为 ≥ 95%，因此 5 类应仅用于具有典型恶性特征的病例。和 X 线和超声检查一样，没有任何一个单一 MRI 征象对应 ≥ 95% 的恶性可能性，因此只有具有多个可疑征象时才可应用 5 类评估。

7. 6类

第 4 版 BI-RADS® 中加入这一分类，适用活检证实于恶性肿瘤但在手术切除前进行的检查。与应用较多的 4 类和 5 类不同，6 类诊断并不建议对病变进行活检，因为已经确定是恶性。在完整切除病变之前，可以将 6 类评估用于对活检证实的恶性肿瘤进行分期检查、对尝试用皮粗针活检方式将病变完全切除之后或者监测新辅助化疗疗效。

但是，还有另外一些已经由活检证实为恶性仍要进行乳腺影像检查的情形。例如，外科手术切除（肿块切除）后使用 6 类是不合适。这种情况下，除非发现有残留和新的可疑病变，否则不再进行组织活检。因此，肿块切除后检查仅见手术瘢痕未见恶性肿瘤残留，合适的评估应为良性（BI-RADS® 2 类）。换句话说，如果有残留的可疑病灶，合适的分类使 4 或 5 类。

应用 6 类还有另外一种潜在混淆的可能性。这种情况见于肿块完整切除之前，影像检查显示另外还有一个或多个可疑发现。因为接下来的处理是首先要通过进一步影像检查或影像引导组织活检或二者联合以确定刚发现的病变的性质。最终的评估应给予最需要立即处理的病变。如果发现一个或多个建议活检的病变，应该评估为 4 或 5 类。如果进一步影像学检查显示明确诊断的癌灶之外的病变无需组织活检，则可以评估为 6 类，即针对该癌灶处理即可。对于有多于一个异常的影像检查，报告中处理建议段落应该以单独语句注明未被最终评估涵盖的影像发现。

注意，如质量监测章节所述，应该在乳腺影像质量审计中排除报告为 6 类的病例。因为如果包括这些已经确诊的恶性肿瘤，可能会使审计的许多参数数据被曲解，影像最终的审计结果解释。

报告中应描述活检确诊的癌灶。如果还有其他提示活检的可以发现，应该予以描述。这种情况下，报告最终评估时，应该以建议活检干预（BI-RADS® 4 或 5 类）替代 BI-RADS® 6 类。

D. 常见问题

1. FDA 规定是否要求应用乳腺 X 线摄影 BI-RADS® 编码来对 MRI 检查结果进行分类?

否。FDA 乳腺 X 线摄影规定不适用于 MRI。但是 ACR 的确建议在 MRI 报告中使用 BI-RADS® 最终个评估编码。

2. 一个患者乳腺 MRI 检查结果为 BI-RADS® 2 类(良性)。但她的 X 线检查结果为 BI-RADS® 4 类(可疑)。该患者有恶性肿瘤保乳手术病史,临床医生认为她该区域应该接受活检。如果 X 线报告与 MRI 不符,在乳腺 MRI 报告的印象中根据 X 线检查阳性结果建议活检是否合适?

合适。可以在 MRI 报告中在给出良性评估后以独立段落来给出活检建议,并解释活检建议是基于 X 线的可疑发现。如果你的报告系统采用的是囊括 3 种乳腺影像检查的融合模式(乳腺 X 线摄影、超声、MRI),发给临床医生和患者的信件应基于最严重的 BI-RADS® 分类(本问题中为 4 类)。总之,不应该因为一种乳腺影像检查而否定另一种检查的活检建议。

3. 筛查性乳腺 X 线摄影可见异常不对称,结果为不完整评估(BI-RADS® 0 类)。随后的诊断性 X 线结果仍为 BI-RADS® 0 类。而超声检查结果为阴性(BI-RADS® 1 类)。尽管超声结果为阴性,我仍然认为该患者应该接受 MRI 检查,因为 X 线检查存在可疑之处。那么我在出具融合报告时,为保证临床处理合理应该选择哪种分类?

本问包括两种不建议采用 BI-RADS® 0 类的情形。首先,除了少数特殊情况外,诊断 X 线检查不应出现 0 类结果。因此,如果诊断性 X 线和超声同时检查,应该给出综合的最终评估分类(而不应是即将 X 线报告为 0 类,超声报告为 1 类)。应该根据是否在诊断性检查的报告中描述了良性发现,最终根据 X 线和超声的影像发现给出综合诊断,请参考以下实例。

- 如果报告的 X 线和超声部分均未描述异常,恰当的综合评估阴性(BI-RADS® 1 类)。
- 如果在乳腺 X 线摄影或超声的报告部分描述了一种或多种良性发现,恰当的综合评估为良性(BI-RADS® 2 类)。
- X 线可见局灶结构不对称,不伴有肿块、钙化或结构扭曲,而超声和触诊无对应发现。如果没有之前的 X 线检查结果可对比,恰当的评估为良性可能性大(BI-RADS® 3 类)。
- 如果诊断性 X 线检查可见可疑病变,而超声无对应发现(反之亦然),恰当的评估为可疑(BI-RADS® 4 类)。

第二点,**不应该因为诊断性乳腺影像检查提示进一步行 MRI 而将评估分类定为 BI-RADS® 0 类**。诊断医生应该在 MRI 检查之前综合诊断性 X 线和超声检查结果给出最终评估。如果需要进一步 MRI 检查，应该在 X 线、超声综合报告的患者处理建议部分加入该建议。这样做有如下好处：

- 如果患者并未按照建议接受 MRI 检查，综合诊断性乳腺影像报告
- 如果按照建议完成了 MRI 检查，也没有必要重新解读 X 线和超声检查。如果 MRI 评估为阴性或良性，则与诊断性 X 线和超声检查类似。如果 MRI 可见比 X 线和超声更可疑的病变，则可以推翻之前的 X 线和超的分类。

另外，注意有时 MRI 检查并不合适，包括以下情形：

- 代替对 X 线和（或）超声可疑发现的活检。
- 代替对 X 线和（或）超声良性可能性大病变的短期随访。
- 对 X 线和（或）超声良性发现（如男性乳腺发育或双乳多发、部分边缘清晰、部分遮蔽状的肿块）进行进一步评估。另外，多数淋巴结和脂肪坏死在 X 线和（或）超声上有典型良性表现（无需 MRI 检查）。

某些可疑结构扭曲太模糊而无法采用立体或超声定位活检，采用 MRI 进一步检查并无太大帮助。

4. 如果 BI-RADS® 0 类检查后的其他影像检查提示非良性发现怎么办？

很可能需要短期随访或活检。MRI 报告中应详细描述所有异常发现，并给出相应可疑度，这样施行额外检查的医生就不用重新解读初始的 MRI 检查。

5. 乳房无可疑发现，而腋窝可见肿大淋巴结。最终 BI-RADS® 评估分类？

如果没有明确的感染或者炎症诱因，孤立的单侧腋窝淋巴结肿大应该评估为可疑（BI-RADS® 4 类）。单侧腋窝淋巴结肿大可疑是隐匿性乳腺癌，或者更少见的淋巴瘤、黑色素瘤、卵巢癌及其他癌症转移。因此，应该仔细查看同侧乳房的图像。可以进行双侧腋窝超声检查，以明确是双侧还单侧。超声检查同时应检查同侧乳房、腋窝、手臂和手是否存在感染和验证，因为乳腺炎、乳房脓肿、皮肤的感染性疾病及猫爪热都可以引起良性的单侧腋窝淋巴结肿大。如果良性诱因明确，评估为良性（BI-RADS® 2 类）是恰当的。如果没有明确的感染或炎症，应评估为可疑（BI-RADS® 4 类），建议在进一步检查和复习病史后进行活检。然后可以进一步行超声引导的细针抽吸活检或空芯针活检，建议同时进行全乳超声检查以寻找隐匿的原发性乳腺癌病灶。

双侧腋窝淋巴结肿大部分可评估为良性（BI-RADS® 2 类），部分为可疑（BI-RADS® 4 类）。双侧淋巴结肿大多数为反应性或感染引起，如炎症性疾病（结节病、红斑狼疮、银屑病等）和 HIV。这些情况下恰当的评估时良性（BI-RADS® 2 类）。确诊淋巴瘤或白血病的患者也可以有腋窝淋巴结肿大。这种情况下，应该基于乳房内影像发现给予 BI-RADS® 评估，同时在报告中应注明腋窝淋巴结肿大和其相关疾病。例如，可以报告为阴性或良性，并记录"伴有双侧腋窝淋巴结肿大，推测与已知的淋巴瘤有关"。出具最终报告前最

好通过助手与转诊机构沟通，明确患者是否有相关病史。如果双侧腋窝淋巴结肿大无法解释，特别是新发时，提示淋巴瘤 / 白血病可能，可评估为可疑（BI-RADS® 4 类），建议超声引导针吸活检或空芯针活检。如果怀疑淋巴瘤，活检标本最好保存在生理盐水或 RPMI 1640 中以便进行流式细胞分选。

6. 应用乳腺 MRI 对假体完整性进行评估时应如何选择评估分类（如提示假体完整或破裂）？这些检查在审计中应视为 TP、FP、TN 还是 FN？

不应给予假体评估 BI-RADS® 评估分类。因为这些评估影像并非针对乳腺组织。

参考文献

1. Ha RS, Brennan S, Lee CH, Comstock CE, Morris EA. Periodic MRI follow-up of probably benign breast lesions: results of 3987 consecutive cases. Presented at the 97th Scientific Assembly & Annual meeting of the Radiological Society of North America, Chicago, IL, November 29, 20112.

2. Hambly NM, Liberman L, Dershaw DD, Brennan SB, Morris EA. Background parenchymal enhancement on baseline screening breast MRI: impact on biopsy rate and short-term follow-up. *AJR* 2011;196:218-24.

乳腺磁共振成像

附 录

ACR BI-RADS® ——MRI术语分类表

> 对于各个分类，选择最佳的术语来描述最主要的病变征象。
> 尽量保持乳腺MRI与乳腺X线摄影术语定义的一致。

乳腺组织		
A. 纤维腺体组织（FGT）量：在抑脂或不抑脂T1W图像上评估		
☐ 1．a．几乎全部为脂肪		
☐ 2．b．散在分布的纤维腺体组织		
☐ 3．c不均匀分布的纤维腺体组织		
☐ 4．d．致密纤维腺体组织		
B. 背景实质强化（BPE）：指纤维腺体组织的正常强化，大约在强化后90秒出现。		
1．水平（单选）	☐ a．极少	
	☐ b．轻度	
	☐ c．中度	
	☐ d．重度	
2．对称或不对称（双侧扫描时报告）	☐ a．对称	双侧乳房强化
	☐ b．不对称	某一侧乳房强化更明显

影像发现		
☐ C．点状病变：太小（<5mm）而无法用其他征象描述（如有，跳至E）的强化点。		
D. 肿块		
1．形状（单选）	☐ a．卵圆形（包括分叶状）	椭圆形或卵形（包含2或3个破浪起伏）
	☐ b．圆形	球形或圆形
	☐ c．不规则形	既非卵圆亦非圆形
2．边缘（单选）	☐ a．清晰	病变与周围组织整个边缘锐利，界限明显
	☐ b．不清晰	
	☐ i．不规则	凹凸不平或锯齿状边缘（不包括毛刺状）
	☐ ii．毛刺状	表现为自肿块发出放射状线影
3．内部强化特征（单选）	☐ a．均匀	强化均匀一致
	☐ b．不均质	强化后信号强度不均
	☐ c．边缘强化	肿块边缘部分强化更明显
	☐ d．内部暗分隔	肿块内部可见无强化的暗线
E. 非肿块样强化（NME）：既无肿块亦无点状病变的强化区域		
1．分布（单选）	☐ a．局灶	局限于小于一个象限的区域，夹杂脂肪或正常腺体组织（例外：局灶均匀强化）
	☐ b．线样	沿分支或不分支的线样分布

乳腺磁共振成像

		□ c. 段样	尖端指向乳头的三角形或锥形分布
		□ d. 区域	强化超过1个导管系统
		□ e. 多发区域	至少含有两大块强化组织，不符合一个导管分布范围，中间夹杂有正常组织。这种类型强化涉及多个区域，呈地图样。
		□ f. 弥漫	整个乳房内随机分布
	2. 内部强化模式 （单选）	□ a. 均匀	强化均匀一致
		□ b. 不均质	强化程度不一的区域夹杂有正常腺体和脂肪
		□ c. 集簇状	大小不一形态各异的强化区呈鹅卵石样排布，偶有融合
		□ d. 成簇环状	聚集在导管周围的细环形强化

□ **F.** 乳房内淋巴结：边缘清晰、均匀强化的肿块，外观呈肾性，有脂质淋巴结门（一般≤1cm）

□ **G.** 皮肤病变：良性、强化的皮肤病变

H. 非强化征象（多选）

□ **1.** T1W平扫高信号		T1加权序列平扫呈高信号
□ **2.** 囊肿		边缘清晰的圆形或卵圆形的薄壁含液体肿块，多数在T2W图像上呈高信号
□ **3.** 术后血肿/血清肿		表现为单纯性或复杂性囊肿。腔周常可见强化
□ **4.** 治疗后皮肤增厚和小梁增厚		手术和（或）放疗后可见
□ **5.** 不强化的肿块		多见于平扫图像中，一般是实性肿块，不可用于描述囊肿
□ **6.** 结构扭曲		乳腺实质被扭曲而无明确可见肿块
□ **7.** 假体、定位夹等导致的信号缺失		异物导致的信号缺失

I. 相关征象（多选）

□ **1.** 乳头回缩		乳头被牵拉内陷。注意与先天性乳头内陷鉴别
□ **2.** 乳头受侵		肿瘤直接侵犯乳头，并与乳头相连
□ **3.** 皮肤回缩		皮肤被异常牵拉
□ **4.** 皮肤增厚		皮肤异常的增厚强化
5. 皮肤受侵		
	□ a. 直接侵犯	肿瘤直接侵犯皮肤的位置出现强化
	□ b. 炎性乳癌	根据侵犯真皮淋巴管的范围不同，炎性乳癌可以引起局灶或弥漫的皮肤强化

乳腺磁共振成像

☐ 6. 腋窝淋巴结肿大		肿大的淋巴结需要评估、结合临床、进一步检查，尤其是较之前检查新发或明显增大或变圆时
☐ 7. 胸大肌受侵		邻近的胸肌受累，表现为异常强化
☐ 8. 胸壁受侵		累及肋骨或肋间隙（胸肌后方），表现为异常强化
☐ 9. 结构扭曲		结构扭曲常作为其他影像发现的伴随征象，提示腺体实质被周围的病变扭曲或牵拉

J．含脂肪病变

1．淋巴结	☐ a．正常	
	☐ b．不正常	
☐ 2．脂肪坏死		
☐ 3．错构瘤		
☐ 4．术后含脂肪的血肿/血清肿		

K．病变位置：重要病变（任何非良性病变）必须通过三角定位原理确定其在乳房中的三维位置

☐ 1．位置		描述：右乳、左乳还是双乳 使用：象限位置（外上、内上、外下、内下）和钟面位置，或 使用：乳晕区、中央区、腋尾来描述具体位置
☐ 2．深度		使用前、中、后1/3来说明病变在乳房中的深度（见图3-226）。如果可行，应包括距乳头、皮肤或胸壁的厘米数

L．动态增强曲线评估：注射造影剂增强过程中病变的强化特征

信号-强度曲线

1．早期		最初2分钟内或曲线开始变化前的强化模式
	☐ a．缓慢	最初2分钟内信号强度增加<50%
	☐ b．中等	最初2分钟内信号强度增加50%～100%
	☐ c．快速	最初2分钟内信号强度>100%
2．延迟期		2分钟后或曲线开始变化后的强化类型
	☐ a．渐增型	信号强度随时间持续增加>10%
	☐ b．平台型	信号轻度升高后保持不变
	☐ c．流出型	信号强度达到顶点后下降>10%

M．假体

1．假体材料和腔型	☐ a．盐水	
	b．硅胶	

乳腺磁共振成像

<table>
<tr><td></td><td>☐　i．完整</td><td></td></tr>
<tr><td></td><td>☐　ii．破裂</td><td></td></tr>
<tr><td></td><td>☐　c．其他植入材料</td><td></td></tr>
<tr><td></td><td>☐　d．腔型</td><td></td></tr>
<tr><td>2．假体位置</td><td>☐　a．腺体后</td><td></td></tr>
<tr><td></td><td>☐　b．胸肌后</td><td></td></tr>
<tr><td>3．假体外形异常</td><td>☐　a．局部膨出</td><td></td></tr>
<tr><td>4．硅胶假体囊内
异常</td><td>☐　a．放射状皱褶</td><td></td></tr>
<tr><td></td><td>☐　b．包膜下线</td><td></td></tr>
<tr><td></td><td>☐　c．锁眼征（泪滴、套锁）</td><td></td></tr>
<tr><td></td><td>☐　d．意面征</td><td></td></tr>
<tr><td>5．囊外硅胶</td><td>☐　a．乳腺内</td><td></td></tr>
<tr><td></td><td>☐　b．淋巴结内</td><td></td></tr>
<tr><td>☐　6．水滴</td><td></td><td></td></tr>
<tr><td>☐　7．假体周围液体</td><td></td><td></td></tr>
</table>

评估分类（单选）

不完整评估	处理建议	恶性可能性
☐ 0类：检查不完全——需要结合其他的影像评估	推荐进一步检查：乳腺X线摄影或针对性超声	N/A

完整评估	处理建议	恶性可能性
☐ 1类：阴性	如果终身风险累计≥20%，常规乳腺MRI筛查	恶性可能性基本为0
☐ 2类：良性	如果终身风险累计≥20%，常规乳腺MRI筛查	恶性可能性基本为0
☐ 3类：良性可能性大	短期（6个月）随访	恶性可能性≥0但≤2%
☐ 4类：可疑	组织学诊断	恶性可能性＞2%但＜95%
☐ 5类：恶性可能性大	组织学诊断	恶性可能性≥95%
☐ 6类：活检证实的恶性肿瘤	临床可行是手术切除	N/A

乳腺术语分类表并非书面报告，仅仅用于数据收集。

乳腺磁共振成像

乳
腺
磁
共
振
成
像

乳腺影像报告与数据系统图谱
随访和结果监测

ACR BI-RADS®——Follow-up and Outcome Monitoring
（2013 版）

Elizabeth A. Sickles，MD

Carl J. D'Orsi，MD

译者（按姓名汉语拼音排序）：

杜 炜 刘 贺 刘 淼 彭 媛

随访和结果监测

序

目前，美国食品药品管理局（FDA）[1] 的规章要求所有涉及乳腺影像检查的机构都要进行最低限度的审计。美国放射学院（the American College of Radiology，ACR）则坚持应对乳腺影像的操作及阅片医师进行更为复杂的审计，以明确可接受的临床诊断效果。随访和结果监测一章详细描述了如何进行临床相关审计（需要收集哪些数据，以及需要计算哪些参数以进行分析）。知道如何操作将会帮助我们认识不足，促进研究，而且还对减少不良的医学法律后果具有现实意义。

在第 4 版乳腺影像报告与数据系统（BI-RADS®）指南中，随访和结果监测是乳腺 X 线检查一章中的一部分。这是由于 X 线检查的审计程序及由该审计程序确立的基准数值已使用多年，因此任何单独的 X 线检查机构（或阅片医师个人）都可以将观察到的结果与这些基准数值作对比。目前不论是乳腺超声还是乳腺 MRI 都没有标准的审计程序，也没有基准数值以评价这些检查的诊断效果。

从第 4 版指南出版之后，乳腺超声和 MRI 越来越多地应用于乳腺病变的筛查和诊断，所以现在正是为这些检查方式制定审计程序的时候。因此在第 5 版 BI-RADS® 指南中，我们重新撰写了这份扩充版的随访和结果监测。它包括了上述三种影像学检查的审计程序。

本章明确定义了乳腺影像学检查阳性及阴性的含义，如何判定每一个诊断是否为"真"，以及诊断分类和处理建议在临床决策中的作用。出于审计的目的，真阳性定义为乳腺影像学检查后到推荐下次筛查的时间间隔内有组织学诊断证实的乳腺癌。对本章内所有的定义来说，推荐的筛查时间间隔为 1 年（365 天），因为它是到目前为止美国国内最为被人们接受的时间间隔。但是，使用 2 年（或更长时间）为筛查时间间隔的乳腺影像机构必须将所有定义中的时间间隔替换掉，不管该机构是位于美国国内还是其他地方。

本章中列举了真阳性、真阴性、假阳性及假阴性的实例，并用这些定义描述了各例的特征。请注意，乳腺影像学检查被评为 BI-RADS® 6 类的病例不应被纳入到审计程序中，因其已被病理证实为恶性。若包含这些病例将会导致一些考核参数（performance parameters）如癌症检出率和阳性预测值的结果产生偏差，从而造成对审计结果的理解出现混淆，并把考虑是否修正错误的过程搞得太过复杂化。

第 5 版 BI-RADS® 指南是为了指导日常实践而制订的，它使得乳腺影像机构及阅片医师个人进行临床相关审计变为可能。BI-RADS® 指南总是在不断更新的，它必须不断适应乳腺影像实践中的变化才能对阅片医师具有实用价值。因此，BI-RADS® 委员会欢迎使用者们以纸版或电子版的形式向 ACR 提供任何意见、建议和要求。在提交之前，请先浏览 ACR BI-RADS® 的网页 [http: //www.acr.org/ ~ /media/ACR/Documents/PDF/QualitySafety/ Resources/BIRADS/BIRADSFAQs.pdf]，其内容为委员会已通过的对已提意见或建议的回复。

乳腺影像报告与数据系统委员会

美国放射学院

1891 Preston White Drive，Reston，VA 20191

E-Mail：BI-RADS@acr.org

Elizabeth A. Sickles，MD，FACR

Carl J. D' Orsi，MD，FACR

简　介

　　本章详细描述了如何搜集乳腺影像审计所需的数据以及如何计算重要的衍生数据。这使得每一位阅片医师可以评价自己在乳腺影像阅片方面的整体表现。如果可能的话，应将筛查性和诊断性检查的审计分别进行。本章所述的基本原则通用于乳腺 X 线、乳腺超声及MRI。除基本的临床相关审计之外，也可以收集更为全面的审计数据以计算衍生数据。这些衍生数据可以提供关于乳腺影像检查效果的一些其他的重要信息。本章中列举了日常工作中都有可能遇到的例子，并用定义及数学公式剖析了这些例子的特征。

　　审计是建立在客观性与可重复性的基础上的，因此，各种乳腺影像操作所得的数据都是可以比较的。此外，对不同影像检查方式的审计应使用同样的标准，以利于检查方式间的比较，除非某种检查方式因其特殊性而必须使用不同的审计方法。

　　X 线检查的审计程序及由该审计程序确立的基准数值已使用多年，因此乳腺影像机构（或阅片医师个人）可以将观察到的结果与这些基准数值作对比。因此，只要它是切实可行的，那么将乳腺超声和 MRI 检查的审计建立在 X 线审计的标准和规则的基础上就是合理的。

　　在一系列的审计流程中，一方面，X 线筛查包括拍摄一套标准图像（通常每侧乳房拍摄一套 MLO 片和 CC 位片，偶尔也会加照侧位片和前压式侧斜位片以投照更多的乳腺组织，提升成像质量），然后对其阅片，并决定是否建议患者在下次筛查前进行处理。建议被检者行额外的（诊断性）乳腺影像检查以进一步评估在标准影像中发现的病灶，可以为定义"阳性"筛查结果提供一个客观且可重复的标准，因为它包括了在下次筛查前采取的处理措施。同样的，在下次筛查前没有接受进一步处理则被定义为筛查阴性。如果患者在等待 X 线筛查结果的时间内（在线阅片），其他的影像结果定义了阳性检查结果，那么筛查和诊断报告是否分开应明确指出。BI-RADS® 分类用于做出清晰明确的临床诊断，而评价诊断效果的参数则是用于确保准确、可比较的审计，这两者之间是不同的，理解这一点非常重要。在前述的关于在线阅片的例子中，阅片医师可以选择不对筛查结果进行单独报告，而是待进一步影像检查后对检查结果做出整体的评价。如果最终报告为良性（BI-RADS® 2 类），那么**出于审计的目的**，筛查部分应为"需要进一步影像学评估"（BI-RADS® 0 类），而诊断性检查部分应为"良性"（BI-RADS® 2 类）。因此，对本次检查结果审计为筛查部分阳性，诊断性检查部分阴性。虽然出具一份报告只提到最终诊断为良性（BI-RADS® 2 类）是可以的，但若因此而认为筛查性部分和诊断性部分均为阴性则是

随访和结果监测

不当的。

另一方面，筛查性乳腺 MRI 指对一侧或双侧乳房的薄层连续成像，它们通常与诊断性乳腺 MRI 所记录的图像是相同的。因此，乳腺 MRI 的筛查同时也是一个完整的诊断性检查，即，乳腺 MRI 筛查阳性和诊断性检查阳性的意义是一样的。

处在上述两种检查方式之间的是乳腺超声筛查，它通常是对双侧乳房进行实时扫描。在此过程中，检查者做出最终诊断，并记录支持诊断的图像。尽管乳腺超声筛查的阅片存在实时性这个特点，且操作者为了支持阅片结果记录了一系列特征性的图像，但判断 X 线筛查阴性或阳性的基本标准和审计规则也适用于超声筛查。操作者（不管是诊断医师还是受过正规训练的乳腺超声检查医师）一般使用手持探头进行操作，仅记录少量对整个乳腺具有代表性的图像。在最近 ACR 关于乳腺超声筛查的影像网络试验中，阴性结果被限定为每侧乳房至少要截取 5 幅图像：每个象限一张及乳晕区一张[2]。这点也适用于所有正常的（阴性或良性）超声筛查的常规临床操作。本版 BI-RADS® 指南也建议采用此方法。实时扫描时，若超声检查师和（或）诊断医师在自动全乳超声的一张或多张影像中发现一个可疑病灶，那么操作者可能会为患者进行更细致的扫描以明确病灶的意义，从而做出处理决定，或者为了短期随访或活检的目的，留取更多的图像来全面反映病灶的超声影像特点。这些额外的图像与诊断性乳腺超声相似，通常将探头垂直于乳腺，从横、纵切面获得病灶的成组图像，可以用或不用标尺测量，有时使用一些其他的超声技术，如多普勒、复合成像、谐波和弹性成像。因此同乳腺 X 线筛查一样，为了进一步评估在标准图像上发现的病灶而留取额外的（诊断性）影像为定义超声筛查阳性提供了客观且可重复的原则，因为这涵盖了下次筛查之前采取的措施。正如阳性 X 线筛查的在线阅片一样，它与是否将筛查和诊断性检查分别报告及筛查和诊断性检查之间的间隔时长有关。注意，如果某乳腺超声机构的操作程序指南中规定，筛查时每侧乳腺截取的图像数与 BI-RADS® 标准不同，那么那些根据 BI-RADS® 指南中推荐的定义衍生而来的基准数值可能并不适用于该机构。

超声筛查阳性的定义同样适用于全乳自动超声，当病人被召回行进一步诊断性检查以评估筛查发现的病灶时，这在功能上与 X 线筛查病例的批量阅片相似，因为这些病例也被召回以进一步行诊断性检查。

注意，X 线及超声的筛查结果阳性这一审计概念的核心为是否记录了额外的诊断性图像以进一步评估筛查发现的病灶。这就将审计的标准建立在不需要人为判断的基础上，而是依靠影像报告记录的是仅有标准图像还是标准图像加额外的诊断图像来决定，从而实现了客观性和可重复性（并克服了主观性）。如果使用电子报告系统出具超声筛查报告将对审计大有裨益，因为该系统可以提前发现是否有额外的影像被记录。

随访和结果监测

　　总之，第 5 版 BI-RADS® 指南为三种主要的乳腺影像检查手段确立了客观且可重复的审计方式。这些审计方式是有内在一致性的，并且允许对结果数据进行更有意义的检查方式之间的比较。随着乳腺超声与 MRI 的应用日益广泛，我们认为这种比较将会变得越发重要。

为确保审计数据受到保护，仅作为同行评审所需资料，放射科医师应该咨询所在州的法律和法规。

随访和结果监测

修订记录

日期	页数	章节	修订原因
12/31/2013	-	-	原始版本

随访和结果监测

I. 统计术语词汇表

以下是乳腺成像实践中基本审计和综合审计所使用的统计术语词汇表，这两种审计在后文会有详细解释。

1. 筛查性检查（乳腺 X 线摄影、乳腺超声、乳腺 MRI）： 针对无症状女性所行的检查，以检出早期或临床阴性的乳腺癌。筛查后的处理建议有两种，一个是下次常规筛查前采取措施，另一个则是下次常规筛查前不采取任何措施。

2. 诊断性检查： 乳腺 X 线摄影、B 超及 MRI 筛查各自的特点导致这三者诊断性检查的定义有些许不同。

a. 乳腺 X 线摄影： 行该诊断性检查的原因有很多，最常见的有：

i. 被检者有**临床症状或体征**，提示乳腺癌可能，或近期诊断为乳腺癌。

ii. 因乳腺 X 线摄影、B 超或 MRI 筛查异常而进一步行乳腺 X 线的评估。

iii. 在被检者离开乳腺影像机构之前（见下文 4a 部分），对其在线进行进一步的 X 线评估，以评价 X 线筛查发现的病灶。记住，就像前面提到的那样，本次检查的筛查部分在审计时应被计为阳性（实际上是 BI-RADS® 0 类），并在额外的（诊断性）成像的基础上作出最终的 BI-RADS® 诊断。还要注意的是 X 线报告可能是为了清楚和临床的方便性只描述了最终的（诊断性的）评估，而对检查的审计则是按照筛查和诊断部分分开进行的。

iv. 患者此前曾行 X 线检查发现一个可能为良性的病灶，现正定期复查 X 线摄影。如长期随访观察之后（2 年或 3 年）病灶无明显变化，或经过影像科医师的慎重考虑之后，该病灶仍被诊断为良性（BI-RADS® 2 类）的话，那么此后患者可重新进行常规筛查。

v. 乳腺癌患者近期曾接受保乳手术治疗，现正接受短期随访。同样，当短期随访结束后，经过影像科医师的慎重考虑，患者可重新接受常规筛查。

（一些特殊的筛查类型，如针对既往曾有乳腺癌病史或行活检证实为良性的无症状女性，以及曾行隆胸手术的无症状女性的检查，经常被视作诊断性检查。但出于审计的目的，仍需将这些检查归为**筛查性检查**）

b. 乳腺 B 超： 行该诊断性检查的原因包括以下几点：

i. 患者有**临床症状或体征**，提示乳腺癌可能，或近期诊断为乳腺癌。

ii. 因乳腺 X 线摄影、B 超或 MRI 筛查异常而进一步行乳腺超声检查。

iii. 在被检者离开乳腺影像机构之前（见下文 4b 部分），对其行进一步的超声评估，以评价超声筛查发现的病灶。

iv. 患者此前曾行超声检查发现一个可能为良性的病灶，现正定期复查超声。如长期随访观察之后（2 年或 3 年）病灶无明显变化，或经过影像科医师的慎重考虑之后，该病灶仍被诊断为良性（BI-RADS® 2 类），那么此后患者可重新接受常规筛查。

ⅴ．近期接受新辅助化疗或保乳术后的乳腺癌患者的短期随访。

（针对既往乳腺癌或隆胸术后的无症状患者的乳腺超声可以视作诊断性检查。但出于审计目的，仍需将这些检查归为**筛查性检查**。）

c．乳腺 MRI：行该诊断性检查的原因包括以下几点：

ⅰ．患者有**临床症状或体征**，提示乳腺癌可能，或近期诊断为乳腺癌。

ⅱ．因乳腺 X 线、超声筛查异常而进一步行乳腺 MRI 检查。

ⅲ．患者此前曾行乳腺 MRI 发现一个可能为良性的病灶，现正定期复查 MRI。如长期随访观察之后（2 年或 3 年）病灶无明显变化，或经过影像科医师的慎重考虑之后，该病灶仍被诊断为良性（BI-RADS® 2 类），那么此后患者可重新接受常规筛查。

ⅳ．MRI 引导下活检证实为良性病灶的短期随访。

ⅴ．近期接受新辅助化疗或保乳术后的乳腺癌患者的短期随访。

（针对既往乳腺癌或隆胸术后的无症状患者的乳腺 MRI 可以视作诊断性检查。但出于审计目的，仍需将这些检查归为**筛查性检查**。）

表4-1 诊断性检查——定义总结

乳腺X线	乳腺超声	乳腺MRI
有临床症状或体征，提示乳腺癌可能，或近期被诊断为乳腺癌	有临床症状或体征，提示乳腺癌可能，或近期被诊断为乳腺癌	有临床症状或体征，提示乳腺癌可能，或近期被诊断为乳腺癌
因乳腺X线、超声或MRI筛查结果异常，需要进一步评价	因乳腺X线、超声或MRI筛查结果异常，需要进一步评价	因乳腺X线、超声或MRI筛查结果异常，需要进一步评价
在被检者离开乳腺影像机构前行进一步检查，以评价X线筛查时发现的病灶	在被检者离开乳腺影像机构前行进一步检查，以评价乳腺超声筛查时发现的病灶	
此前行X线检查发现一个可能为良性的病灶，现定期接受X线复查	此前行乳腺超声发现一个可能为良性的病灶，现定期接受超声复查	此前行乳腺MRI发现一个可能为良性的病灶，或是在MRI引导下行活检证实为良性病灶，现定期接受MRI复查
近期接受保乳手术的乳腺癌患者的短期随访	近期接受新辅助化疗或保乳术后的乳腺癌患者的短期随访	近期接受新辅助化疗或保乳术后的乳腺癌患者的短期随访

3．组织学诊断：任何类型的介入性操作后（细针抽吸细胞学检查、粗针穿刺活检、切开活检、肿物切除活检）获得的病理学诊断。如果病理科医师做出的细胞学或组织学诊断与活检病灶的影像学表现一致，则认为该组织学诊断与影像学一致。如不相符，则两者不

随访和结果监测

一致。例如，组织学诊断为纤维腺瘤的肿物，但其影像学表现却含有细线样钙化及毛刺征；又如，影像学上边界清楚的椭圆形肿物实际上是良性的纤维脂肪组织。此外，**诊断性囊肿穿刺抽吸**也应包含在组织学诊断的定义中。因为那些在 X 线或超声下良性特征不典型的乳腺囊肿可以通过这种检查方式明确诊断。如抽吸后肿物消失，那么病理学诊断并不是必要的。需要注意的是，**治疗性囊肿穿刺抽吸**并不是组织学诊断。因为它的目的是缓解良性囊肿所导致的局部疼痛或触痛，或是缓解患者因这些症状而产生的焦虑之情。它并不是以诊断为目的，所以不能算作组织学诊断。

4. **阳性筛查性检查**：指在下次常规筛查之前，建议行进一步诊断性成像的筛查；不管被检者是否已离开乳腺影像机构，为进一步筛查所发现的病灶而进行的额外的诊断性影像检查（不管是否分别出具筛查和诊断性检查的报告），或者建议进行组织学诊断。考虑到乳腺 X 线、超声及 MRI 筛查具有各自的特殊性，后文会分别对三者的阳性筛查性检查加以解释。

a. **乳腺 X 线**：对于 X 线筛查来说，通常包括患者还在乳腺影像机构内时（在线阅片），召回被检者（BI-RADS® 0 类）所行的检查，或是为进一步评价筛查所发现的病灶所进行的额外的乳腺影像学检查。建议行组织学诊断或是短期随访的情况（分别是 BI-RADS® 4 或 5 类，以及 BI-RADS® 3 类）则很少被定义为阳性 X 线筛查检查（不鼓励使用）。需要注意的是，此处提到的阳性筛查的定义与 MQSA 最终条例中所规定的不一样，后者仅限于建议行组织学诊断的病例。一个有实际意义的筛查结果审计应当把那些建议召回（BI-RADS® 0 类）的病例也视为"阳性"，这些病例中应包括那些因加照额外的图像作为整体检查的一部分而使得在线阅片时即转为诊断性检查的筛查检查。因为从审计的角度来说，它本质上与在另一天将被检者召回行额外成像是一样的。此外，BI-RADS® 3 类不应用于筛查性 X 线检查，而仅应用于筛查有所发现后所进行的精确的影像检查。但若不按照指南的建议进行操作，确实将筛查评为 BI-RADS® 3 类，并建议患者在短期内进行影像学的随访的话，则应将本次筛查视为阳性。因为被检者在下次常规筛查之前接受了额外的影像学检查。

b. **乳腺超声**：对于乳腺超声筛查来说，通常包括被检者离开乳腺影像机构前为进一步评价超声筛查发现的可疑病灶所进行的额外的诊断性乳腺超声检查。从审计的角度来说，由于除了筛查外还另外记录了一些图像，它在本质上与阳性 X 线筛查的在线阅片很相似，因为除了标准的正常筛查之外还记录了额外的影像（这些额外的影像通常包括成对的横、纵切图像，经常有或没有病灶径线的测量，有时候也会使用额外的超声技术例如多普勒、复合成像、谐波和弹性成像）。需要注意的是，乳腺超声筛查阳性的定义适用于所有使用手持探头的检查，不管操作者是诊断医师还是受过正规训练的乳腺超声检查师。同阳性 X 线筛查的在线阅片一样，不管是否分别出具筛查报告和诊断报告，出于审计目的，只要记录了额外的（诊断性）成像，超声筛查检查就应被视作阳性。举例来说，如果超声检查师或超声医师在进行一次筛查过程中，记录了机构所规定的常规筛查之外的影像资料，那么本次筛查在审计时将被视为阳性。然而，如果仅记录常规筛查影像，并作出阴性或良性的诊断的话，那么本次筛查在审计时将被视为阴性，因为操作者认为这些证据已足够做出诊断。另外，即便只记录了常规筛查的图像，只要病灶在实时扫描时可以被充分评估，且具有典型的良性特征，不需要后续超声检查比对的话，一个或多个病灶仅留一幅图也足够了。超声筛查阳性这一定义也适用于全乳超声自动筛查，患者被召回后行额外的诊断性乳腺影像检查以进一步评估可疑发现，这种从审计的角度来说，它实际上同 X 线筛查的批量阅片是相似的，因为 X 线筛查也是将患者召回行进一步的诊断性成像。此外还需要注意的是，如果任意一种类型的超声筛查被诊断为 BI-RADS® 3 类，并建议被检者进行短期影像随访（通常要为这些可能为良性的病灶记录完整的诊断性成像，因为在接下来的超声复查中，进行图像的对比是非常重要的）的话，认为本次检查为阳性的原因不仅是因为记录了其他的（诊断性）成像，还因为建议被检者在下次筛查前接受额外的影像学检查。

 c. 乳腺 MRI：乳腺 MRI 与 X 线和超声不同，因为乳腺 MRI 的筛查与诊断性检查所记录的图像通常没有区别。因而 MRI 的筛查同时也是一个完整的诊断性检查。因此，MRI 筛查阳性的患者经常直接被建议行组织学诊断（BI-RADS® 4 类和 5 类）。虽然建议进一步检查（BI-RADS® 0 类）的情况较少，但若要得到有意义的乳腺 MRI 筛查的审计结果，这种情况应该被归为阳性。与 X 线和超声不同，由于 MRI 的筛查和诊断性检查的图像是一样的，因此 BI-RADS® 3 类可用于乳腺 MRI 筛查的评价。但若是乳腺 MRI 筛查为 BI-RADS® 3 类，且建议患者行短期随访，那么本次筛查应当被视为阳性，因为患者在下一次常规筛查前做了其他的影像学检查。

 5. 阳性诊断学检查（乳腺 X 线摄影、超声、MRI）：指建议行组织学诊断的病例（BI-RADS® 4 或 5 类）

 6. 阴性诊断性检查（乳腺 X 线摄影、超声、MRI）：指不需要组织学诊断的病例，即诊断性检查被评价为阴性、良性或可能为良性（分别是 BI-RADS® 1 类、2 类或 3 类）的病例。需要注意的是，BI-RADS® 3 类在诊断性检查里视作阴性（因不需要组织学诊断），但在筛查性检查中是阳性（因其需要在下次常规筛查前行进一步检查）。

 7. 乳腺癌：指组织学诊断为导管原位癌或任意类型的原发性（非转移性）浸润性乳腺癌。出于审计目的，阳性事实指的是在乳腺影像学检查后，获得组织学诊断的时间处于建议的筛查间期内。**在本节之后提到的定义（如真阳性，真阴性等）及后文所列举的例子中，推荐的筛查间期为 1 年（365 天），因为到目前为止这是在美国最常被推荐的时间间隔。如果确实可以的话，也可以将这些定义中的间期长度定为 2 年或以上。**

 需要注意的是，如果是因为召回（BI-RADS® 0 类）而行诊断性检查的话，乳腺癌诊断的间期应从筛查之日算起。如果是因为其他原因行诊断性检查的话，间期应从诊断性检查之日算起。

8. 真阳性（TP）：在阳性乳腺影像学检查后的 1 年内，经组织学诊断确诊为乳腺癌的。注意，筛查时 BI-RADS® 3 类为阳性。

9. 真阴性（TN）：在阴性乳腺影像学检查（筛查 BI-RADS® 1 类或 2 类，诊断性检查 BI-RADS® 1、2 或 3 类）后的 1 年中，没有组织学诊断表明是乳腺癌的。

10. 假阴性（FN）：在阴性乳腺影像学检查（筛查 BI-RADS® 1 或 2 列，诊断性检查 BI-RADS® 1、2 或 3 类）后的 1 年中，经组织学诊断为乳腺癌的。

11. 假阳性（FP）：有三种情况：

a. FP_1：阳性筛查（包括 BI-RADS® 3 类）后的 1 年内，没有组织学诊断表明为乳腺癌。注意，这里包括 BI-RADS® 3 类的筛查。

b. FP_2：在阳性检查（BI-RADS® 4 或 5 类）的基础上建议活检或外科就诊后的 1 年内，没有组织学诊断证明为乳腺癌。

c. FP_3：在阳性检查（BI-RADS® 4 或 5 类）的基础上建议活检后的 1 年内，与影像学一致的良性组织学诊断（或与影像学不一致的良性组织学诊断，或没有组织学诊断为乳腺癌）。

注：TP+TN+FP+FN= 总检查数

本注释针对定义 9、10、11 和 12

12. 阳性预测值（PPV）：有 3 种情况

a. PPV_1（筛查异常）：在所有筛查阳性的病例（通常指 BI-RADS® 0 类、3 类、4 类或 5 类）中，1 年内经组织学确诊为乳腺癌的病例所占的百分比。乳腺筛查评价为 BI-RADS® 4 或 5 类的病例（不鼓励使用）虽不常见，但仍然是可能出现的情况。这也包括筛查评价为 BI-RADS® 3 类的病例。由于阳性的乳腺 MRI 筛查经常包括 BI-RADS® 4 或 5 类的病例，所以它的 PPV_1 实际上等同于 PPV_2。

PPV_1＝TP/ 筛查阳性病例数

或

PPV_1＝TP/（TP+FP_1）（FP_1 定义见 11a）

b. PPV_2（建议活检）：在所有诊断性检查（偶有筛查性检查）后建议活检或外科就诊的病例（BI-RADS® 4 或 5 类）中，1 年内经组织学诊断为乳腺癌的病例所占的百分比。

PPV_2＝TP/ 筛查或诊断性检查后建议活检的病例数

或

PPV_2＝TP/（TP+FP_2）（FP_2 定义见 11b）

注：PPV_2 是用于评估诊断性检查的参数。然而一些已知的关于 X 线筛查的研究也同

样报告了 PPV_2 这个数据。在筛查中，PPV_2（或筛查 PPV_2）的定义是取决于 FP_2 这个变量的定义的。因为在 FP_2 的定义中，阳性检查包括那些少见的建议行组织学诊断的筛查病例（BI-RADS® 4 类或 5 类），还包括那些筛查后建议召回（BI-RADS® 0 类）行诊断性检查，并建议对同一病灶（BI-RADS® 4 或 5 类）行组织学诊断的病例。因此，筛查的 PPV_2 是指筛查阳性后行组织学诊断而产生的结果，即使建议诊断性检查后行组织学诊断的医师与筛查后仅建议召回行进一步检查的医师是不同的。因此，筛查 PPV_2。

c．与其说是作为直接检测医师对筛查检查的诊断水平的指标，不如说是监测筛查操作的指标更为准确。**PPV_3（执行活检）**：在所有诊断性检查阳性（BI-RADS® 4 类或 5 类）需要进一步行组织学诊断的病例中，经组织学诊断为乳腺癌的病例所占的百分比。PPV_3 也叫恶性检出率或阳性活检率（PBR）。

PPV_3=TP/ 活检病例数

或

PPV_3=TP/（TP+FP₃）（FP_3 定义见 11c）

注：虽然 PPV_3 是用于评价诊断性检查的度量标准，但它偶尔也用于 X 线筛查，此时它的定义与目的与筛查时的 PPV_2 相似（见 12b）。

13. 敏感性：乳腺癌被检出的可能性，即，在影像检查实施后的 1 年内经组织学诊断为乳腺癌的阳性检查数目与同时期所有接受检查的人群中乳腺癌的总数的比值。

敏感性 =TP/（TP+FN）（FN 包括影像学检查时漏诊的癌症病例）

14. 特异性：非癌症患者检查为阴性的可能性，即，在影像检查实施后的 1 年内未经病理诊断乳腺癌的阴性检查数目与同时期实际为阴性病例的总数的比值。

特异性 =TN/（TN+FP）

15. 乳腺癌检出率：每 1000 个接受影像学检查的人中检出乳腺癌的患者数。

a．当单独计算筛查的癌症检出率，或分别计算筛查性及诊断性检查的癌症检出率时，该参数有很大的临床意义。

b．也可以分别计算初次筛查即发现的乳腺癌（prevalent cancers）及按推荐的筛查时间间隔或接近的时间进行后续的乳腺筛查中所发现的乳腺癌（incident cancers）的癌症检出率。

16. 异常诊断率：阳性检查占总检查数的比例。对于筛查性检查，阳性检查通常包括 BI-RADS® 0 类的乳腺 X 线和（出于审计目的的）乳腺超声检查，BI-RADS® 4 或 5 类的乳腺 MRI 检查，以及所有 BI-RADS® 3 类的影像学检查。对于诊断性检查，阳性检查包括 BI-RADS® 4 类或 5 类的检查。

异常诊断率 = 阳性检查数 / 总检查数

注：在许多发表的有关乳腺 X 线筛查的文献中，召回率等同于异常诊断率，且在计

算时除了 BI-RADS® 0 类还包括 BI-RADS® 4 类或 5 类的病例。这样做是因为筛查为 BI-RADS®4 或 5 类的病例需要及时附加成像以

评估疾病的程度，并为几乎所有的筛查病例制订影像引导下活检的方案，虽然 BI-RADS® 4 或 5 类的筛查并不多见。只有在召回率实际上等同于异常诊断率的情况下，即，只有将所有阳性的筛查病例（而不仅仅是那些建议召回的病例）纳入计算，召回率的计算才是非常有意义的。在计算筛查的异常诊断（召回）率的时候，BI-RADS® 0 类、3 类、4 类、5 类级均应纳入到计算中。

图4-1　筛查性检查和诊断性检查

	活检结果		
		阳性（1年内组织学诊断为乳腺癌）	阴性（活检良性或1年内未发现恶性）
筛查性检查	阳性（BI-RADS® 0类、3类、4类、5类）[a]	**TP**	**FP**
	阴性（BI-RADS® 1、2类）	**FN**	**TN**

敏感性=（TP/TP+FN）

	活检结果		
		阳性（1年内组织学诊断为乳腺癌）	阴性（活检良性或1年内未发现恶性）
诊断性检查	阳性（BI-RADS® 4类、5类）[a]	**TP**	**FP**
	阴性（BI-RADS® 1类、2类、3类）	**FN**	**TN**

敏感性=TP/（TP+FN）

特异性=TN/（TN+FP）

PPV=TP/（TP+FP）

[a]乳腺X线摄影：通常包含BI-RADS® 0类，但偶尔也有BI-RADS® 4类或5类（不鼓励使用）。
超声：实际上包括BI-RADS® 0类。
乳腺MRI：通常包括BI-RADS® 4类或5类。
筛查时，X线摄影、B超、MRI均包括BI-RADS® 3类。

II. 基本的临床相关审计

　　需要收集最低限度的原始数据来计算重要的衍生数据，以便每一个放射科医师能够对他 / 她自己的乳腺影像诊断效果进行评估。MQSA 仅要求其中两项原始数据（不要求衍生数据计算），而且这仅适用于乳腺 X 线。所以即使是一个基本的审计也比联邦条例[1] 所要求的数据收集和分析要多。

表4-2　基本的临床相关审计

A. 需要收集的数据

1. 影像学检查方式

2. 具体审计时间段的日期及审计期内的总检查数

3. 筛查性检查的数量及诊断性检查的数量（每一类应分别进行审计）

4. 建议进一步行影像学评估的病例数（召回）（ACR BI-RADS® 0类：需要进一步影像学评估）

5. 建议短期随访的病例数（ACR BI-RADS® 3类：可能为良性）

6. 建议行组织学诊断的病例数（ACR BI-RADS® 4类：可疑；BI-RADS® 5类：高度可疑恶性）

7. 组织学诊断结果：所有诊断为ACR BI-RADS® 0、3、4、5类的病例经组织学诊断为恶性或良性（ACR建议将细针抽吸活检、粗针穿刺与外科切除活检等病例的数据分开保存）。MQSA最终条例要求尽可能收集X线检查后建议行组织学诊断的病例的活检结果[2]。

8. 乳腺癌分期：组织学类型，浸润性癌灶大小，淋巴结状态及肿瘤分化分级。

9. MQSA最终条例还要求通过获取手术和（或）活检病理结果以及回顾X线阴性病例对任何已知的X线假阴性病例进行分析。

B. 通过计算得到的衍生数据

1. 真阳性（TP）

2. 假阳性（FP_1、FP_2、FP_3）

3. 阳性预测值（PPV_1、PPV_2、PPV_3）

　　a. 在筛查性/诊断性影像机构里，PPV可通过以下三种方式中的一种或多种得到：

　　　1. PPV_1：基于筛查阳性的病例，包括除常规筛查外，建议行任意检查以进一步评估的病例（BI-RADS® 0、3、4、5类）

　　　2. PPV_2：基于行组织学诊断的建议（BI-RADS® 4、5类）

　　　3. PPV_3：基于活检结果 [也称作恶性检出率或阳性活检率（PBR）]

　　b. 在仅进行筛查性检查的机构里，PPV只能通过以下1种方式获得

　　　1. PPV_1：基于筛查"阳性"的病例，包括除常规筛查外，建议行任意检查以进一步评估的病例（BI-RADS® 0、3、4、5类）

4. 癌症检出率

5. 淋巴结阴性的浸润性乳腺癌所占的百分比

随访和结果监测

6．"微小"癌检出的百分比（微小癌指浸润性乳腺癌直径≤1cm，或任意大小的导管原位癌）

7．0期或1期乳腺癌所占的百分比

8．筛查中异常诊断（召回）率

收集数据时，需要对各种数据元素进行合适的分类编号以便能进行有效的检索，这常需要付出相当的努力。但是，一旦完成数据的收集与计算后，就可以定量的评估一个医生或一个机构的临床诊断效果，从而实现乳腺筛查的三个主要目标：

1．尽可能多的发现筛查人群中存在的乳腺癌（度量参数：癌症检出率）。

2．将为检出这些乳腺癌而建议行进一步影像学检查的病例数及建议活检的病例数控制在可以接受的范围内，努力降低费用和患病率 [度量参数：异常诊断（召回）率，阳性预测值]。

3．尽可能多的发现微小乳腺癌、淋巴结阴性乳腺癌及早期乳腺癌，因为这些乳腺癌更有可能被治愈（度量参数：淋巴结阴性乳腺癌、微小乳腺癌及 0 ～ 1 期乳腺癌所占的百分比）。

如果将某个乳腺影像机构或放射科医师个体观察到的结果与已经广为接受的标准性能参数相比较的话，那么这些审计数据将更有临床意义。为此，表 4-1 中关于 X 线的各类数据可与以下做比较：

1．乳腺癌监测联盟报告的基准。这些基准是源于大量的筛查性和诊断性 X 线检查，可以代表美国国内的实践情况（表 4-3 和表 4-6，见 486 页和 488 页）。

2．一个乳腺影像科医师专家组的建议。这些建议来源于对已发表的同行评审相关文献中科学数据的严格分析（包括 BCSC 的数据）以及大量的个人经验（表 4-7）（见 488 页）。

3．ACR 国立乳腺影像数据库的结果（https：//nrdr.acr.org/Portal/NMD/Main/page.aspx）

一些单中心和多中心研究已对选择性的超声筛查的诊断效果进行过报告。在大部分研究中，那些审计定义，至少在某种程度上，与本版 BI-RADS® 指南中的概念是不同的。由于希望将来所有的超声筛查审计都可以使用 BI-RADS® 指南中的概念与方法，因而只有那些已发表的，且遵循 BI-RADS® 指南进行实践的数据结果才会在这里作为基准数据来引用。

乳腺 MRI 的基准应与 X 线的基准大致相同。考虑到患者对活检的接受程度以及成本效益，这些基准对筛查来说是普遍适用的。乳腺 MRI 筛查的基准数据见表 4-5（见 487 页）。

随访和结果监测

表4-3　医学数据审计分析：BCSC X线筛查基准数据[a]

癌症检出率（每1000个筛查病例）	4.7
浸润性乳腺癌大小的中位数（mm）	14.0
淋巴结阴性的浸润性乳腺癌所占的百分比	77.3%
微小乳腺癌所占的百分比[b]	52.6%
0或1期乳腺癌所占百分比	74.8%
异常诊断（召回）率	10.6%
PPV$_1$（异常诊断）	4.4%
PPV$_2$（建议行组织学诊断）	25.4%
PPV$_3$（执行活检）	31.0%
敏感度（如果可计算）[c]	79.0%
特异度（如果可计算）[c]	89.8%

[a]原文中详细描述了计算方法[3]。BCSC的数据定期更新在http；//breastscreening.cancer.gov/data/benchmarks/screening/．最新的数据已在表中列出，其中包含了1996—2005年间的4 032 556个X线筛查病例。这些病例收集自152个X线机构及803位影像科医师。它提供了一个具有美国地域及种族特征的样本。表中罗列的是数据的平均值，但原始材料中还包括了关于诊断效果的数据的范围及百分位数。

[b]微小乳腺癌指直径≤1cm的浸润性癌或导管原位癌。

[c]只有结论数据是与地方肿瘤注册中心（regional tumor registry）癌症数据相关联的，敏感性和特异性的准确性才是可靠的。

表4-4　医学审计数据分析：乳腺超声筛查基准[a]

癌症检出率（每1000个筛查病例）	3.7
浸润性乳腺癌大小的中位数（mm）	10.0
淋巴结阴性的浸润性乳腺癌所占的百分比	96%
微小乳腺癌所占的百分比	TBD[b]
0或1期乳腺癌所占百分比	TBD[b]
异常诊断（召回）率	TBD[b]
PPV$_1$（异常诊断）	TBD[b]
PPV$_2$（建议组织学诊断）	TBD[b]
PPV$_3$（执行活检）	7.4%
敏感度（如果可计算）[c]	TBD[b]
特异度（如果可计算）[c]	TBD[b]

[a] 原文中详细描述了计算方法，但提到了女性患乳腺癌的风险大大提高了（original article describes methodology in detail, but involves women with substantially elevated risk for breast cancer）[4]。如果可以的话，为了与临床实践中筛查服务的大多数相平行，数据应代表继筛而不是初筛。此外，由于这些数据是由临床研究中熟练的超声筛查实践中得到的，所以它们与表 4-3 中 BCSC 的数据（源于服务性筛查，该筛查提供了一个具有美国地域及种族特征的样本）不一样。因此，相较于那些风险因素仅仅是乳腺致密的女性，表中罗列的超声数据可能更能代表在乳腺癌高危女性中应用更为精确的方法所得到的结果（expert-practice outcomes），而不是基于社区的一般的筛查结果（community-practice outcomes）。

[b]TBD（待定）：没有具体的数据，尤其是针对那些危险因素仅为乳腺致密的女性。

[c] 只有结论数据是与地方肿瘤注册中心癌症数据相关联的，敏感性和特异性的准确性才是可靠的。

此时没有足够的数据为诊断性乳腺 MRI 及超声检查提出基准数值。

随访和结果监测

表4-5　医学审计数据分析：乳腺MRI筛查基准[a]

癌症检出率（每1000个筛查病例）	20～30
浸润性乳腺癌大小的中位数（mm）	TBD[b]
淋巴结阴性的浸润性乳腺癌所占的百分比	＞80%
微小乳腺癌所占的百分比[c]	＞50%
0或1期乳腺癌所占百分比	TBD[b]
PPV$_2$（建议组织学诊断）	15%
PPV$_3$（执行活检）	20%～50%
敏感度（如果可计算）[d]	＞80%
特异度（如果可计算）[d]	85%～90%

[a] 数据来自于对具有乳腺癌遗传倾向的女性进行乳腺 MRI 筛查的 5 个前瞻性试验的分析。由于这些数据是由临床研究中熟练的 MRI 筛查实践衍生而来的，所以它们与表 4-3 中 BCSC 的数据（源于服务性筛查，该筛查提供了一个具有美国地域及种族特征的样本）不一样。因此，该表中罗列的乳腺 MRI 数据表明或许更能代表应用更为精确的方法所得到的结果（expert-practice outcomes）而不是基于社区的一般的筛查结果（community-practice outcomes）。

[b] TBD = 待定。

[c] 微小乳腺癌指直径 ≤ 1cm 的浸润性乳腺癌或导管原位癌。

[d] 只有结论数据是与地方肿瘤注册中心癌症数据相关联的，敏感性和特异性的准确性才是可靠的。

此时没有足够严谨的数据为诊断性乳腺 MRI 及超声检查提出基准数值。

随访和结果监测

表4-6　医学审计数据分析：BCSCX线诊断性检查基准[a]

	可触及[b]	全部检查
癌症检出率（每1000个筛查病例检查）	57.7	30.0
浸润性乳腺癌大小的中位数（mm）	21.8	17.0
淋巴结阴性的浸润性乳腺癌所占的百分比	56.5%	68.2%
微小乳腺癌所占的百分比[c]	15.2%	39.8%
0或1期乳腺癌所占百分比	37.0%	60.7%
异常诊断（召回）率	13.3%	9.6%
PPV_2（建议组织学诊断）	43.7%	31.2%
PPV_3（执行活检）	49.1%	35.9%
敏感度（如果可计算）[d]	87.8%	83.1%
特异度（如果可计算）[d]	92.2%	93.2%

[a]原文中详细描述了计算方法。BCSC的数据定期更新在http；//breastscreening.cancer.gov/data/benchmarks/diagnostic/．最新的数据已在表中列出。这其中包含了1996—2005年间的401572个诊断性X线检查病例。这些病例收集自153个X线机构及741位影像科医师。它提供了一个具有美国地域及种族特征的样本。表中罗列的是数据的平均值，但原始材料中还包括了关于诊断效果的数据的范围及百分位数。

[b]接受诊断性X线检查以评价可触及肿物的患者患乳腺癌的概率较接受该检查的所有患者要高。这就解释了两者数据不同的原因。

[c]微小乳腺癌指直径≤1cm的浸润性癌或导管原位癌。

[d]只有结论数据是与地方肿瘤注册中心癌症数据相关联的，敏感性和特异性的准确性才是可靠的。

表4-7　医学审计数据分析：X线筛查诊断效果的可接受范围[a]

癌症检出率（每1000个筛查病例）	≥2.5
异常诊断（召回）率	5%～12%
PPV_1（异常诊断）	3%～8%
PPV_2（建议行组织学诊断）	20%～40%
敏感度（如果可计算）[b]	≥75%
特异度（如果可计算）[b]	88%～95%

[a]正文中详细描述了计算方法。之所以设定诊断效果的数据范围，是因为考虑到如果某项数据超出了表中参数的范围的话，可促使放射科医师对所有其他参数的结果及操作方法的设计进行回顾。如果可能的话，还可以考虑对该医师进行额外的培训。

[b]只有结论数据是与地方肿瘤注册中心癌症数据相关联的，敏感性和特异性的准确性才是可靠的。

表4-8　医学审计数据分析：诊断性X线检查效果的可接受范围[a]

	筛查异常	有可触及的肿物
癌症检出率（每1000个筛查病例）	≥20	≥40
异常诊断率	8%~25%	10%~25%
PPV$_2$（建议行组织学诊断）	15%~40%	25%~50%
PPV$_3$（执行活检）	20%~45%	30%~55%
敏感度（如果可计算）[b]	≥80%	≥85%
特异度（如果可计算）[b]	80%~95%	83%~95%

[a]正文中详细描述了计算方法。设定诊断效果评价范围，是因为考虑到如果某项数据超出了表中参数的范围，可促使放射科医师对所有其他参数的结果及操作方法的设计进行回顾。如果可以的话，可以考虑对该医师进行额外的培训。

[b]只有结论数据是与地方肿瘤注册中心癌症数据相关联的，敏感性和特异性的准确性才是可靠的。

随访和结果监测

进行乳腺影像审计时，需仔细考虑下列问题：

具有临床意义的审计是由多个参数计算而来的结果，参数越多，计算得越准确。此外，对乳腺影像机构或影像科医师诊断效果的评价不应仅仅以一个或两个参数为基础，而是结合描述基础临床相关审计（或下一节中列出的更为完整的审计）的参数，将其作为基础。

FDA 规定[1]中明确指出一个机构开始初次审计分析时（即审计期的结束日期）距该机构获得认证的时间不应超过 12 个月，且此次分析必须在 12 个月内完成。评价诊断性操作（包括活检）的效果则还需要 12 个月的时间用以收集结果和数据，并有足够的时间来判断癌症的状态（见 477-478 页）。因此，2012 年底进行的审计应包括 2011 年的检查。随后的审计分析至少每 12 个月进行 1 次，还应包括之后 12 个月的数据以产生有意义的审计结果。数据的收集与分析是以 12 个月为周期的。但是，在对从事医学实践的个人进行审计（尤其是考虑到筛查时检出的乳腺癌）时，由于收集到的病例数相对较少而存在随机变量，以及个人所服务的患者群体存在特性差异，所以与其将之与基准数据进行比较，不如评价个体的诊断效果随时间变化的趋势，或是比较同一医疗机构中个体的诊断效果的差异更有意义。此外，如果实践的机会较少，尤其是对于影像科医师来说，那么某些参数可能会因乳腺癌病例较少而有失精确。一个可行的方法是在第一年的审计完成之后，以后每年进行审计时不仅包括最近 1 年的数据，还可以包括最近 2 年、3 年或 4 年的。比如，2013 年底进行审计分析的时候可以包括 2010 年、2011 年和 2012 年的数据；2014 年底的审计分析则包括 2011 年、2012 年和 2013 年的数据。

不管收集数据是为了基本的临床相关审计还是为了下一节提及的更加全面的审计，都应对筛查和诊断性检查的审计结果分别进行审计，因为两者所有的审计结果都有着很大的不同[3,9,13]。然而，在审计过程中，将筛查和诊断性检查完全区别开有时也是不切实际的。在这种情况下，预期结果将随着筛查和诊断性检查的相对频率而发生变化。如果想对这种联合病例进行评估，可将简单的数学模型应用于筛查性 / 诊断性检查相结合的审计数据中以计算整体的基准数据[14]。

不管收集数据是为了基础的临床相关审计还是为了下一节提及的更加全面的审计，都应对每个影像科医师的审计结果进行监测，并将该影像机构的所有数据整合到一起。

细针抽吸细胞学检查 / 粗针活检的组织学诊断数据应与切除活检的数据分别收集，但在统计计算时应包括后者。只有以诊断为目的（良性或恶性）的活检才能得以统计，因而完整切除癌灶的手术则不能计入其中。在后文的常见问题中（见 507 页，问题 7 和 8）将对如何对高危病灶进行审计展开讨论。

在已发表的试验研究或是政府资助的筛查项目中经常对敏感性和特异性进行报告。这一部分是因为它们的数据较易获得，另一部分是因为将敏感性和特异性的数据相结合有益于受试者工作特征（receiver operating characteristic，ROC）分析。它是一个被广泛应用

随访和结果监测

于评价癌症检出（真阳性）和假阳性结果之间重要平衡点的方法。然而，几乎美国所有的乳腺影像机构都不能很好地计算敏感性和特异性，因为他们无法获得足够准确的假阴性和真阴性病例的数据 [除非他们可以与地方肿瘤注册中心或是病人较为固定（captive，nonmobile patient）的大型组织机构相关联，以获得乳腺癌的审计数据]。但几乎所有的乳腺影像机构都可以从已检出的乳腺癌病例中收集到有用的数据（浸润性乳腺癌的大小，淋巴结的状态，癌症分期），从而对 ROC 分析得到的平衡点进行有效的评估。这种替代方法反而有更多的优点，比如肿瘤的参数可能比敏感性和特异性更为贴近临床，因为肿瘤的大小、淋巴结的状态及癌症的分期与制定癌症治疗方案相关。此外，敏感性高并不意味着更好的结果。就这点而言，每两年进行一次 X 线筛查的敏感性较每年进行一次的敏感性要更高（可能是因为大部分肿瘤在两年的时间里长得更大，因而更容易辨认）。然而，浸润性乳腺癌的大小、淋巴结的状态及癌症的分期则表明，以两年为间期进行 X 线筛查较每年筛查一次有着更为不好的预后（可能是因为每年筛查一次可以较每两年筛查一次的患者提前一年检出病灶）。

同时，对真阳性检查存在低估的可能。虽然 MQSA 最终条例要求尽可能地获得 X 线检查后建议活检的患者的组织学诊断，但对于某些 X 线检查机构来说想要和参与 BCSC 的机构（BCSC 机构的审计数据常规与地方肿瘤注册中心的乳腺癌数据相关联）诊断差不多数量的癌症病例是不现实的。因此，表 4-3 和表 4-6 中（见 486 页和 488 页）罗列的依赖于癌症的确诊，尤其是癌症检出率的 BCSC 基准数据，有可能超过 X 线检查机构测定的诊断效果数据。乳腺超声和 MRI 的真阳性检查存在低估的情况可能更多，因为 FDA 的规定[1]不适用于这些检查，所以乳腺影像机构并不是必须要获得乳腺超声和 MRI 后接受活检建议的病人的组织学诊断。

只记录同时行诊断性 X 线 / 超声的病例的整体 BI-RADS® 分级的乳腺影像机构应当期待他们的结果与已发布的标准不同，因其只包括了诊断性 X 线的结果。目前还没有对同时行 X 线 /B 超的病例进行整体评价的基准数据。分别记录 X 线和超声的评价与记录整体评价一样，使得我们可以像从整体评价中获得结果一样而分别从没有个检查中获得结果。本段中陈述的观点也同样适用于同时进行其他诊断性乳腺影像检查的整体 BI-RADS® 评价（X 线 /MRI、B 超 /MRI 和 X 线 /B 超 /MRI）。

Ⅲ. 更为全面的审计

虽然基本的临床相关审计几乎可以提供所有的数据以评价阅片医师的诊断效果，但仍然还需要搜集一些其他的审计数据，并计算相关的衍生数据，从而获得有关乳腺影像实施情况的更深入的重要信息。以下是进行更全面的审计所需要的数据：

表4-9 更全面的审计：需要收集的数据

1. **影像学检查方式**

2. **审计时段的日期及这段时间内总的检查数（通常以12个月作为一个周期）**

3. 危险因素：

   - 接受检查时患者的年龄

   - 乳腺癌或卵巢癌病史：个人史或家族史（尤其是一级亲属绝经前患乳腺癌的病史——母亲、姐妹或女儿）

   - 曾有活检证实细胞不典型增生或小叶原位癌

   - 激素替代治疗

   - 通过X线检查所估计的乳腺致密程度

4. **乳腺检查的类型及次数：筛查性检查**（无症状），**诊断性检查**（评价提示乳腺癌可能的临床症状或体征，评价筛查中发现的可疑病灶，短期随访检查）[a]。

5. 是否初次检查

6. BI-RADS®分类及建议：

   - **进一步影像学检查评估（召回）（BI-RADS® 0类="需要进一步影像学检查评估"）**

   - 常规（通常是每年）筛查（BI-RADS® 1类="阴性"，BI-RADS® 2类="良性"）

   - **短期随访（BI-RADS® 3类="可能为良性"）**

   - **组织学诊断（BI-RADS® 4类="可疑恶性"，BI-RADS® 5类="高度可疑恶性"）**

7. **组织学诊断结果**：良性或是恶性，所有被评价为BI-RADS® 0、3、4或5类的病例（应将细针抽吸活检、粗针穿刺活检和手术切除活检的数据分开）。MQSA最终条例还要求收集X线检查后建议行活检的患者的组织学诊断[2]。

8. 乳腺癌数据：

   - 影像学征象：肿块、钙化、其他恶性征象（包括结构扭曲和几类不对称的图像），没有恶性征象

   - 检查时肿物可触及或不可触及

   - **肿瘤分期：组织学类型，浸润性乳腺癌的大小，淋巴结状态以及肿瘤分级**

9. **MQSA最终条例还要求通过获得手术和（或）病理结果以及复阅阴性X线检查来对每一份已知的假阴性X线检查进行分析[2]。**

注：**黑体字**表示同样也包括在基本的临床相关审计中的数据。

[a] 应对筛查性检查和每一种诊断性检查分别进行审计统计。

表4-10　更全面的审计：需要计算的衍生数据

1. 真阳性、假阳性（三种亚定义：**FP₁**、**FP₂**、**FP₃**），真阴性（如果可以测量的话）[a]，以及假阴性（如果可以测量的话）[a]

2. 阳性预测值：

   a. 在筛查性/诊断性机构，PPV可通过以下三种方式获得：

      - **PPV₁**：基于筛查阳性病例，其中包括除常规筛查外，建议行任何进一步检查的病例（**BI-RADS® 0、3、4或5类**）。

      - PPV₂：基于行组织学诊断的建议（**BI-RADS® 4或5类**），将筛查和不同类别的诊断学检查分别计算。

      - PPV₃：基于活检结果［也称作恶性检出率或阳性活检率（**PBR**）］，将筛查和不同类别的诊断学检查分别计算。

   b. 如果仅是筛查性机构，PPV仅通过以下一种方式获得

      - **PPV₁**：基于筛查阳性病例，其中包括除常规筛查外，建议行任何进一步检查的病例（**BI-RADS® 0、3、4或5类**）。

3. 癌症检出率

   - 筛查和诊断性检查的癌症检出率

   - 初筛及继筛的癌症检出率

   - 不同类别的诊断性检查的癌症检出率

   - 不同年龄组的癌症检出率

4. 不可触及的乳腺癌所占的百分比：将筛查和不同类别的诊断学检查分别计算

5. **淋巴结阴性的浸润性乳腺癌所占的百分比**：将筛查和不同类别的诊断学检查分别计算

6. **微小乳腺癌所占的百分比**[微小乳腺癌指直径≤1cm的淋巴结阴性浸润性乳腺癌，或任意大小的导管原位癌（**DCIS**）]：将筛查和不同类别的诊断学检查分别计算

7. **0期或1期乳腺癌所占的百分比**：将筛查和不同类别的诊断学检查分别计算

8. **筛查性检查的异常诊断（召回）率**

9. 不同类别的诊断性检查的异常诊断率

10. 敏感度（如果可以测量的话）[a]

11. 特异度（如果可以测量的话）[a]

注：**黑体字**表示同样也包括在基本的临床相关审计中的数据

[a]只有通过与地方肿瘤注册在中心链接所获得的数据，真阴性、假阴性、敏感性和特异性的计算结果才是可靠的。

随访和结果监测

IV.举例说明如何确定检查结果为真阳性、真阴性、假阳性或假阴性

记住：在筛查性检查中，BI-RADS® 0、4 或 5 类是阳性评价，BI-RADS® 1 或 2 类是阴性评价。当对某患者的筛查性 X 线或超声进行在线阅片且该患者已进一步行诊断性检查时，那么筛查部分应被记做阳性（与召回行进一步影像学检查相同，为 BI-RADS® 0 类），无论是否分别出具筛查性及诊断性检查的报告。筛查时，BI-RADS® 3 类也被视为阳性评价。之所以这样定义"阳性"或"阴性"是因为阅片结果涉及下次常规筛查之前是否推荐患者行进一步检查（阳性结果推荐，阴性结果则不推荐）。而在诊断性检查中，基于"阳性评价则推荐行活检"这一观点，BI-RADS® 4 或 5 类为阳性，而 BI-RADS® 1、2 或 3 类为阴性。真性或假性结果取决于乳腺影像检查后的 1 年中是否有组织学诊断（此处及后文所列举的例子中之所以特别强调以 1 年为限，是因为到目前为止这是在美国最常被推荐的时间间隔；如果医师建议更长的筛查间期，那么在此处及后文所列举的例子中，应将 1 年这一时间替换掉）。

A. 评价与建议的处理方式一致

1. 一名女性的筛查结果为阴性或良性，且在检查后的 1 年内没有被诊断为乳腺癌。那么该病例的结果判读为阴性，且由于 1 年内没有被诊断为乳腺癌，故该检查为真阴性（TN）。

2. 一名女性接受了筛查，但她因某个异常征象（BI-RADS® 0 类）被召回，并接受了进一步的影像学评估。诊断性检查结果为可疑（BI-RADS® 4 类），因而建议该女性行组织学诊断，经病理结果证实为乳腺癌。该例中筛查和诊断性检查均为阳性，且因 1 年内证实为乳腺癌，故两项检查均为真阳性（TP）。

3. 一名女性接受了筛查后，因异常征象（BI-RADS® 0 类）被召回行进一步影像评估，并在之后接受了组织学诊断，病理结果为良性。在筛查后的 1 年中，该患者未被诊断为乳腺癌。因此，筛查结果判读为阳性（BI-RADS® 0 类）。诊断性检查结果判读也是阳性（BI-RADS® 4 或 5 类）。但由于 1 年之内未证实乳腺癌，故两项检查均为假阳性（FP）。

American College of Radiology

4. 一名女性接受了筛查，结果为良性的钙化纤维腺瘤（BI-RADS® 2 类）。在此后的 1 年内，该女性发现了可触及的乳腺肿物，活检证实为恶性。因此筛查结果判读为阴性。但由于 1 年内诊断为乳腺癌，故该检查为假阴性（FN）。

5. 一名无症状女性接受筛查后因发现一个无钙化、边界清楚的肿物而被召回（BI-RADS® 0 类），并进一步行诊断性检查。诊断性 X 线摄影及靶向乳腺超声检查显示肿物形态虽与囊肿一致，但不能因此诊断为良性囊肿。诊断性检查结果为可疑（BI-RADS® 4 类），建议患者行囊肿穿刺以明确诊断。故进一步在超声引导到下抽吸囊液，术后该肿物消失。囊液未行病理检查。在此后的 1 年中该女性未被诊断为乳腺癌。因此，本例中筛查结果判读为阳性（BI-RADS® 0 类）。诊断性检查判读结果也为阳性（BI-RADS® 4 类），并建议患者进一步行组织学诊断。但因 1 年之内没有被病理证实为恶性，故筛查和诊断性 X 线摄影及超声均为假阳性（FP）。注：在 X 线摄影及超声检查中，若囊肿不具有典型良性表现的话，则行诊断性囊肿穿刺以明确诊断。虽然没有病理学诊断结果，但仍认为该操作是组织学诊断。

6. 一名女性因新发的单侧乳腺局部疼痛接受诊断性检查。诊断性 X 线摄影及靶向乳腺超声显示在疼痛的部位存在一个典型的良性肿物，故诊断为良性囊肿。诊断性检查结果判读为良性（BI-RADS® 2 类），建议常规 X 线摄影筛查，但同时也建议该女性行治疗性囊肿穿刺以缓解症状。故进一步在超声引导下抽吸囊液，术后该肿物消失。囊液未行病理检查。在此后的 1 年内该女性未被诊断为乳腺癌。因此，本例中诊断性检查结果判读为阴性（BI-RADS® 2 类）。由于 1 年内未被诊断为乳腺癌，故本次检查为真阴性（TN）。注：治疗性囊肿穿刺是以缓解典型良性囊肿所导致的局部疼痛或触痛等症状为目的的。由于不建议行诊断性的介入操作，故不能认为此次穿刺为组织学诊断。

7. 一名女性因临床检查发现可疑病灶而接受了诊断性乳腺影像检查。检查结果为良性可能（BI-RADS® 3 类），建议短期随访。1 年内对该病灶行活检后证实为恶性。诊断性检查结果判读为阴性（BI-RADS® 3 类）。但由于 1 年内病理证实为乳腺癌，故该检查为假阴性（FN）。注：大部分文献认为在对可能为良性的病灶行 X 线摄影随访监测时，应将可触及的病灶排除在外。

8. 一名女性接受了筛查，并因异常征象（BI-RADS® 0 类）而被召回行进一步影像评估。诊断性检查结果为良性可能（BI-RADS® 3 类），建议短期随访。6 个月后进行了第二次诊断性检查，显示该征象较前有所变化，建议进一步行活检（BI-RADS® 4 类）后证实为恶性。本例中筛查结果判读为阳性（BI-RADS® 0 类）。第一次诊断性检查结果为阴性（BI-RADS® 3 类）。第二次（6 个月后）诊断性检查结果为阳性（BI-RADS® 4 类）。因诊断乳腺癌时距三次检查均未超过 1 年。因此，筛查为真阳性（TP），第一次诊断性检查为假阴性（FN），而第二次诊断性检查为真阳性（TP）。

9. 一名女性接受了筛查，并因异常征象（BI-RADS® 0 类）而被召回行进一步影像评估。诊断性检查结果为良性可能（BI-RADS® 3 类），建议短期随访。6 个月后行第二次诊断性检查，显示该征象较前有所变化，建议进一步行活检（BI-RADS® 4 类）后证实为良性，且此后的 1 年内没有被诊断乳腺癌。因此，本例中筛查结果判读为阳性（BI-RADS® 0 类）。第一次诊断性检查为阴性。第二次（6 个月后）诊断性检查为阳性。由于任何一次检查之后的 1 年内都没有被诊断为乳腺癌，所以筛查为假阳性（FP），第一次诊断性检查为真阴性（TN），第二次诊断性检查为假阳性（FP）。

10. 一名女性接受了筛查，并因异常征象（BI-RADS® 0 类）而被召回行进一步影像评估。几天后行诊断性检查，结果显示为良性可能（BI-RADS® 3 类），建议短期随访。6 个月后行第二次诊断性检查，显示较前没有变化，结果仍是良性可能（BI-RADS® 3 类），并建议继续短期随访。7 个月后患者再次接受检查，发现该征象较前有所改变，建议进行活检（BI-RADS® 4 类），经病例证实为恶性。因此，筛查结果判读为阳性，第一次诊断性检查为阴性，第二次（6 个月后）诊断性检查为阴性，最后一次（13 个月后）诊断性检查为阳性。由于筛查及第一次诊断性检查后的 1 年内没有被诊断为乳腺癌，故筛查与第一次诊断性检查分别为假阳性（FP）与真阴性（TN）。因为第二次诊断性检查（6 个月后）及最后一次诊断性检查（13 个月后）之后的 1 年内诊断为乳腺癌，所以二者分别为假阴性（FN）与真阳性（TP）。

11. 一名女性接受了 X 线筛查，诊断结果为良性可能（BI-RADS® 3 类），建议行短期随访，尽管指南并不推荐在 X 线筛查时使用 BI-RADS® 3 类作为评价。6 个月后患者接受了诊断性检查，显示之前所发现的病灶为良性，诊断结果为 BI-RADS® 2 类。在此后的 1 年中该患者没有被诊断为乳腺癌。因此，本例中筛查结果判读为阳性（在下次常规筛查前建议进一步影像检查），诊断性检查为阴性。由于 1 年内没有病理证实为乳腺癌，故筛查为假阳性（FP），诊断性检查为真阴性（TN）。注：BI-RADS® 3 类在筛查时为阳性判读结果，合理的分级将使此类病例被计入在异常诊断（召回）率的计算中，因此影像科医师不可因"召回率会降低"这一错误认识而使用 BI-RADS® 3 类作为筛查评价。实际上，在本例中使用 BI-RADS® 3 类作为筛查评价结果的唯一影响是使一个典型的良性病灶迟了 6 个

随访和结果监测

月才明确诊断，并延长了诊断间期，使患者经历了长时间不安。

12．一名女性在某机构接受了 X 线筛查。该机构的医师会在被检者离开前进行阅片，以便在必要的情况下可以立即行进一步影像评估。阅片医师在该女性的一侧乳腺内发现了一个无钙化的致密影，但仅在轴位可见，故加照了第二次轴位像以明确该致密影的意义。由于在第二次轴位像上原致密影未显示（认为是重叠所致的伪影），该检查被判读为阴性。此后的 1 年中未被诊断乳腺癌。本次检查实际上包括了阳性的筛查结果（BI-RADS® 0 类），及因此被"召回"而产生的阴性诊断性检查结果（BI-RADS® 1 类）。因此，本次检查的筛查部分为假阳性（FP），诊断部分为真阴性（TN）。注：无论医生是在被检者离开前的什么时候进行阅片，为了明确标准的 X 线筛查成像上的异常发现而进行了诊断性检查，该检查的筛查性部分都应被认为是阳性（BI-RADS® 0 类），其后的诊断性部分结果是阳性还是阴性则取决于最终评价结果。

13．一名女性接受了手持式探头进行的乳腺超声筛查，以便在必要的情感况下可以立即行进一步影像学检查。筛查中有一幅标准成像记录到一个局灶性区域后方存在声影。阅片医生决定进一步扫描以明确该异常发现的意义，但记录了一张或多张图像来显示该病灶都未再见到该声影。检查结果最终被判读为阴性，因为医生认为最初的发现是由人为因素（artifact）造成的，而不是真的有异常。此后的 1 年内被检者没有被诊断为乳腺癌。因此，本次检查实际上包括阳性的筛查结果（BI-RADS® 0 类），及因此被"召回"而产生的阴性诊断性检查结果（BI-RADS® 1 类）。所以，本次检查的筛查性部分为假阳性（FP），诊断性部分为真阴性（TN）。注：无论医生是在被检者离开前的什么时候进行阅片，为了明确超声筛查成像上的异常发现而进行了诊断性检查（通过记录额外的图像），那么该检查的筛查性部分都应被认为是阳性（BI-RADS® 0 类），其后的诊断性部分结果是阳性还是阴性则取决于最终评价结果。此外，如果本例中的医生在复查时没有记录图像就判定先前的发现为人为因素造成的话，那么整个筛查就只包含了已被评价为阴性（BI-RADS® 1 类）的标准成像，结果判读为真阴性（TN）。另外，如果最终原病灶被证实为乳腺癌的话，那么复查时不留存记录的行为会使医生暴露在治疗失当的风险之中。但若是在筛查报告中注明"由于复查时未再见到该征象（未留存图像），故考虑其为人为因素导致"的话，那么医生产生治疗失当的危险可能会因此而降低。

14．一名女性接受了配有手持式传感器的乳腺超声筛查，以便在必要的情感况下可以立即行进一步影像学检查。筛查中有一幅标准成像上记录到了一个肿物。它可能只是一个单纯的囊肿。阅片医生决定进一步扫描以明确该征象的意义，但图像显示它的确只是一个单纯的乳腺囊肿，因此在筛查报告中做出了乳腺囊肿的诊断，检查结果也被判定为良性。检查后的 1 年内该女性没有被诊断为乳腺癌。因此，本次检查实际上包括阳性的筛查结果（BI-RADS® 0 类），及因此被"召回"而做出的良性诊断（BI-RADS® 2 类）。所以，本次检查的筛查性部分为假阳性（FP），诊断性部分为真阴性（TN）。注：无论医生是在被检者离开前的什么时候进行阅片，为了明确超声筛查成像上的异常发现而进行了诊断性检查（通过记录额外的图像），那么该检查的筛查性部分都应被认为是阳性（BI-RADS® 0 类），其后的诊断性部分结果是阳性还是阴性则取决于最终评价结果。此外，如果本例中的阅片医师在复查时没有记录图像就判定先前的征象为良性的话，那么整个筛查里就只包含了已被评价为良性（BI-RADS® 2 类）的标准成像，结果判读为真阴性（TN）。另外，如果最终原病灶被证实为乳腺癌的话，那么复查时不留存记录的行为会使医生暴露在治疗失当的风险之中。但若在筛查报告中注明"复查时考虑其为良性（未留存图像）"的话，那么医生产生治疗失当的危险可能会因此而降低。

15. 一名女性接受了配有手持式传感器的乳腺超声筛查，以便在必要的情感况下可以立即行进一步影像学检查。筛查中有一幅标准成像上记录到一个典型的单纯囊肿。阅片医生决定进一步扫描以明确单纯囊肿的存在。在实时扫描下，确实可以见到一个单纯囊肿，但医生未记录任何图像记录。最终报告结果为良性的乳腺单纯囊肿。此后的 1 年内该女性未被诊断为乳腺癌。但由于没有记录复检（诊断性）的图像，本次检查应被计为一个单纯的筛查，诊断结果为良性（BI-RADS® 2 类）。故本次筛查为真阴性（TN）。注：无论医生是在被检者离开前的什么时候进行阅片，只要没有记录额外的成像，就不算进行诊断性检查（即便为了明确标准的超声筛查成像上的异常发现而进行了复检），就只是一个单纯的筛查。另外，如果最终原病灶被证实为乳腺癌，那么复查时不记录图像的行为会使医生暴露在治疗失当的风险之中。但是，一个病灶如果准确的被评价为良性（BI-RADS® 2 类），那么恶性的可能性实际上是零。此外，在常规的临床实践中，典型的良性病灶不要求留存完整的诊断图像记录，原因是①恶性的可能性实际上为零。②将来对原病灶的比较也并不需要留存完整的记录，因为 ⓐ 如果原病灶仍具有典型的良性特征的话，那么大小上的差别是无关紧要的；ⓑ如果原病灶出现一些可疑征象，则建议行活检。最后，即使在一个无症状女性的标准筛查成像上捕捉到了典型的良性病灶，阅片医生也有可能只是给出一个阴性（BI-RADS® 1 类）的评价，而不会在报告上对其进行描述。

16. 一名女性接受了筛查，未见明显异常，但阅片医生认为本次检查不能完全评价该女性状态（BI-RADS® 0 类），需要与之前的检查作对比。2 周后收到前次检查结果，确认双侧乳腺没有异常，故本次检查结果判读为阴性（BI-RADS® 1 类），建议该女性每年接受一次常规筛查。由于与前次检查进行对比，阴性结果取代了阳性结果作为本次筛查的最终评价。如果此后的1年中该女性未被诊断为乳腺癌，则本次筛查为真阴性（TN）。注：在本例中，虽然第二次结果因与前次检查结果对比而延迟判读，但它仍取代了最初的结果判读。

17．一名女性接受了筛查，未见明显异常，但阅片医生认为本次检查不能完全评价该女性状态（BI-RADS® 0类），需要与之前的检查作对比。2周后收到前次检查结果，发现该女性的一侧乳腺内存在局灶不对称影，且较前进展。如果不做对比的话，该不对称影不易被发现。筛查报告仍然重复了BI-RADS® 0类这一评价，但建议被检者进一步行影像学评估。在后续的诊断性检查中，该病灶被评价为可疑（BI-RADS® 4类），建议进行活检。经病理证实，患者被诊断为乳腺癌。因为和前次检查对比的关系，筛查阳性建议进一步影像学评估取代了最初的阳性评价。诊断性检查结果判读同样也是阳性。因为在检查之后的1年内病理证实为乳腺癌，所以筛查性检查和诊断性检查均为真阳性（TP）。注：在本例中，即使两次筛查结果均为阳性，但第二次结果判读取代了最初的结果判读，虽然前者因与前次检查结果对比而延迟。

18．一名女性接受了筛查，未见明显异常，但阅片医生认为本次检查不能完全评价该女性状态（BI-RADS® 0类），需要与之前的检查作对比。30天后阅片医师仍未收到前次检查结果，因此最终报告依旧为BI-RADS® 0类，但建议被检者进一步行影像学评估。之后该女性接受了诊断性检查，结果为阴性（BI-RADS® 1类），建议她行常规筛查。此后的1年内患者未被诊断乳腺癌。因为和前次检查对比的关系，筛查阳性建议进一步影像学评估取代了最初的阳性评价。诊断性检查结果判读为阴性。由于检查后1年内没有被诊断为乳腺癌，因此筛查为假阳性（FP），诊断性检查为真阴性（TN）。注：在本例中，虽然第二次检查结果因无法与前次检查结果对比而延迟判读，但前者的结果判读取代了最初的结果判读。此外，本例及前两例表明，一个不完整的评价（BI-RADS® 0类）应与之前的检查做对比，且永远不应该被纳入审计。评价结果之所以被取代，不是基于和前次检查对比之后的结果，就是因为30天内无法与之对比之后所做的评价。

19．一名女性接受了X线筛查，未见明显异常，但是由于斜位片时双侧乳腺实质内均可见片状模糊影，故阅片医生认为本次检查不能完全评价该女性状态（BI-RADS® 0类），建议行进一步影像学评估。当该女性再次接受检查时，双侧乳腺斜位片中未见异常。故检查结果为阴性（BI-RADS® 1类），建议每年行一次常规筛查。作为一个技术性召回，筛查阴性的判读结果替代了阳性评价。由于1年内被检者没有被诊断为乳腺癌，因此检查为真阴性（TN）。注：在本例中，虽然第二次检查结果为了取得足够的图像而延迟判读，但仍取代了最初的结果判读。此外，技术召回的审计方法与不完整评价（BI-RADS® 0 类）的审计方法相仿，需要与之前的检查做对比。

20．一名女性因左乳触及肿块来就诊。但诊断性 X 线检查在其右乳（对侧）发现可疑病变，建议被检者对左乳可触及肿块及右乳 X 线可疑病变进行活检。经病理证实，左乳肿物为良性，右乳病变为恶性。诊断性检查结果为阳性（BI-RADS® 4 类），且因 1 年内 X 线异常侧证实为乳腺癌，故该诊断性检查为真阳性（TP）。

21．一名女性因左乳触及肿块来就诊。但诊断性 X 线检查在其右乳（对侧）发现可疑病变，建议进行活检。经病理证实，左乳肿物为恶性，右乳肿物为良性，且该病灶在此后的 1 年中未被诊断为乳腺癌。诊断性检查结果为阳性侧的乳腺（BI-RADS® 4 类）在检查后的 1 年中未发现乳腺癌存在，而阴性侧（BI-RADS® 1 类）则被活检证实为乳腺癌。因此右乳的诊断性 X 线结果为假阳性（FP），而左乳为假阴性（FN）。注：MQSA 最终条例要求双侧乳腺 X 线报告中只能有一个整体性的诊断，所以大部分乳腺 X 线机构不会对两侧乳腺分别作出评价。尽管证实为乳腺癌的一侧与 X 线异常侧不同，但诊断性检查最终结果阳性与病理结果一致，故该次检查为真阳性（TP）。但是，FDA 已经批准在特定情况下允许乳腺 X 线机构分别对两侧乳腺作出评价（http：//www.fda.gov/radiation-emittingproducts/mammographyquality standardsactandprogram/regulations/ucm259285.htm）。因此，如果 X 线机构按照 FDA 的标准选择对两侧乳腺分别报告的话，该机构将记录更多具有临床意义但可能并不理想的结果数据。

22．一名女性接受了 X 线检查，发现一个可疑病灶（BI-RADS® 4 类），经活检证实为良性。但是在此后的 1 年内，意外的在同侧乳腺的其他地方发现了癌症。所有的 X 线机构，包括那些对双侧乳腺分别作出评价的机构，都会将本次检查归为真阳性（TP），因为阳性评价（BI-RADS® 4 类）似乎与之后的病理结果一致。尽管对那个活检证实为良性的"可疑"病灶来说，本次检查为假阳性（FP）；而对那个没有被发现的恶性病灶来说，本次检查为假阴性（FN）。FDA 不允许在 X 线报告中以"异常征象"水平的评价来取代"乳腺"水平的评价。但是，如果 X 线机构选择收集"异常征象"水平的数据的话，那么最终的审计结果将更加具有临床意义，即使它可能不是那么理想。

B. 评价与建议的处理方式不一致

前述的所有临床情景都是在假设"BI-RADS® 分类与影像报告上建议的处理方式是一

致的"这一前提下发生的。也就是说，BI-RADS® 1 类和 2 类的病例建议行常规筛查，3 类建议行影像学监测，0 类建议进一步行影像学评估，4 类和 5 类则建议行组织学诊断。但是，就像影像科医生偶尔不遵循 BI-RADS® 指南而对 X 线筛查作出 BI-RADS® 3 类的评价一样，他们偶尔会递交 BI-RADS® 分类与建议的处理方式不一致的报告（不推荐）。BI-RADS® 分级和与建议的处理方式不一致的类型有很多。下面列举其中两种来说明如何正确的作出评价以避免这种不一致。

1．一名女性接受了基线筛查，发现一个可能为良性的病灶（BI-RADS® 3 类）。由于影像科医生不希望病人因为一个可能为良性的病灶而产生过度的焦虑心理，所以建议她 1 年后行常规筛查。审计时，这种不正确的检查结果被归为阴性筛查，因为阅片医生并没有建议被检者在下次筛查前行进一步影像学评估。但是，在本例中，正确的评价可能应为良性（BI-RADS® 2 类），它与行常规筛查的建议是一致的。请记住，如果阅片医生对筛查结果作出了可能为良性（BI-RADS® 3 类）的评价，并建议被检者行短期随访（在实际操作中不推荐）的话，那么在审计时，它应当被归为筛查阳性，因为在下次筛查前阅片医生建议被检者行进一步影像学评估。

2．一名女性接受了基线 X 线筛查，发现一个良性病灶（BI-RADS® 2 类）。由于仅通过两个标准投照位置的 X 线成像就对该病灶做出了判断，阅片医师不能确定此评价是否正确，因此建议被检者 6 个月后再次进行影像学评估。审计时，此次评价失当的检查被归为阳性筛查，因为医生建议被检者在下次常规筛查前行额外的影像学评估。在本例中，正确的评价应为不能全面评价该病灶（BI-RADS® 0 类），建议进一步行影像学评估。这样可能会在短期内产生一个可信的诊断性结果，即 BI-RADS® 2 类，并建议被检者行常规筛查。注：筛查时，为了使诊断性检查更为完整，在建议被检者行短期随访之前推荐影像科医生召回以行进一步影像学评估。

V. 数据收集过程中易混淆的范畴

A. 两次阅片

哪位阅片医师获得"信用度"?

在机构范围内进行审计时,最有实际意义的方法就是最简单的方法:根据二次阅片后的最终评价结果,每次检查记为一次。然而,在评价参加二次阅片的诊断医师的个人贡献时,责任分担的方法应取决于二次阅片的类型。

1. 如果第一位诊断医师进行了详细的阅片,第二位医师在已知第一位医师的诊断的情况下,进行的是"快速阅片",仅将阴性评价变为阳性(或是将阳性评价变为阴性),那么第一位应对所有基于他 / 她独自评价的检查负责,但是,第二位医师仅对其修改过最终评价的检查承担责任。

2. 如果两位医师分别独立地对检查进行诊断,而后根据既定的规则确定共同的诊断(例如,如果任意一位医师做出了阳性诊断,那么该检查的最终评价为阳性。或,仅在两位医师均作出阳性诊断时,检查最终评价为阳性),那么每位医师对于基于他 / 她个人评价结果的检查分别承担责任。

3. 如果两位医师分别独立地对检查进行诊断,然后再一起复阅并共同决定最终的结果,那么每位医师对二次阅片后的最终评价结果分别承担责任。

4. 如果两位医师一起(同时)阅片,那么每位医师对共同评估的检查分别承担责任。

5. 如果两位医师分别独立阅片,由第三位医师最终达成一致意见,那么这三位医师分别对检查承担各自的责任。前两位医师对他们各自评价结果负责,第三位医师对他 / 她所做的最终评价结果负责。

注:对于前面所有的情况,责任的分担仅在审计时涉及放射科医师个人的诊断效果(出于保证质量的目的),而不是在可能产生法律后果的临床护理环境中进行二次阅片的乳腺 X 线机构,有可能采用不同方式来确定哪位医师在二次阅片的乳腺 X 线报告上署名。

B. "筛查"医师与"诊断性检查"医师

如果乳腺影像机构里两个不同的医师分别对同一患者的筛查性和诊断性检查进行了阅片，那么谁将因正确的检出乳腺癌而获得信用度？

问题的答案与前面有关两次阅片的讨论结果相似。当两位医师对同一患者的一次或多次。

乳腺影像检查作出诊断时，每位医师应对他 / 她自己进行阅片的检查承担各自的责任。如果筛查和诊断性检查的结果均为阳性，且 1 年内被诊断为乳腺癌，那么筛查和诊断性检查均为真阳性（TP），每位阅片的医师都可获得信用度。

C. 常规筛查发现乳腺癌，而该检查发生在上一次阴性筛查之后的1年内

是应将假阴性归咎于前次筛查中"漏诊"的医师，还是将真阳性归功于在提前进行的筛查中发现了乳腺癌的医师？

由于第一次筛查结果为阴性，但在之后的 1 年内诊断为乳腺癌，所以本次检查归为假阴性（FN）。由于第二次筛查结果为阳性，且短期内即诊断为乳腺癌，故本次检查为真阳性（TP）。

在对这两位影像科医师进行审计时，他 / 她们应为自己的诊断承担各自的责任，即，第一位医师为假阴性结果负责，第二位医师对真阳性结果负责。

当发生这种结局的唯一原因仅是因为这名女性提前进行了筛查，从而导致在前次检查后不到 1 年的时间里被诊断为乳腺癌时，将假阴性（FN）结果归咎于第一位医师可能显得不太公平。但是，为了审计的结果更有意义，必须保证实施规则的一致性与连续性。因此，在确定评价结果的过程中，应当尽量避免主观性。例如，让审计者决定是否将假阴性结果（FN）归咎于后续检查提前（那么审计者应对前次筛查进行回顾，决定当时的阴性结果是否正确）。

这种情况并不常见，原因有二：第一，是真性结果还是假性结果取决于检查后的 1 年内是否有组织学诊断。然而，通常情况则是在提前进行的筛查之后的数天至数周之后才能获得组织学诊断，这样就使得与前次筛查时间间隔超过 1 年。第二，如果一名女性两次筛查之间间隔不到 1 年，保险公司经常拒绝支付相应费用，所以绝大多数乳腺影像机构不鼓励或避免提前进行筛查。

D. 检查结果为良性可能（BI-RADS® 3类），建议进行短期随访及影像学监测（surveillance）的病例

是否应对这些病例进行单独审计？

正如更全面的审计一样（表4-9，见492页），如果能过获得这些相应的数据，那么应将 BI-RADS® 3类的筛查病例与常规筛查及评估异常病灶的诊断性检查分别评估。的确，那些被评价为良性可能的病例中有多少最终被证实为良性是非常重要的。如果这种病例中有很多患者（＞2%）被证实为乳腺癌，那么这提示一些可疑病灶被错误的诊断成良性可能。只有单独对 BI-RADS® 3类进行审计才可以获得这样的结果。这种分开审计可以鼓励放射科医师修正其所使用的良性可能的诊断标准。

E. 已知恶性（BI-RADS® 6类）的病例

是否应对这些病例单独进行审计？

没有必要对 BI-RADS® 6类的病例进行单独审计。典型的例子是：一名已被确诊为乳腺癌（近期行粗针穿刺活检证实，还没有切除）的女性接受了诊断性检查以评价肿瘤对新辅助化疗的反应（BI-RADS® 6类）。所有类似的病例都不应进行审计，原因有二。第一，这些检查是评估肿瘤对切除前治疗的反应的，而不是明确是否有恶性病灶存在的。因此，这些检查的目的就不在审计的范畴内。第二，审计时将 BI-RADS® 6类的评价包含在内是不合适的。因为这些病人1年内诊断为乳腺癌的可能性是极高的。如果将这些检查与其他（大部分）诊断性检查混杂在一起的话，可能会导致该乳腺影像机构及阅片医师个人的整体审计结果产生偏差，从而使某些指标（癌症检出率，PPV_2，PPV_3，敏感性等）难以进行评价。

VI. 关于乳腺影像审计的常见问题

A. 所有乳腺影像检查方法

1. 根据BI-RADS®指南的规定，0类的筛查结果在审计时被归为阳性。那么这是否适用于那些需要与前次检查作对比或是由于技术原因不能全面评价病灶的病例呢？

同第 IV 节的例 16、17 及 18 中（见 498 ～ 499 页）讨论的一样，当筛查不能全面评价病灶（BI-RADS® 0 类），并建议被检者与前次检查作对比时，那么直到获得前次检查结果为止，对当前检查结果的判读实际上都是被延迟的。当最终完成阅片时（获得前次检查结果以进行对比，或 30 天内未获得前次检查结果致不能进行对比），最初的 BI-RADS® 0 类都会被最终诊断（BI-RADS® 1 ～ 5 类）或建议进一步行影像学评估的 BI-RADS® 0 类所取代。因此，在与前次检查作对比之前的 BI-RADS® 0 类病例不应计入审计（所以它既不是阳性也不是阴性），因为这些结果通常会被替换掉。上述的答案也同样适用于"技术性复查"或"技术性召回"的病例。这些由于技术原因导致成像质量不佳从而不能全面评价病灶（BI-RADS® 0 类）的检查也同样不能被纳入审计，因为它们会被成像质量较好的检查所取代（X 线包括：乳腺体位不佳的批量阅片的筛查、乳房挤压不足、运动模糊、暴露不当等；乳腺超声包括：焦点、视野、增益设置不当等；乳腺 MRI 包括：乳腺体位不佳的检查，未注射造影剂或造影剂不足，由于患者活动造成的影像假象，抑脂失败等）。

2. BI-RADS®指南中并没有指出审计时应将BI-RADS® 0类的诊断性检查归为阳性或阴性。那么该如何对这些检查进行审计呢？

不能全面评价病灶（BI-RADS® 0 类）这一诊断很少用于诊断性检查。因为影像科医师实时监测这些检查，所以他们完全可以凭借这些成像作出最终诊断（BI-RADS® 1 ～ 5 类）。但是，可能会有意想不到的情况导致诊断性检查无法完成，例如成像设备或技术人员无法按时到位，或患者本人不能或不愿接受诊断性检查。这与那些被归为不能全面评价病灶（BI-RADS® 0 类）需要同前次检查进行对比的筛查相似。对当前（诊断性）检查结果的判读将一直延迟，直到检查完成为止，此时最初的 BI-RADS® 0 类将改为最终诊断（BI-RADS® 1 ～ 5 类）。因此，BI-RADS® 0 类的诊断性检查不应被纳入审计（因而不存在阳性或阴性），因为这些诊断经常会被最终诊断替换掉。

3. 一名女性接受筛查后被召回，当她完成诊断性检查时，是否应根据诊断性检查结果对筛查报告中的BI-RADS® 0类做出修改？

答案是否定的。审计时，筛查 BI-RADS® 0 类的病例均被归为阳性（在下次常规筛查之前进行了额外的检查），临床结果也将被定为 TP（筛查后 1 年内经病理证实为乳腺癌）或 FP（筛查后 1 年内未被证实为乳腺癌）。如果筛查结果根据诊断性检查结果做出调整，那么对筛查结果的审计就没有意义了。

4. 乳腺影像机构是否应将医学审计分为筛查性和诊断性两部分？

FDA 的规定中并不要求审计过程达到本章节部分内容中所要求的复杂程度，包括将审计分为筛查性及诊断性检查。然而，定期进行审计是用来评价乳腺成像效果及放射科医师个人诊断效果的最佳方式。ACR 强烈建议将筛查性检查和诊断性检查分开审计，因为它们的结果有很大不同 [3,9,13]。对于无法将其分为筛查性及诊断性两部分的检查来说，数学模型的发展为评价结合型检查提供了可行方法 [14]。

5. PPV$_2$和PPV$_3$的基准数值非常相似，其中哪一个可以更为准确地评价阅片效果呢？

PPV$_2$ 和 PPV$_3$ 主要是与诊断性乳腺影像检查效果相关的评价指标。PPV$_2$ 是在建议行活检的病例数的基础上计算阳性预测值（真阳性所占的百分比）的，而 PPV$_3$ 则是基于实际上已经执行活检的病例数。由于"已经执行活检"比"建议活检"更有可能导致乳腺癌的检出，因此 PPV$_3$ 较 PPV$_2$ 略高，这点也在大部分乳腺影像学审计中得到了证实。再加上几乎所有病例均可以获得活检结果，故而 PPV$_3$ 是一个更为准确的提示癌症状态的指标。此外，计算 PPV$_3$ 所需要收集的数据同 FDA 规定 [1] 中要求的数据是一样的。然而，计算 PPV$_2$ 的优点是它与放射科医师（包括所有建议行组织学活检的检查）的诊断效果直接相关，但诊断医生很难控制 PPV$_2$ 病例中哪些人真正接受了活检。因此，虽然 PPV$_3$ 可以更为准确地提示癌症的状态，但是 PPV$_2$ 则对阅片医师的诊断效果更有提示意义。

6. 在乳腺影像审计时，为什么使用多个（而不仅仅是1或2个）参数进行效果评价是非常重要的？

乳腺影像审计在某种程度上是与临床相关的，它为评价阅片效果如何提供了非常有意义的信息。收集更多的数据进行分析，就可以对阅片效果有个更加全面的了解。因此，基于单个参数的分析是没有意义的。举例来说，仅从召回率这一个参数可以得到什么有用的信息呢？只能获得建议行进一步影像学检查的女性占所有筛查病例的百分比而已，而关于建议行活检的患者所占的比例，行活检患者检出癌症的可能性，整体检出癌症的频率，或是检出的乳腺癌是临床阴性还是分期较早（因而预后较好）等问题则没有什么提示。同样，从其他一个或两个参数中所能得到的信息也是有限的。然而，基本的临床相关审计中的数据或从中衍生而来的数据（表4-2，见484页）可以对乳腺影像实践及放射科医师个人的诊断效果提供足够的信息。更加全面的审计（表4-9和表4-10，见492、493页）则提供了更为完整的信息。

7. 审计时，BI-RADS®指南中列出的高危病理类型的病灶（小叶原位癌，导管不典型增生，小叶不典型增生，周围型导管内乳头状瘤，叶状肿瘤）在真阳性（TP）或假阳性（FP）的检查中是否应被视作"事实阳性"？

不，这些诊断应被视为阴性病理结果。但需要注意的是，多形性小叶原位癌（LCIS）的治疗方案可能会与乳腺癌的相同。然而，为了保持审计的一致性，需要一个统一的乳腺癌定义（即，不允许例外），因而该定义不包括多形性小叶原位癌。此外，该定义中也不应包括恶性叶状肿瘤、乳腺肉瘤、乳腺转移癌、淋巴瘤、白血病等。因为这些恶性肿瘤虽出现在乳腺内，但并不是乳腺癌。

8. 一名患者接受了诊断性检查中，评价为可疑（BI-RADS® 4类），建议行组织学诊断。在接下来的一个月中，该患者行粗针穿刺活检诊断为导管不典型增生（ADH）。1周后行切除活检，病理为导管原位癌及浸润性导管癌。那么该诊断性检查是否应同时归为假阳性（因被诊断为导管不典型增生）及真阳性（因被诊断为乳腺癌）？

在本例中，诊断性检查结果判读为阳性（BI-RADS® 4类，且建议行组织学诊断）。由于检查后的1年中病理证实为乳腺癌，故该检查为真阳性（TP）。需要注意的是，即便这一年中多次行活检，但只要有一次病理结果为乳腺癌，则该检查都应被视为真阳性（TP）。

B. 乳腺X线摄影

1. BI-RADS® 3类在筛查时被视为阳性，但在诊断性检查时则是阴性，这是否会破坏审计过程的一致性？

答案是否定的。筛查后的管理决策包括建议下次筛查前行进一步检查（筛查阳性）及建议下次筛查前不做任何检查（筛查阴性）两种。诊断性检查后的管理决策则包括建议行活检（诊断性检查阳性）及建议行除活检外的任意检查（诊断性检查阴性）两种。此外，如前所述，BI-RADS® 3类不建议用作筛查的诊断。

2. MQSA是否要求对BI-RADS® 0类的检查进行审计？

不，FDA 详细规定[1]X 线机构"收集及回顾所有 X 线检查的数据，包括所有 X 线检查阳性病例的随访，甚至是阅片医师及病理结果。"FDA 认为最终结果为可疑（BI-RADS® 4类）或高度恶性可能（BI-RADS® 5类）的 X 线为阳性。但 ACR 坚持认为一个有意义的筛查审计需要把建议行进一步影像学检查的病例（BI-RADS® 0类）也归为阳性，且乳腺 X 线机构同样应当收集并回顾 BI-RADS® 0类的 X 线病例。

3. 我们经常在影像学检查引导下的活检后为患者行X线检查。该检查与活检分开收费，且使用FDA的"标记物置入操作后的X线检查"这一最终评价。然而，由于这一最终评价并未包含在BI-RADS®指南中，我们乳腺影像报告系统的软件供应商并没有在他们的医学审计软件中设置这一选项。所以我们每年进行审计时，无法将这些检查包含其中。对此你们有什么建议可以让我们将这些检查纳入审计吗？

这些 X 线检查的目的是用来评价处置是否成功（是否正确地置入标记夹），而不是明确是否有恶性病灶。因此，将这类检查纳入到乳腺影像学审计中是不正确的。

4. 我们有几个移动式的X线设备，每一个设备都被授权认证为一个单独的"机构"。FDA规定中要求每个机构都要有单独的X线结果审计报告。我们是否可以将这些机构和设备的结果整合为一个总的X线结果审计报告？

可以。FDA 通过了一个替代标准（http：//www.fda.gov/Radiation-EmittingProducts/MammographyQualityStandardsActandProgram/Guidance/PolicyGuidanceHelpSystem/ucm135407.htm），允许在特定的条件下将移动式设备的数据整合为一个总的审计结果。如果同一个机构拥有多个移动式 X 线设备，且满足以下条件的话，可以将这些设备视作一个单独机构以满足 FDA 的审计要求。

每一个 X 线机构必须包含有一个移动式 X 线设备。

- 由同一个单位或组织管理所有移动式设备的操作。
- 由同一位主要阅片医师负责确认所有的移动式设备达到了 FDA 的要求。
- 由同一组放射科医师对所有移动式设备的所有图像进行阅片。
- 所有的移动式设备为同一人群提供服务。

5. 接下来讨论的问题在本章第Ⅳ部分（举例说明如何确定检查结果为真阳性、真阴性、假阳性或假阴性）的第12例（见497页）也曾出现过。此处再次进行讨论是因为本例中出现的问题是特别针对于X线的，且在此临床情境中该

如何进行审计也是一个经常被问及的问题。

一名女性在某机构接受了 X 线筛查。该机构的医师会在被检者离开前进行阅片，以便在必要的情况下可以立即行进一步影像评估。阅片医师在该女性的一侧乳腺内发现了一个无钙化的致密影，但仅在轴位可见，故加照了第二次轴位像以明确该致密影的意义。由于在第二次轴位像上原致密影未显示（认为是重叠所致的伪影），该检查被判读为阴性。此后的 1 年中未被诊断乳腺癌。那么本次检查该如何归类呢？

本次检查实际上包括了阳性的筛查结果（BI-RADS® 0 类），及因此被"召回"而产生的阴性诊断性检查结果（BI-RADS® 1 类）。因此，本次检查的筛查部分为假阳性（FP），诊断部分为真阴性（TN）。注：无论医生是在被检者离开前的什么时候进行阅片，为了明确标准的 X 线筛查成像上的异常发现而进行了诊断性检查，该检查的筛查性部分都应被认为是阳性（BI-RADS® 0 类），其后的诊断性部分结果是阳性还是阴性则取决于最终评价结果。

C. 乳腺超声（见190页乳腺超声部分）

1. 在大部分实践中，一个完整的乳腺超声筛查所含的图像同诊断性乳腺超声是一样的。但为什么在对乳腺超声筛查进行审计时采用的方法同X线相似，却与乳腺MRI（通常认为乳腺MRI的筛查性检查与诊断性检查也是等同的）的方法不同呢？

如随访和结果监测这一章的简介所述，审计必须建立在客观性及可重复性的基础上。此外，对所有乳腺影像学检查方法的审计均应采用同样的标准，促进检查方式之间的比较，除非由于某种检查方式的特殊性需要采用不同的方法。对 X 线检查结果的审计已经有很多年了，用于这些审计程序的且具有临床意义的基准数值也早已广为人知，因此一个独立的 X 线机构（或阅片医师个人）可以放心地将已经得到的结果与这些基准数值进行比较。但是，随着第 5 版 BI-RADS® 指南的问世，乳腺超声与 MRI 的审计程序才刚刚确立。再加上两者在筛查及诊断性检查之中的应用也越发广泛，现在也正是确立这些程序的时候。以乳腺 X 线为基础确立的乳腺超声及 MRI 的审计程序不仅是合理的、可取的，而且无论在何时都是实用的。在定义阳性筛查性检查时，X 线检查采用的审计方法是客观且可重复的，即，是否记录一个或多个图像，以进一步描绘标准筛查成像上所示病灶的特征，与此同时，将在线阅片的情况考虑在内。该方法也适用于乳腺超声检查。因为，与问题中所述不同，记录额外（非标准）的成像是为了进一步描绘某些（而不是所有的）乳腺超声筛查中的病灶。确实，每个乳腺影像机构都应当在它的规章和操作指南中指出，对于筛查正常（BI-RADS® 1 或 2 类）的病例来说，应当记录什么样子的图像。此外，乳腺超声筛查报告中应当指出所记录的图像是标准筛查成像还是加上了额外的（诊断性）成像。这将有利于客观且可重复的审计的进行，尤其是在乳腺超声筛查报告为计算机报告系统生成的情况下。该系统可以预先捕获到关于是否记录了额外诊断性影像的数据，从而根据最终提供的诊断结果来审计额外的影像检查是属于筛查阳性还是诊断阳性 / 阴性。定义阳性 X 线筛查的审计标准（是否记录一个或多个图像，以进一步描绘标准筛查成像上所示病灶的特征）不适用于乳腺 MRI，因为乳腺 MRI 的筛查性和诊断性检查的标准成像通常没有区别。因此，乳腺 MRI 的筛查同时也是一个完整的诊断性检查。鉴于以上区别，召回率和 PPV$_1$ 虽适用于 X 线和乳腺超声的筛查，但它们并不适用于乳腺 MRI 的筛查审计。

2. 为什么BI-RADS®指南中不推荐使用BI-RADS® 3类作为X线筛查的诊断，但在乳腺超声部分中并未提及？是什么造成了这种不同？

之所以不推荐 BI-RADS® 3 类作为 X 线筛查的诊断，是因为一个完整的诊断性检查应当在作出 BI-RADS® 3 类这一评价前完成。在大部分乳腺影像实践中，X 线筛查的阅片工作是分批完成的（在受检女性离开乳腺影像中心之后），因而在进行筛查阅片之前就完成诊断性检查是不可能的。但是对于大部分乳腺影像操作来说，乳腺超声筛查是可以在被检者还在影像中心的时候进行实时在线阅片的（阅片医师在实时扫描时发现的），进一步行非标准成像（用 / 不用标尺测量病灶的纵切像）可以对筛查成像实时进行补充，并同时作为诊断性检查。由于乳腺超声的诊断性检查可以与筛查同时完成，因而建议不要使用 BI-RADS® 3 类作为诊断就显得没有意义。注：之所以没有提到不推荐使用 BI-RADS® 4 或 5 类作为乳腺超声筛查诊断也是出于同样的原因。此类情况也包括同时记录诊断性和检查性图像的检查。对乳腺超声筛查来说，如果最终诊断为 BI-RADS® 3、4 或 5 类，那么本次检查的筛查性部分记为阳性，而诊断性部分则为阴性（BI-RADS® 3 类）或阳性（BI-RADS® 4 或 5 类）。

3. 如果一个医师或技师用手持式乳腺超声进行筛查，是否应在进行评价前将每个可能的异常发现都记录下来？

手持式超声检查对每个病灶（每个可能的异常发现）的识别都是实时完成的，不管操作者是技师还是阅片医师。之后才是有选择的记录图像。阅片医师会据此对本次筛查作出评价。有时候，异常病灶的识别与记录并非由医生完成，但最后一定是由医生负责超声筛查阅片并给出最终诊断。如果筛查的操作是由阅片医师完成的，那么情况就比较简单了，因为他 / 她可以同时完成阅片。在极少的情况下，阅片医师可能会从同事那里寻求补充意见。因此，在绝大部分情况下，并不需要进行额外的影像学检查。因为典型的良性病灶在实时扫描之后可能会被"安全地"忽略，而那些需要进一步分析和处理的病灶则会被正确的记录下来。如果是技师进行乳腺扫描，那么情况会更复杂一些。这取决于该乳腺影像机构的规章制度。在一些机构中，如果技师识别到一个可疑的病灶，阅片医师常规对该患者进行复检。阅片医师就可以在实时扫描的同时决定怎样阅片，据此记录恰当的图像，并作出最终的乳腺超声筛查报告。在另外一些机构中，则是技师记录下他 / 她识别的每一个可疑病灶，然后由阅片医师判断这些图像是否足以作出诊断，以及是否需要进行复检。阅片医师决定复检与否，取决于技师是否可以熟练地识别并记录可能的异常病灶，每个可能的异常病灶记录了多少幅图像（这也是影像机构规章的一部分），图像上每个病灶是否呈现出典型的良性或恶性特征，以及其他一些因素。

上述的方式可以为病人提供良好的医疗服务。这些政策的基础在于发挥超声检查的全部潜能，即实时功能。这样可能就需要一个受过高等训练的超声检查师来进行操作，他 / 她可以代替阅片医师识别、记录可能的病灶。

4. 我曾经被要求为双侧乳腺行超声筛查，但我只有一个手持式扫描设备。我该怎样进行操作呢？

对于双侧整个乳腺的手动式超声检查没有什么标准的步骤，但是在一些研究中，如 ACRIN 6666 中 [15]，阅片医师是使用的手持式超声设备逐一象限的进行扫描的（未记录图像）。沿水平或垂直于径线的方向对乳腺象限进行扫描（从后往前）是最有效率的，然后再沿纵向或径线方向对该象限进行扫描，最后从象限后方向前到乳头为止进行扫描。记录典型的图像：沿径向平面，分别在四个象限中距乳头相等的位置（平均 4cm）截取图像，并为每幅图片加上恰当的注释（比如，右乳 10 点钟方向距乳头 4cm），最后留取乳晕后方的图像。当乳腺超声筛查没有发现异常时，可按照此方法来留取图像，并作出筛查阴性（BI-RADS® 1 类）的诊断。需要注意的是，ACRIN 6666 是一个临床研究，它对实时扫描中发现的许多良性病灶记录了完整的图像，这有可能是其中一个导致它中位检查时间为 19min 的原因。筛查（常规的临床筛查操作）时，限制完整记录良性病灶图像的次数将更为节省时间，因为这些病灶具有典型的良性特征，且在下次常规筛查前不需要进一步检查。对每一个超声报告上描述的良性病灶来说，可以只记录一个最典型的图像（以取代该象限的标准阴性图像）。此外，在一个超声筛查报告中没有必要描述所有的典型良性病灶。的确，在常规的临床操作中（筛查检查），大部分阅片医师不会在筛查时描述所有的良性病灶。如果在是由手持式超声扫描时，发现一个非常值得注意的病灶（需要在下次筛查前行影像学监测或活检的病灶），需要对其重新截图以留取正确的图像；诊断性检查的时候也如前所述执行相同的步骤。这实际上是将筛查性检查转变为（被召回的）诊断性检查。

5. 接下来讨论的问题为本章第Ⅳ部分（举例说明如何确定检查结果为真阳性、真阴性、假阳性或假阴性）的第13例（见497页）。此处再次进行讨论是

因为本例中出现的问题是特别针对于乳腺超声的，且在此临床情境中该如何进行审计也是一个经常被问及的问题。

一名女性接受了配有手持式传感器的乳腺超声筛查，以便在必要的情感况下可以立即行进一步影像学检查。筛查中有一幅标准成像记录到一个局灶性区域后方存在声影。阅片医生决定进一步扫描以明确该异常发现的意义，但未再见到该声影。检查结果最终被判读为阴性，因为医生认为最初的发现是由伪影造成的，而不是真的有异常。此后的 1 年内被检者没有被诊断为乳腺癌。那么本次检查该如何归类呢？

本次检查实际上包括阳性的筛查结果（BI-RADS® 0 类），及因此被"召回"而产生的阴性诊断性检查结果（BI-RADS® 1 类）。所以，本次检查的筛查性部分为假阳性（FP），诊断性部分为真阴性（TN）。注：无论医生是在被检者离开前的什么时候进行阅片，为了明确超声筛查成像上的异常发现而进行了诊断性检查（通过记录额外的图像），那么该检查的筛查性部分都应被认为是阳性（BI-RADS® 0 类），其后的诊断性部分结果是阳性还是阴性则取决于最终评价结果。此外，如果本例中的医生在复查时没有记录图像就判定先前的发现为人为因素造成的话，那么整个筛查（the complete screening examination）就只包含了已被评价为阴性（BI-RADS® 1 类）的标准成像，结果判读为真阴性（TN）。另外，如果最终原病灶被证实为乳腺癌的话，那么复查时不留存记录的行为会使医生暴露在治疗失当的风险之中。但若是在筛查报告中注明"由于复查时未再见到该征象（未留存图像），故考虑其为人为因素导致"的话，那么医生产生治疗失当的危险可能会因此而降低（exposure might be mitigated）。

6. 接下来讨论的问题为本章第Ⅳ部分（举例说明如何确定检查结果为真阳性、真阴性、假阳性或假阴性）的第14例（见第497页）。此处再次进行讨论是因为本例中出现的问题是特别针对于乳腺超声的，且在此临床情境中该如何进行审计也是一个经常被问及的问题。

一名女性接受了配有手持式传感器的乳腺超声筛查，以便在必要的情感况下可以立即行进一步影像学检查。筛查中有一幅标准成像上记录到了一个肿物。它可能只是一个单纯的囊肿。阅片医生决定进一步扫描以明确该征象的意义，但图像显示它的确只是一个单纯的乳腺囊肿，因此在筛查报告中做出了乳腺囊肿的诊断，检查结果也被判定为良性。检查后的 1 年内该女性没有被诊断为乳腺癌。那么本次检查该如何归类呢？

本次检查实际上包括阳性的筛查结果（BI-RADS® 0 类），及因此被"召回"而做出的良性诊断（BI-RADS® 2 类）。所以，本次检查的筛查性部分为假阳性（FP），诊断性部分为真阴性（TN）。注：无论医生是在被检者离开前的什么时候进行阅片，为了明确超声筛查成像上的异常发现而进行了诊断性检查（通过记录额外的图像），那么该检查的筛查性

随访和结果监测

部分都应被认为是阳性（BI-RADS® 0类），其后的诊断性部分结果是阳性还是阴性则取决于最终评价结果。此外，如果本例中的阅片医师在复查时没有记录图像就判定先前的征象为良性的话，那么整个筛查里就只包含了已被评价为良性（BI-RADS® 2类）的标准成像，结果判读为真阴性（TN）。另外，如果最终原病灶被证实为乳腺癌的话，那么复查时不留存记录的行为会使医生暴露在治疗失当的风险之中。但若在筛查报告中注明"复查时考虑其为良性（未留存图像）"的话，那么医生产生治疗失当的危险可能会因此而降低。

7. 接下来讨论的问题为第四节（举例说明如何确定检查结果为真阳性、真阴性、假阳性或假阴性）的第15例。此处再次进行讨论是因为本例中出现的问题是特别针对于乳腺超声的，且在此临床情境中该如何进行审计也是一个经常被问及的问题。

一名女性接受了配有手持式传感器的乳腺超声筛查，以便在必要的情感况下可以立即行进一步影像学检查。筛查中有一幅标准成像上记录到一个典型的单纯囊肿。阅片医生决定进一步扫描以明确单纯囊肿的存在。在实时扫描下，确实可以见到一个单纯囊肿，但医生未记录任何图像记录。最终报告结果为良性的乳腺单纯囊肿。此后的 1 年内该女性未被诊断为乳腺癌。那么本次检查该如何归类呢？

由于没有记录复检（诊断性）的图像，本次检查应被计为一个单纯的筛查，诊断结果为良性（BI-RADS® 2类）。故本次筛查为真阴性（TN）。注：无论医生是在被检者离开前的什么时候进行阅片，只要没有记录额外的成像，就不算进行诊断性检查（即便为了明确标准的超声筛查成像上的异常发现而进行了复检），就只是一个单纯的筛查。另外，如果最终原病灶被证实为乳腺癌，那么复查时不记录图像的行为会使医生暴露在治疗失当的风险之中。但是，一个病灶如果准确的被评价为良性（BI-RADS® 2类），那么恶性的可能性实际上是零。此外，在常规的临床实践中，典型的良性病灶不要求留存完整的诊断图像记录，原因是：①恶性的可能性实际上为零；②将来对原病灶的比较也并不需要留存完整的记录，因为ⓐ如果原病灶仍具有典型的良性特征的话，那么大小上的差别是无关紧要的；ⓑ如果原病灶出现一些可疑征象，则建议行活检。最后，即使在一个无症状女性的标准筛查成像上捕捉到了典型的良性病灶，阅片医生也有可能只是给出一个阴性（BI-RADS® 1类）的评价，而不会在报告上对其进行描述。

D. 乳腺MRI

1. 我不理解为何BI-RADS® 3类不推荐用于X线筛查，但可用于乳腺MRI？此外，我发现不管检查方式为何，**BI-RADS® 3类**均被视为阳性。为什么对BI-

RADS® 3类的使用建议不同，而审计方法却相似呢？

第一个问题是因为 MRI 的筛查有其特殊性。乳腺 MRI 筛查所记录的图像通常与 MRI 的诊断性检查所记录的图像是相同的，因而乳腺 MRI 筛查同时也是一个完整的诊断性检查（由于已经完成了诊断性检查，故 BI-RADS® 3 类作为 MRI 的筛查诊断是可以接受的）。第二个问题是因为对 BI-RADS® 3 类患者建议的处理方式（短期随访）并非 1 年后行常规筛查。因此不管筛查方式为何，BI-RADS® 3 类均被视为阳性。

2. 为什么召回率和PPV₁可以用于X线和乳腺超声筛查的审计，但却不能用于乳腺MRI的筛查？

审计时，乳腺 MRI 筛查阳性的定义与 X 线和超声不同。这是因为不管记录几幅额外的（诊断性）图像以进一步显示筛查标准成像上病灶的特征，X 线和超声的审计遵循的都是客观且可重复的原则。然而，乳腺 MRI 却因其筛查图像通常与诊断性检查的图像相同而具有特殊性。因此，乳腺 MRI 的筛查同时也是一个完整的诊断性检查。召回率和 PPV_1 只与单纯的筛查相关。对于乳腺 MRI 筛查来说，召回率是没有意义的，因为所有的病人实际上都同时完成了诊断性检查。至于 PPV_1，如果乳腺 MRI 筛查审计时需要计算这一指标，那么该指标实际上等同于 PPV_2。

随访和结果监测

VII. 基本的临床相关审计数据的收集和计算的样表及举例

　　虽然大部分审计数据的收集和计算都是由乳腺影像信息系统自动完成的，但这一部分描述的是怎样进行人为的计算。这有助于初次进行审计的人理解审计的过程，而且对那些没有自动审计程序的小规模医疗机构来说也是有益的。表 A（数据收集样表：筛查病例的基础临床相关审计）和表 B [计算样表（衍生数据）：筛查病例的基础临床相关审计] 的设计主要是为了让基本审计具有"使用者亲和性"。通过收集和记录表 A 内的数据项目，用简单的填空就能计算出表 B 内的所有数据。

　　可能会有人注意到表 B 内有三个不同的 PPV（及三个不同的 FP）。如果这些罗列项目太复杂的话，可以只选择性的计算 PPV_3（由 FP_3 衍生而来），因为该值仅代表活检阳性率（PBR），或是所有经放射科医师建议而接受活检的病例中发现的乳腺癌的数量，它能通过 MQSA 要求的数据计算得到。表 B 中的其他计算是自明的。后面还提供了一个搜集数据的例子，可以通过它来练习表 B 中的计算。

　　表 A 和表 B 的模板是为乳腺筛查的基础临床相关审计而设计的，但它可以经过简单修改而作为其他类型检查的基本审计表，如诊断性检查、粗针穿刺活检、细针抽吸活检或切除活检。若要进行更为完全的审计，还应收集表 4-9（见 492 页）中列出的一些其他的数据项目，并按照相同的格式构建表 A 和表 B 的扩展版本。

数据收集样表

表A 筛查病例的基础临床相关审计

数据项	结果
1．筛查病例总数	
1a．BI-RADS® 0类（需要进一步影像学评估）或BI-RADS® 3类（可能为良性）[a]的筛查病例数	
1a1．同1a中所述筛查病例，且最终（诊断性）评价为BI-RADS® 4类（可疑）或5类（高度恶性可能）的病例数	
1b．BI-RADS® 4类（可疑）或BI-RADS® 5类（高度恶性可能）的筛查病例数	
2．最终（筛查性或诊断性）评价为BI-RADS® 4或5类，且有粗针穿刺活检/细针抽吸活检结果的筛查病例总数	
2a．其中为恶性的病例数	
2b．其中为良性的病例数	
3．最终（筛查性或诊断性）评价为BI-RADS® 4或5类，且有切除活检结果的筛查病例总数	
3a．其中为恶性的病例数	
3b．其中为良性的病例数	
4．最终（筛查性或诊断性）评价为BI-RADS® 4或5类，但没有组织学诊断结果（失访，拒绝活检，或医生决定先暂时观察）的筛查病例总数	
5．最终（筛查性或诊断性）评价为BI-RADS® 4或5类，且被诊断为导管原位癌的筛查病例总数	
6．最终（筛查性或诊断性）评价为BI-RADS® 4或5类，且被诊断为浸润性导管癌或浸润性小叶癌的筛查病例总数	
6a．最终（筛查性或诊断性）评价为BI-RADS® 4或5类，且被诊断为浸润性导管癌或浸润性小叶癌，同时知晓腋窝淋巴结状态的筛查病例总数	
6a1．同6a中所述的筛查病例，且腋窝淋巴结为阴性	
6a1a．同6a1中所述的筛查病例，且肿瘤直径≤2cm	
6a1b．同6a1中所述的筛查病例，且肿瘤直径≤1cm	

[a]筛查BI-RADS® 3类被视为阳性，因其建议被检者在下次常规筛查前行进一步检查

计算样表（衍生数据）

表B 筛查病例的基础临床相关审计

需要计算的参数	计算公式[a]	结果
真阳性的病例数（TP）	2a+3a	
假阳性的病例数（FP）		
FP_1（筛查阳性）	（1a+1b）-TP	
FP_2（建议行组织学诊断）	2b+3b+4	
FP_3（执行活检）	2b+3b	
阳性预测值		
PPV_1（筛查阳性）	TP/（TP+FP_1）	
PPV_2（建议行组织学诊断）	TP/（TP+FP_2）	
PPV_3（执行活检）	TP/（TP+FP_3）	
癌症检出率	（TP/1）×1000	
腋窝淋巴结阴性浸润性乳腺癌所占的百分比	（6a1/6a）×1000	
微小乳腺癌（淋巴结阴性浸润性乳腺癌≤1cm，或DCIS）	（[5+6a1b]/TP）×100	
0或1期乳腺癌所占的百分比（淋巴结阴性的浸润性乳腺癌≤2cm，或DCIS）	（[5+6a1a]/TP）×100	
异常诊断（召回）率	（[1a+1b]/1）×100	

[a] 表中的数字为表A中的数据项目编号。反复确认以保证表A和表B中数据的完整性，已证实：FP2=1a1；TP=5+6；（TP+FP_2）=2+3+4

随访和结果监测

表A和表B的练习数据

请使用下列假设的表 A 的数据来练习基础临床相关审计所需的表 B 中参数的计算。

1.	5000
1a.	420
1a1.	60
1b.	30
2.	65
2a.	23
2b.	42
3.	20
3a.	7
3b.	13
4.	5
5.	7
6.	23
6a.	22
6a1.	17
6a1a.	15
6a1b.	8

表B中各项的计算值

$TP = 30$

$FP_1 = 420$

$FP_2 = 60$

$FP_3 = 55$

$PPV_1 = 0.07$（7%）

$PPV_2 = 0.33$（33%）

$PPV_3 = 0.35$（35%）

癌症检出率 = 6/1000

淋巴结阴性浸润性乳腺癌所占的百分比 = 77%

微小乳腺癌所占的百分比 = 50%

0 期或 1 期乳腺癌所占的百分比 = 73%

异常诊断（召回）率 = 9%

随访和结果监测

参考文献

1. 21CFR Part 16 and 900: Mammography Quality Standards; Final Rule. Federal Register, Washington, DC: Government Printing Office, 62: No. 208; 55851–55994, October 28, 1997.

2. American College of Radiology Imaging Network. ACRIN 6666: Screening breast ultrasound in high-risk women. Protocol accessed at http://www.acrin.org/TabID/153/Default.aspx on November 4, 2013.

3. Rosenberg RD, Yankaskas BC, Abraham LA, et al. Performance benchmarks for screening mammography. *Radiology* 2006; 241(1):55–66.

4. Berg WA, Zhang Z, Lehrer D, et al. Detection of breast cancer with addition of annual screening ultrasound or a single screening MRI to mammography in women with elevated breast cancer risk. *JAMA* 2012; 307(13):1394–1404.

5. Kriege M, Brekelmans CTM, Boetes C, et al. Efficacy of MRI and mammography for breast-cancer screening in women with a familial or genetic predisposition. *N Engl J Med* 2004; 351(5):427–437.

6. Warner E, Plewes DB, Hill KA, et al. Surveillance of BRCA1 and BRCA2 mutation carriers with magnetic resonance imaging, ultrasound, mammography, and clinical breast examination. *JAMA* 2004; 292(11):1317–1325.

7. Leach MO, Brindle KM, Evelhoch JL, et al. The assessment of antiangiogenic and antivascular therapies in early-stage clinical trials using magnetic resonance imaging: issues and recommendations. *Br J Cancer* 2005; 92(9):1599–1610.

8. Kuhl CK, Schrading S, Leutner CC, et al. Mammography, breast ultrasound, and magnetic resonance imaging for surveillance of women at high familial risk for breast cancer. *J Clin Oncol* 2005; 23(33):8469–8476.

9. Sardanelli F, Podo F. Breast MR imaging in women at high-risk of breast cancer. Is something changing in early breast cancer detection? *Eur Radiol* 2007; 17(4):873–887.

10. Sickles EA, Miglioretti DL, Ballard-Barbash R, et al. Performance benchmarks for diagnostic mammography. *Radiology* 2005; 235(3):775–790.

11. Carney PA, Sickles EA, Monsees B, et al. Identifying minimally acceptable performance criteria for screening mammography. *Radiology* 2010; 255(2):354–361.

12. Carney PA, Parikh J, Sickles EA, et al. Diagnostic mammography: identifying minimally acceptable interpretive performance criteria. *Radiology* 2013; Volume 267:2;359–367.

13. Dee KE, Sickles EA. Medical audit of diagnostic mammography examinations: comparison with screening outcomes obtained concurrently. *AJR* 2001; 176(3):729–733.

14. Sohlich RE, Sickles EA, Burnside ES, Dee KE. Interpreting data from audits when screening and diagnostic mammography outcomes are combined. *AJR* 2002; 178(3):681–686.

15. Berg WA, BlumeJ D, Cormack JB, et al. Combined screening with ultrasound and mammography vs mammography alone in women at elevated risk of breast cancer. *JAMA* 2008;299(18):2151–2163.

附录　患者告知书范例

（2013 版）

译者：杨后圃

American College of Radiology

患者告知书范例

简　介

　　自 1999 年以来，医生必须向每一位进行乳腺 X 线摄影检查的患者提供一份书面告知使普通人更好地理解乳腺 X 线摄影报告。若未能遵守这一要求则会被 FDA 警告。

　　下列的患者告知书均由多学科联合制定，并且依照最新的美国癌症协会指南更新。新增加了对于致密型乳腺的患者乳腺 X 线摄影结果的告知。

　　这些模板可为您提供方便，您可以选择直接使用、修改或创建自己的通俗版报告。

附录　患者告知书范例

修订记录

日期	页码	章节	修订内容
2013-12-31	——	——	原内容
2014-02-28	3	附录	为新加的页面重新编号
2014-02-28	8	附录	为1～2类告知书添加第二页（署名区及美国癌症协会指南模块）
2014-02-28	9	附录	为告知书添加第二页（署名区及美国癌症协会指南模块）
2014-02-28	13	附录	为在线告知患者清单添加第二页（最后3段、署名区及美国癌症协会指南模块）
2014-02-28	14	附录	为回顾阅览添加第二页（美国癌症协会指南模块）

附录　患者告知书范例

需要进一步检查评估的患者告知书范例（适用于BI-RADS® 0类）

医疗机构名称、地址及电话

患者姓名 / 编号

乳腺影像检查日期

亲爱的患者：

您最近的（乳腺 X 线摄影 / 乳腺超声 / 乳腺 MRI）结果提示需要进一步检查，例如乳腺 X 线摄影附加体位或超声检查，以获得一个完整的评估。大多数检查结果会是良性的（非癌症）。如果您还没有完善这些检查请拨打电话（电话号码）进行预约。

您检查的结果会送至：（预防保健医生）

您的影像资料将会作为医疗档案的一部分存放在（医疗机构名称），以供您今后使用。如果您今后更换预防保健医生或是在其他医院进行乳腺 X 线摄影检查，您应该向他们提供当前乳腺 X 线摄影检查的时间及地点。

尽管乳腺 X 线摄影是现有的进行早期筛查的最好方法，但并不能发现所有肿瘤。如果您发现乳房肿块或其他不适，应及时告诉您的预防保健医生。

诚挚地感谢您接受我们提供的医疗服务。

Jane Smith 医生

影像诊断医生

附录 患者告知书范例

检查结果为阴性或良性病变，但查体阳性、有症状或体征的患者告知书范例（适用于BI-RADS® 1~2类）

医疗机构名称、地址及电话

患者姓名 / 编号

乳腺影像检查日期

亲爱的患者：

您最近的（乳腺 X 线摄影 / 乳腺超声 / 乳腺 MRI）结果未提示乳腺癌征象。但您的症状需要请您的医生或预防保健医生进一步评估，他 / 她会决定您的随访时间。

尽管乳腺 X 线摄影是现有的进行早期筛查的最好方法，但并不能发现所有肿瘤。如果您发现乳房肿块或其他不适，应及时告诉您的预防保健医生。

（如果患者为致密型乳腺）乳腺 X 线摄影提示您的乳腺结构属于致密型。致密型的乳腺是很常见的，而且是正常的，但是会降低乳腺 X 线摄影筛查肿瘤的敏感性，同时会增加患乳腺癌的风险，需要引起您的重视。当您向医生咨询患乳腺癌风险时请提供这份报告以及您的家族史。医生会根据您的风险评估建议是否需要进行其他检查。

您检查的结果会送至：（预防保健医生）

您的影像资料将会作为医疗档案的一部分存放在（医疗机构名称），以供您今后使用。如果您今后更换预防保健医生或是在其他医院进行乳腺 X 线摄影检查，您应该向他们提供当前乳腺 X 线摄影检查的时间及地点。

诚挚地感谢您接受我们提供的医疗服务。

Jane Smith 医生

影像诊断医生

美国肿瘤协会无症状女性早期乳腺癌筛查指南

乳腺 X 线摄影：40 岁以上健康女性应每年进行乳腺 X 线摄影检查。

临床乳腺体格检查：20 ~ 30 岁女性应每 3 年进行一次乳腺查体，40 岁及以上女性应每年进行乳腺查体。

关注乳房和乳房自检：每一位女性应该知道正常乳房的表现，若出现异常能及告知预防保健医生。建议 20 岁以上女性进行乳腺自查。

乳腺 MRI：一些女性因为家族史、遗传倾向或其他原因需要在乳腺 X 线摄影之外进行乳腺 MRI 筛查。（这部分病人很少，在美国少于 2%。）向医生提供您的病史，以便他判断是否需要早期开始进一步检查。

检查结果为阴性或良性病变的患者告知书范例（适用于BI-RADS® 1~2类）

医疗机构名称，地址及电话

患者姓名 / 编号

乳腺影像检查日期

亲爱的患者：

您最近的（乳腺 X 线摄影 / 乳腺超声 / 乳腺 MRI）结果未提示乳腺癌迹象。

尽管乳腺 X 线摄影是现有的进行早期筛查的最好方法，但并不能发现所有肿瘤。如果您发现乳房肿块或其他不适，应及时告诉您的预防保健医生。

（如果患者为致密型乳腺）乳腺 X 线摄影提示您的乳腺组织属于致密型。致密型的乳腺是很常见的，而且是正常的，但是会降低乳腺 X 线摄影筛查肿瘤的敏感性，同时会增加患乳腺癌的风险，需要引起您的重视。当您向医生咨询患乳腺癌风险时请提供这份报告以及您的家族史。医生会根据您的风险评估建议是否需要增加其他检查。

您检查的结果会送至：（预防保健医生）

您的影像资料将会作为医疗档案的一部分存放在（医疗机构名称），以供您今后使用。如果您今后更换预防保健医生或是在其他医院进行乳腺 X 线摄影检查，您应该向他们提供当前乳腺 X 线摄影检查的时间及地点。

诚挚地感谢您接受我们提供的医疗服务。

Jane Smith 医生

影像诊断医生

附录　患者告知书范例

美国肿瘤协会无症状女性早期乳腺癌筛查指南

乳腺 X 线摄影：40 岁以上健康女性应每年进行乳腺 X 线摄影检查。

临床乳腺体格检查：20 ～ 30 岁女性应每 3 年进行一次乳腺查体，40 岁及以上女性应每年进行乳腺查体。

关注乳房和乳房自检：每一位女性应该知道正常乳房的表现，若出现异常能及告知预防保健医生。建议 20 岁以上女性进行乳腺自查。

乳腺 MRI：一些女性因为家族史、遗传倾向或其他原因需要在乳腺 X 线摄影之外进行乳腺 MRI 筛查。（这部分病人很少，在美国少于 2%。）向医生提供您的病史，以便他判断是否需要早期开始进一步检查。

良性可能性大但建议6个月随访的患者告知书范例
（适用于BI-RADS® 3类）

医疗机构名称，地址及电话

患者姓名 / 编号

乳腺影像检查日期

亲爱的患者：

您最近的（乳腺 X 线摄影 / 乳腺超声 / 乳腺 MRI）结果提示存在可能为良性（恶性可能性小）的病变，但需要 6 个月后复查乳腺 X 线摄影，观察病灶是否有变化。请拨打电话（电话号码）进行预约。

您检查的结果会送至：（预防保健医生）

您的影像资料将会作为医疗档案的一部分存放在（医疗机构名称），以供您今后使用。如果您今后更换预防保健医生或是在其他医院进行乳腺 X 线摄影检查，您应该向他们提供当前乳腺 X 线摄影检查的时间及地点。

尽管乳腺 X 线摄影是现有的进行早期筛查的最好方法，但并不能发现所有肿瘤。如果您发现乳房肿块或其他不适，应及时告诉您的预防保健医生。

诚挚地感谢您接受我们提供的医疗服务。

Jane Smith 医生

影像诊断医生

美国肿瘤协会无症状女性早期乳腺癌筛查指南

乳腺 X 线摄影：40 岁以上健康女性应每年进行乳腺 X 线摄影检查。

临床乳腺体格检查：20 ～ 30 岁女性应每 3 年进行一次乳腺查体，40 岁及以上女性应每年进行乳腺查体。

关注乳房和乳房自检：每一位女性应该知道正常乳房的表现，若出现异常能及告知预防保健医生。建议 20 岁以上女性进行乳腺自查。

乳腺 MRI：一些女性因为家族史、遗传倾向或其他原因需要在乳腺 X 线摄影之外进行乳腺 MRI 筛查。（这部分病人很少，在美国少于 2%。）向医生提供您的病史，以便他判断是否需要早期开始进一步检查。

ACR BI-RADS® —— 附录　患者告知书范例

有异常发现的患者告知书范例
（适用于BI-RADS® 4～5类）

医疗机构名称，地址及电话

患者姓名 / 编号

乳腺影像检查日期

亲爱的患者：

您最近的（乳腺 X 线摄影 / 乳腺超声 / 乳腺 MRI）结果提示存在异常，需要进行活检。取样活检或手术切除后送病理学检查是唯一可以确定病灶为良性（非肿瘤）的手段。您的预防保健医生或我们会与您联系告知病理结果以及预约后续检查或就诊。

您检查的结果会送至：（预防保健医生）。他 / 她已获悉您需要进行活检。请尽快联系您的医生或其他预防保健医生（如果你尚未联系）。

您的影像资料将会作为医疗档案的一部分存放在（医疗机构名称），以供您今后使用。如果您今后更换预防保健医生或是在其他医院进行乳腺 X 线摄影检查，您应该向他们提供当前乳腺 X 线摄影检查的时间及地点。

尽管乳腺 X 线摄影是现有的进行早期筛查的最好方法，但并不能发现所有肿瘤。如果您发现乳房肿块或其他不适，应及时告诉您的预防保健医生。

诚挚地感谢您接受我们提供的医疗服务。

Jane Smith 医生

影像诊断医生

附录　患者告知书范例

有异常发现的患者告知书范例
（供BI-RADS® 6类患者使用）

医疗机构名称，地址及电话

患者姓名 / 编号

乳腺影像检查日期

亲爱的患者：

您最近的（乳腺 X 线摄影 / 乳腺超声 / 乳腺 MRI）结果已送至（预防保健医生）。请您尽快联系您的医生或其他预防保健医生讨论病情以决定下一步诊疗。

您的影像资料将会作为医疗档案的一部分存放在（医疗机构名称），以供您今后使用。如果您今后更换预防保健医生或是在其他医院进行乳腺 X 线摄影检查，您应该向他们提供当前乳腺 X 线摄影检查的时间及地点。

尽管乳腺 X 线摄影是现有的进行早期筛查的最好方法，但并不能发现所有肿瘤。如果您发现乳房肿块或其他不适，应及时告诉您的预防保健医生。

诚挚地感谢您接受我们提供的医疗服务。

Jane Smith 医生
影像诊断医生

快速格式化的患者告知书范例

医疗机构名称，地址及电话

患者姓名 / 编号

乳腺影像检查日期

亲爱的患者：

您最近的乳腺 X 线摄影 乳腺超声 乳腺 MRI 结果为：

（圈选所有适用内容）

☐ 正常 / 良性：未见乳腺癌征象。

☐ 良性可能性大：您的检查结果提示存在的病变可能为良性（恶性可能性小），但需要 6 个月后复查，观察病灶是否有变化。请拨打电话（电话号码）进行预约。

☐ 需要进一步检查：例如增加乳腺 X 线摄影体位或超声检查，进行完整评估。请拨打电话（电话号码）进行预约。

☐ 异常：您的检查结果提示存在异常，需要进行活检。取样活检或手术切除后送病理学检查是唯一可以确定病灶为良性（非肿瘤）的手段。您的医生或预防保健医生已获悉您需要活检，请尽快联系他 / 她。

尽管乳腺 X 线摄影是现有的进行早期筛查的最好方法，但并不能发现所有肿瘤。如果您发现乳房肿块或其他不适，应及时告诉您的预防保健医生。

（如果患者为致密型乳腺）乳腺 X 线摄影提示您的乳腺组织属于致密型。致密型的乳腺是很常见的，而且是正常的，但是会降低乳腺 X 线摄影筛查肿瘤的敏感性，同时会增加患乳腺癌的风险，需要引起您的重视。当您向医生咨询患乳腺癌风险时请提供这份报告以及您的家族史。医生会根据您的风险评估建议是否需要增加其他检查。

您检查的结果会送至：（预防保健医生）

您的影像资料将会作为医疗档案的一部分存放在（医疗机构名称），以供您今后使用。如果您今后更换预防保健医生或是在其他医院进行乳腺 X 线摄影检查，您应该向他们提供当前乳腺 X 线摄影检查的时间及地点。

诚挚地感谢您接受我们提供的医疗服务。

Jane Smith 医生

影像诊断医生

美国肿瘤协会无症状女性早期乳腺癌筛查指南

乳腺 X 线摄影：40 岁以上健康女性应每年进行乳腺 X 线摄影检查。

临床乳腺体格检查：20 ～ 30 岁女性应每 3 年进行一次乳腺查体，40 岁及以上女性应每年进行乳腺查体。

关注乳房和乳房自检：每一位女性应该知道正常乳房的表现，若出现异常能及告知预防保健医生。建议 20 岁以上女性进行乳腺自查。

乳腺 MRI：一些女性因为家族史、遗传倾向或其他原因需要在乳腺 X 线摄影之外进行乳腺 MRI 筛查。（这部分病人很少，在美国少于 2%。）向医生提供您的病史，以便他判断是否需要早期开始进一步检查。

调阅既往X线检查结果的患者告知书范例

医疗机构名称，地址及电话

患者姓名 / 编号

乳腺影像检查日期

亲爱的患者：

我们已将您以前的乳腺 X 线摄影片与最新的检查结果相对比，没有发现显著变化，并且未见乳腺癌征象。

尽管乳腺 X 线摄影是现有的进行早期筛查的最好方法，但并不能发现所有肿瘤。如果您发现乳房肿块或其他不适，应及时告诉您的预防保健医生。

（如果患者为致密型乳腺）乳腺 X 线摄影提示您的乳腺组织属于致密型。致密型的乳腺是很常见的，而且是正常的，但是会降低乳腺 X 线摄影筛查肿瘤的敏感性，同时会增加患乳腺癌的风险，需要引起您的重视。当您向医生咨询患乳腺癌风险时请提供这份报告以及您的家族史。医生会根据您的风险评估建议是否需要增加其他检查。

您检查的结果会送至：（预防保健医生）

您的影像资料将会作为医疗档案的一部分存放在（医疗机构名称），以供您今后使用。如果您今后更换预防保健医生或是在其他医院进行乳腺 X 线摄影检查，您应该向他们提供当前乳腺 X 线摄影检查的时间及地点。

诚挚地感谢您接受我们提供的医疗服务。

Jane Smith 医生

影像诊断医生

附录 患者告知书范例

美国肿瘤协会无症状女性早期乳腺癌筛查指南

乳腺 X 线摄影：40 岁以上健康女性应每年进行乳腺 X 线摄影检查。

临床乳腺体格检查：20 ~ 30 岁女性应每 3 年进行一次乳腺查体，40 岁及以上女性应每年进行乳腺查体。

关注乳房和乳房自检：每一位女性应该知道正常乳房的表现，若出现异常能及告知预防保健医生。建议 20 岁以上女性进行乳腺自查。

乳腺 MRI：一些女性因为家族史、遗传倾向或其他原因需要在乳腺 X 线摄影之外进行乳腺 MRI 筛查。（这部分病人很少，在美国少于 2%。）向医生提供您的病史，以便他判断是否需要早期开始进一步检查。
